独創力のレシピ

シエスタブックス　VOL・⑮

高杉俊一郎

まえがき

なぜ、独創力のレシピ（Recipe of the creative power）というタイトルなのか。レシピとは、何かを作り準備するための手引書だと、料理本にはある。独創力は脳内にあるネットワークを編んで鍛えられていく。その編み方を提示したのが本書である。まるで料理のように、材料とレシピを使って編み上げて、独創力という脳の力を引き出していくのだ。そのための手引きを準備して、独創力のレシピ本に書き上げた。

人間はだれもが、ひとつの脳を持っている。

脳の力すなわち脳力を効果的に鍛えていくことを、だれもが意識すべきだ。脳力の鍛え方次第では、あなたは秀才にも鈍才にも、善人にも悪人にも、そういう脳に誰もがなれるのである。人間は、また人類は、発生の時期から賢かったわけではない。独創的に物事を予見して創作する脳の力を持ち合わせていたのではない。他の動物異なる頭脳環境や学習する意欲が、次第に人間の脳をビビッドに刺激を加え、脳の中に知能や感性を編んでいったのである。まさに「脳を『編む』」という表現が脳の力を強めるには合っている。その編み方、編まれ方によって、人間はそれぞれ脳の力を違えていくのだ。タフな頭脳回路を創作する。何をすればよいのか。何を省けばよいのか。人生は脳で生産されるのだ。本書では、脳力の編み方を分かりやすく解説した。独創力を編み上げてい

まえがき

くレシピ本なのだ。

大きな幸運は何かご利益でも願わないと手に入らない、と考えている人も多いだろう。しかし、実は頭脳の回路網を鍛えていくことで、人生はバラ色になる。幸せになれる。そのために脳の健康に日頃から注意を払わなくてはならないのだ。体の健康には気を使うが、意外と脳の健康には意外と無頓着なのが現状である。体に良いことでも、脳にはマイナス効果というトレーニングも散見する。脳にとってプラス効果のあるトレーニングを知ることが、今こそ必要とされている。そのために脳力をチェックして自分に特化された脳力分野の分布を知り、不足している脳力を個別に鍛えていくべきだ。

あなたの脳は、あなたにとって、もっとも頼れる人生の武器であり財産なのだ。脳力がバランスよく整ってきたとき、思考力、記憶力、気力、独創力、先見力がボルテージを上げて『カン脳力』がスパークして、カンがひらめく。そのひらめきは、人生に有益なヒントを与えてくれる。本書は『カン脳力』についての指南書である。その前提にあるのは、なぜ人間は独創できるのか、という課題である。人間だけが独創力を発揮できる。なぜなのか。それに応えて「独創力のレシピ」をテーマとした。高杉俊一郎が、そのテーマに従い開陳する脳力を磨き鍛える理論書である。ただし、できうるかぎり、わかりやすく表現する姿勢のもとに書かれた。

私たちは誰もが、何度考えても難しいこと、わかりにくいことを、瞬時に、わかりやすく理解できる脳力を必要としている。一見して異質な関係にある思考の距離を一気に縮めて、有益なヒントに気づくのが〝カン〟であり、それを可能にする脳の中の力が、カン脳力なのである。そういうヒントは、あらかじめ自分のまわりに用意されているのだが、気づかないでいると、いつまでも解決には至らない。動物的とも言える気づく脳の力が人間の知的脳力に引火して、人間の脳に潜む多種多様な個別な脳力が一気に瞬発して連携し合い、独創力を引き出すのだ。その一連の脳力の瞬発を、私はカン脳力と位置付けている。

しかし、その動物的な気づく脳力が人間から退化し始めているのだ。便利な生活環境があって、人間は不便さや危機に特に気づかなくても、便利さを優先させた管理社会に生きていれば、とくに不便さを厭わずに楽チンな生活を営めるようになったことと無関係ではない。

カン脳力人間は、そのヒントをつかみ取るカンをひらめかせ、スイスイと難問の壁を越えていく。たくさん勉強をして知識が豊富でも、カン脳力が弱い人もたくさんいる。世間では秀才の誉れが高くても、いつまでも単なる知識人のままでは、カン脳力は育っていかない。常識的だが、専門バカで頭は頑固というタイプになりかねない。

たとえ秀才と言われている人であっても、何かの問題解決に有益なヒントに気づくためには、ちょっと鈍になってみる、疑ってみる、思考の道筋を戻してみる、常識を壊してみる、逆転した手段にチャレンジしてみる。そういう柔軟な思考態度に鍛えていくことが必要とされている。何かの問題が立ちはだかれば、それを突破できるために、カン脳力を鍛えなければならない。そして、決してダメだとか、無理だ、もう止めよう、と決めつけないことだ。そうでないかぎり、カン脳力はやがてエレガントな花を咲かせてくれる。

人間の脳には全部で五二個の〝脳力発生領域〟がある、と言われている。研究がすすむにつれて、もっと多くの脳力発生領域が発見されることだろうが、それらの脳力は、カンのメカニズムに従って三つの分野に分類することができる。カンについては、それを瞬時に脳が結果を出していくヒラメキの脳力として捉えるときには、『カン脳力』と呼ぶことにする。カン脳力は独創する脳力のことである。なぜ人間は独創できるのか。金属や電気で動くマシーンでの機械的には無理なメカニズムが人間の脳の中にある。

第Ⅰ分野は、論理的思考と非論理的感性の均衡、第Ⅱ分野は、記憶にかかわる情報集積脳力、第Ⅲ分野は、固定観念を排する情報処理脳力である。この三つの分野に関係している脳の機関（器官）をバランスよく鍛えれば、必ずカンのひらめく頭脳をつくることができるのである。

私たちは、だれもが約一四〇億個の脳細胞（ニューロン・neuron）を持って生まれてくる。しかし、その脳細胞をどう育てるかは各人の努力しだいなのである。脳細胞は神経線維（神経繊維とも書く）を伸ばし、他の神経線維と接合することによって、非常に複雑なネットワークをつくっていく。ニューロンから伸びていく繊維状の神経線維は他の神経線維と結び合いながら、一大ネットワークを脳内に形成する。このネットワークの回路網に流れていくインパルス（インパルス・impulse）という電気信号が脳内のネットワークをどのように流れていくかによって、人間の思考や精神、および心の問題が決定されていく。したがってこのネットワークの鍛え方が脳力の質の向上には必要となる。脳の中に潜む神経線維のネットワークは編まれて多種多様な脳力を創作するのであって、脳を鍛えるとは、このネットワークをいかに編み上げていくか、という課題と向き合わなければならない。その課題と向き合うのは自分なのである。

そして私は『空白の遺伝子（Blank gene）』と名づけ、その存在を想定した。ニューロンと呼ばれる脳細胞に四つの塩基のみを縫合して、まだ動き方を知らない遺伝子のことである。後にｉＰＳ細胞の中に、その四つの塩基が実験により発見されたのだ。メッセンジャーＲＮＡというＤＮＡのコピー情報を伝達する媒体が空白の遺伝子に入り込むことによって、脳細胞は神経線維の枝葉を広げて、他の神経線維とシナプスを作り、脳内のネットワークを広げていく。このネットワークが思考力や感性を形成していく。

この本の原書は私により今から三二〜三四年前に書かれたから、画期的であった。空白の遺伝子があるものとして、その存在を予測していた。しかし、私のさらなる重要な関心事は、空白の遺伝子よりも、空白の遺伝子に組み込まれた四つの塩基が新たな遺伝子として作成され、そこから派生していく神経線維のネットワークが、いかにつくられていくか、である。そのネットワークから脳力が生まれる。本書の意図するところは、それにある。

iPS細胞が話題になっているが、脳の中にiPS細胞を埋め込んで脳細胞を増殖しても、ただそれだけで、いきなり秀才になったり天才になったりはしないのである。脳細胞は特殊である。必要なのは脳の中に存在する設計図なのである。iPS細胞は脳の疾患を治癒させ、死滅していった脳細胞をよみがえらせることはできるだろうが、脳の中で行われている情報網の形成、インパルスと呼ばれている脳の電気信号をいかに走らせ伝達させていくかは、また別問題なのである。

万能細胞とも呼ばれるiPS細胞だが、脳力を引き出す脳細胞は作れない、と私は考えている。体細胞と違って、脳細胞は生まれたときのワンセット約一四〇億個の脳細胞がスタートであり、日々死滅するが一個も増殖をしない特殊な細胞である。体細胞は細胞分裂を引き起こし増殖できるが、脳細胞はワンセットを使い切るだけである。脳細胞にある遺伝子も体細胞とは異なる働きをする。脳力をひらめかす脳細胞は、iPS細胞では作れない。自分脳にある脳細胞を鍛えることにより、脳力も強くなれるのである。

能力開発は脳力開発であり、私の関心事は、空白の遺伝子から組成されていく新たな遺伝子が脳細胞の核を作り、そこから派生していくネットワークが脳内の電気信号に乗った多種多様なデータを走らせて脳力を創出し、いかにカン脳力を組み立てていくかでもある。その遺伝子は脳細胞の中に埋め込まれ、脳細胞は、やがて枝葉となる神経線維を伸ばして、他の神経線維と結びつき、無数のシナプスを作る。そしてネットワークを広げ、データ通信を行う。これについても、後程述べていく。

脳は思考や感性のデータ通信の場であり、電気信号はさまざまな情報を乗せてネットワークの中を飛びかう。ただ問題なのは、ネットワークがどのようにつくられているか、ということである。天才と鈍才の差は脳のネットワークの差なのであって、頭の大きさや脳細胞の数で決まるものではない。脳の空白の遺伝子が環境に影響されて、個人環境のみならず、人種的にも、社会環境でも、ネットワークの違いから人間の脳力に優劣がつくのは自然科学の原理則である。

カンとは脳から引き出される強力な知的パワーなのであり、「独創力と先見力」から構成されて、脳で組み立てられるカン脳力なのだ。ヤマカンとか第六感など、占い師が扱う透視術は、科学的になんら根拠のない確率ゼロのデタラメである。たとえそれが当たっても、たんなる偶然にすぎない。

カン脳力は科学の範囲に含まれるもので、それには発生のメカニズムがある。なぜ独創力や先見力がひらめくのか。私は、この問題についてひとつの結論を得ることができた。カンという高度な知的パワーをひらめかすには、脳全体をいかに緻密にバランスよく鍛えていくか、ということに帰着できる。

だれも、出発点は同じ脳を持って生まれてきた。性能を良くするかどうかは、鍛え方ひとつなのである。カンを鋭くするには、カンのメカニズムをよく理解し、効果的なトレーニングを行なえば、必ず希望はかなえられる。カンのひらめく頭脳に鍛えることは、なにもむずかしいことではない。自分に不足している〝脳力〟を知り、それを補うことで充分である。

私は、バランスのとれた脳力こそ、カンをひらめかす脳力のエネルギー源になる、と考えている。そこで、本書ではひとつの方法を試みた。それは、まずカンのメカニズムをよく理解していただく過程で、あなたに不足している脳力を発見し、それを重点に脳全体をパワー・アップしていく、ということである。そのために、カンにかかわる脳の機能をチェックするテストを加え、各脳力を個別に鍛えるトレーニング方法も詳しく述べることにした。わかりにくいことを、わかりやすく。カン脳力は、それに気づく脳力なのである。カン脳力のおかげで今がある。だれもが、そういう人生でありたい。

私は、カンという未知の分野に科学のメスを加えていっただけに、非常に興味の持てる研究対象ではあったが、困難な仕事でもあった。それだけに、真にやりがいのある仕事となり、今後ともさらに研究をすすめていきたい、と考えている。現在七〇億人を超えた地球人口、その地球を発展し続けるためのカン脳力が、今こそ必要とされている。

本書では、脳力と能力とを使い分けている。「カン脳力」に近い能力は脳の力「脳力」と表記し、これまで使用されてポピュラリティのある能力は「能力」とした。

本書は、つぎのような傾向のある人には、おすすめである。日頃から、①やたらと後悔することが多い、②頑張っているのに仕事や勉強でなかなか成果が上がらない、③試験やゲームで負けが多い、④チャンスを逃しやすい、チャンスがないと悩む、⑤残念とか遺憾といった言葉が自分の身の回りに多いような気がする、⑥集中力や注意力が弱い、と思う、⑦同期の仲間がスイスイ先を越して合格や出世をしている、⑧気の利いた行動がとれない、⑨頭が悪いのではないかと悩むことがある、⑩「できる人」「頭が切れる人」と呼ばれたい、⑪博識で多くの知識はあるが応用が苦手である、⑫現在の悩みを過去のせいにしてこだわる、など。

そして本書が、カンを鋭くしたいと思う人に役立ち、カンのメカニズムを考える人にヒントを与えることになれば、私の最大の喜びとするところである。

電子書籍でも高杉俊一郎が書いた同類本が数点あるけれども、さらにアップトゥデイトな内容を加味した。電子書籍では、内容も未完の域を出ていなかったが、すでに驚愕の本との評価を読者諸氏から頂いている。今回はさらに内容を吟味して大幅に加筆修正を加えた一冊となった。

長いまえがきになった。しかし、まえがきを読んで、本書のさわりを掴んだと思い違いをしないでほしい。多くの驚きが読者を待ち構えている。本書は約13万3000字の文字列で、読者を圧倒するように書かれ、編集された。本書は、脳力開発、カン脳力そして自己啓発部門では、かつてない最高級の本である。

2017年1月25日

高杉俊一郎

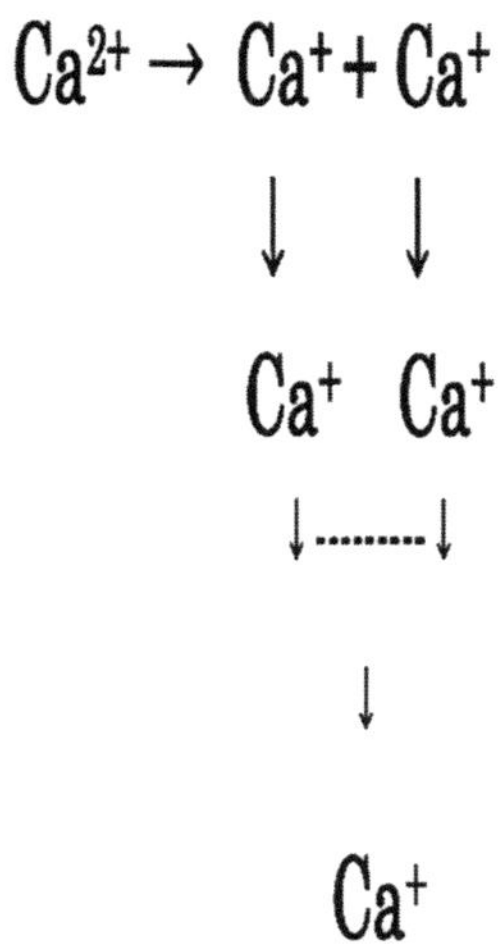

（上記の表記は本書でのカルシウムイオンとして、また2荷電のイオンを持つイオンでも、1荷電のイオンの表記として使用した）

補記　①

本書では、記憶にかかわるカルシウムイオンの表記を、プラスイオン一荷電としている。カルシウムが電子化するときには、二つのイオンが失われるので、通常、プラスイオン二荷電として2＋として合体した記号として表現するが、カルシウムイオン独自にはプラスイオン一荷電であるので、ひとつのプラスイオン一荷電として表記している。二荷電であっても、一荷電がふたつ合わさったのであるから、本来、一荷電として表記するのが本書の場合、適切と考えたからである。

補記　②

本書にある『空白の遺伝子（Blank gene）』〈命名者・高杉俊一郎〉は、１９８０年に筆者により、その存在を理論上発見されたもので、ｉＰＳ細胞（Induced pluripotent stem cells）の作成とは類似している部分もあるが、空白の遺伝子の存在を裏付けたのが、ｉＰＳ細胞であると考えている。とりわけ、成熟した細胞を、多能性を持つ状態に初期化できることは、細胞の時間を巻きもどすことでもある。初期化とは細胞の過去をいったん消失し、さまざまな細胞に育つ状態に戻すことだ。

しかし脳細胞において、初期化されたｉＰＳ細胞が、知性や記憶などの脳力を形成していくかどうかは未知であり、筆者は脳内にあるネットワークの設計図を空白の遺伝子に送り込むことで、優れた脳力が構築される、と考えている。

空白の遺伝子は情報を汲み入れる鋳型にすぎない。情報の何もない鋳型であるから、その鋳型を科学的に変更させていくことも可能であると、筆者は考えている。鋳型の作り方を研究する時代が今である。それが可能になれば多くの応用が、脳力以外にも可能になる。ｉＰＳ細胞で人間の肉体を再生することができても、体細胞とは違って脳細胞は特殊な細胞である。脳に何らかの疾患があって、必要に応じて欠落した脳細胞を再生させても、かつて存在していた脳力が育つわけではない。脳力を作るには、脳に埋め込まれた初期化された脳細胞が、脳のネットワークどおりに動いてくれなければならない。

たとえば、モーツアルトが持っていた脳のネットワークのサンプルとかが、脳生理学的に作成することができれば、ｉＰＳ細胞からモーツアルトの脳力を作ることも、理論的には可能になる。しかしｉＰＳ細胞が脳細胞として初期化された状態からモーツアルト様式のネットワークを広げていくことが必要であり、その集大成が可能になれば、モーツアルトに限りなく近い脳力にかかわってくることは、ほぼ間違いない。天才脳の作り方である。

本書では後述の、地球における「知のベルトゾーン（Belt zone of the intellect）」〈命名者・上里剛士〉を計測してカン脳力とのかかわりを確認している。その帯において発生してきた独創的な知性を古代から現代にいたるまで統計的・化学的に分析して、ＤＮＡが脳のネットワークで、どう作用していったかを探りあてることができれば、知性を化学的に創り出すことも可能である。カン脳力もバランスよく、ひらめいてくれるに違いない。

目次

第4章　脳力全開にはこの散歩法がよい……109

第5章　コンブを食べると頭の質がよくなる……131

第6章　ビタミンCは脳力を高める

表紙画　レオナルド・ダ・ヴィンチ
　　拙著「頭脳の鍛え方」より

第1章 脳力はカンの働く頭脳で高められる

モーツァルトの音楽にはカンを引き出す構造がある
毎秒一〇〇メートルの電気信号が決め手だ
大脳・海馬・脳幹がカンをひらめかせる
カンは、だれでもが秘めている潜在脳力
動物の直感力と人間のカン
カンを鍛えるには、まず直感力をたたき起こす
体験がシナプスをつくる

モーツァルトの音楽にはカンを引き出す構造がある

人間はなぜ独創できるのだろうか。人工知能を含む機械は、なぜ独創力を組み立てられないのだろうか。アインシュタインやモーツァルトなど、世に知れた独創人間は、どのような頭脳を持ち合わせていたのだろうか。独創力を鍛えていくには、何を実践すればよいのだろうか。

最近ブームの能力開発は、大脳生理学的に見て、その効果の疑わしいところがある。能力は脳力であり、能力開発は脳力全開のための「脳力開発」でなくてはならない。バランスのとれた脳力こそ、カンをひらめかせ、独創力や先見力を生むのである。最近の能力開発は、その点を軽視しているのではないか。坐禅や〝能力体操〟が良いとなれば、みんながそれに飛びつく。もちろん、坐禅はけっこうだし、イメージトレーニングやジョギングなどの軽体操もいいだろう。

しかし、ちょっと待て。はたして、それらはあなたの〝能力開発〟にとって、絶対必要なのだろうか。もしかしたら、あなたには、もっと必要とされるトレーニングがあるかもしれない。必要とされないものを行なうのはムダなことだし、危険なことかもしれないのだ。

モーツァルトは天才の誉れが高いが、彼は曲のイメージを思い浮かべただけで、すべ

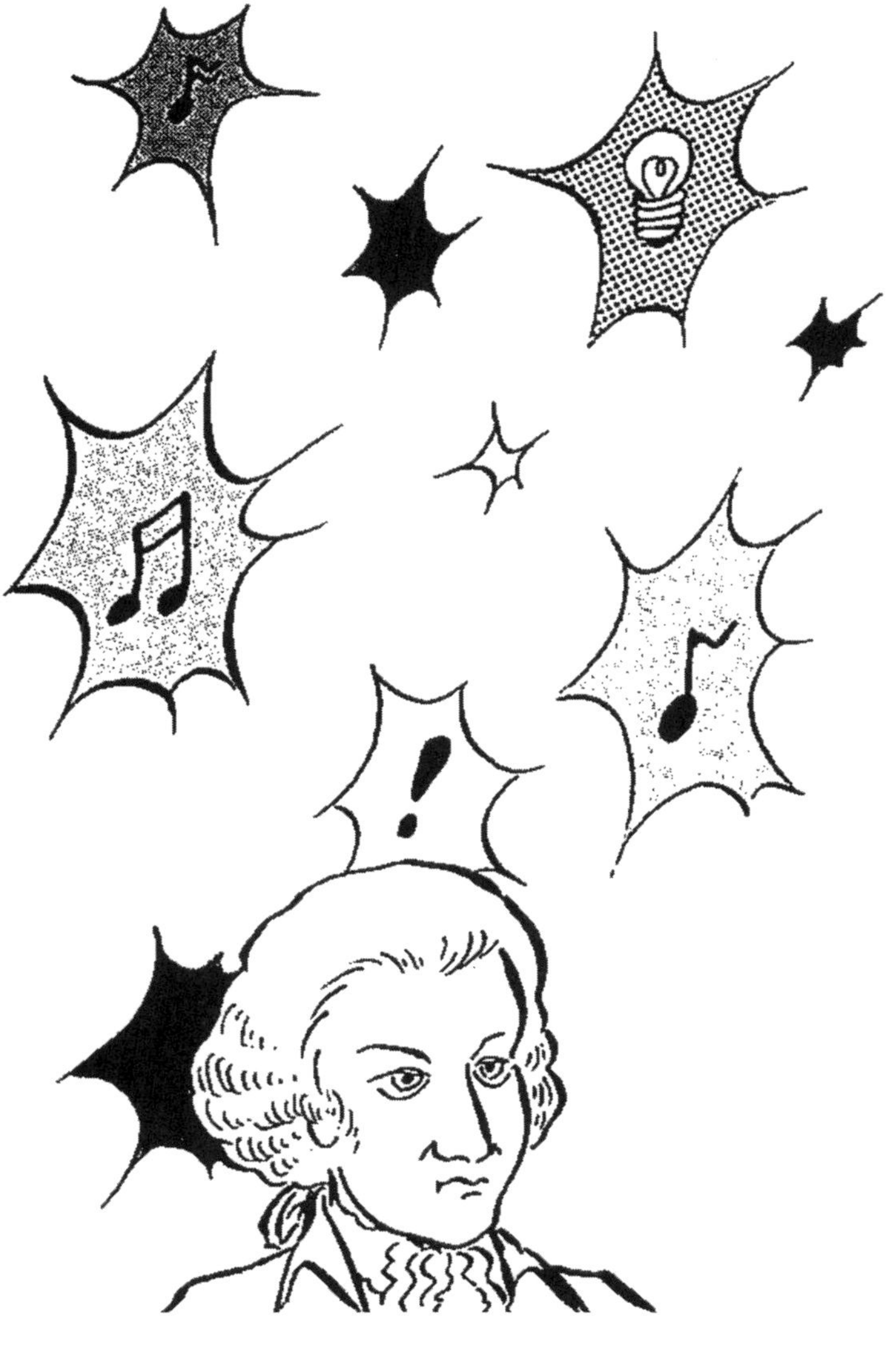

ての音符が頭にひらめいてきたという。乗り合い馬車に乗ろうとステップに足をかけときなど、ふっと曲のイメージがひらめいた、という。軽く足をあげたその瞬間、世紀に残る名曲が生まれたのだ。だからこそ、三五歳の生涯のうちに、八〇〇余の名曲を残すことができた。その曲はすべて美しい和音で構成されており、モーツァルトを聴くと脳波はβ波からα波に変化してくる作用がある。のちほど説明するが、β波は脳がはっきり目覚めて、活発に働いているときに出る脳波である。

それに対して、α波は精神が落ちついて集中力が高められたときに出る脳波であり、これが出るときは心身ともにリラックスしている。モーツァルトを聴けば、彼の脳波と同調し、α波が出てくるという仕組みになっているわけだ。モーツァルトの曲は独創的な音の組み立てに特徴があり、彼の頭脳が音の選択とプログラミング〟にきわめて優れたコンピューター機能を備えていたことを物語っている。

モーツァルトには、非常に強力な知的パワーを引き出す〝カン脳力の構造〟があり、それをフル回転させていた、と言えるだろう。ちなみに、物理学の天才、アインシュタインは大のモーツァルト・ファンであり、死ぬときに、モーツァルトを聴けなくなることを大変惜しんだ、という。どちらも人類史上まれに見る天才である。その天才脳がお互いを呼び合う共通項があったに違いない。

しかし、あなたにも、モーツァルトやアインシュタインと同じカンの構造が備わっている。それを、どう引き出すか、である。

もしや、あなたは、こんなことを思いちがえてはいないか。自分は生まれつき、この程度の頭脳だ、いまさらどうこう変わるはずもない、体力があって元気であれば頭の回転が少々悪くてもよい、いろいろ失敗して苦労するのも人生というものだ、と諦めてはいないか。それは間違いである。生まれつき脳が悪いのではない。生まれつき、何も脳のために鍛えようとしないから、冴えた脳に育っていかないのだ。今からでも、モーツァルトやアインシュタインの頭脳を目指そう。そのために、本書は書かれたのである。完璧は求めなくてもよい。一歩でも近づいていくことが大事なのだ。

カンをひらめかす「カン脳力」のメカニズムは三つの脳力分野に分類できる。その脳力分野に位置している脳の機関（器官）を鍛えていくのが、私の言う脳力開発なのだ。第Ⅰ分野は、論理的思考と非論理的感性の均衡、第Ⅱ分野は、記憶にかかわる情報集積脳力、第Ⅲ分野は、固定観念にとらわれない情報処理脳力である。

本書でカン脳力のメカニズムをしっかり理解し、カンの発生にかかわる脳の三つの脳力分野を鍛えれば、あなたも必ずカンの鋭いカン脳力人間になれる。

ひらめきは、何も特殊な脳から湧いてくるのではないのだ。常識、過去の経験、知識、高説、データ、枠組み、上下関係、教科書などに強いこだわりを持つ人は、カン脳力が弱まっている。カンのひらめきを求めるのなら、いったん鈍になり、脳をリセットする必要がある。

毎秒一〇〇メートルの電気信号が決め手だ

カン脳力とは、直感力を柱に、論理力や分析力、推理力、記憶力、想像力、判断力、意志力、柔軟な思考力などがバランスよく組み合わされた知的パワーを備えた脳力である。その発生のメカニズムは、大脳生理学および心理学から充分説明できる。そしてカン脳力はカンを発生させる。いわば、カン脳力が創作した作品としてのカンは、カン脳力の鍛え方次第で多種多様なカンになり得る。先に述べた三つの脳力分野が、いかにバランスよく、高度に鍛えられていくかで、カン脳力からスパークするカンの色彩も微妙に変化するのである。

私たちの脳の機能が高められたときには、脳の電気的エネルギーが上昇して、カンの回路に電気信号が流れ、瞬間的にきわめて強力な知的パワーが引き起こされる。これがカンである。カンという言葉には、なんとなく神がかり的なイメージがつきまとうが、もとを正せば、私たちの脳から発信される電気信号にすぎない。

インパルスとよばれるこの電気信号は、さまざまな情報を乗せて、毎秒九〇〜一二〇メートル（時速三二〇〜四三〇キロ）の速度で脳の回路をかけめぐる。一・八リットル前後の脳の容積を駆け巡るには相当なスピードだ。カンがひらめくには、インパルスの伝わり方が問題なのである。

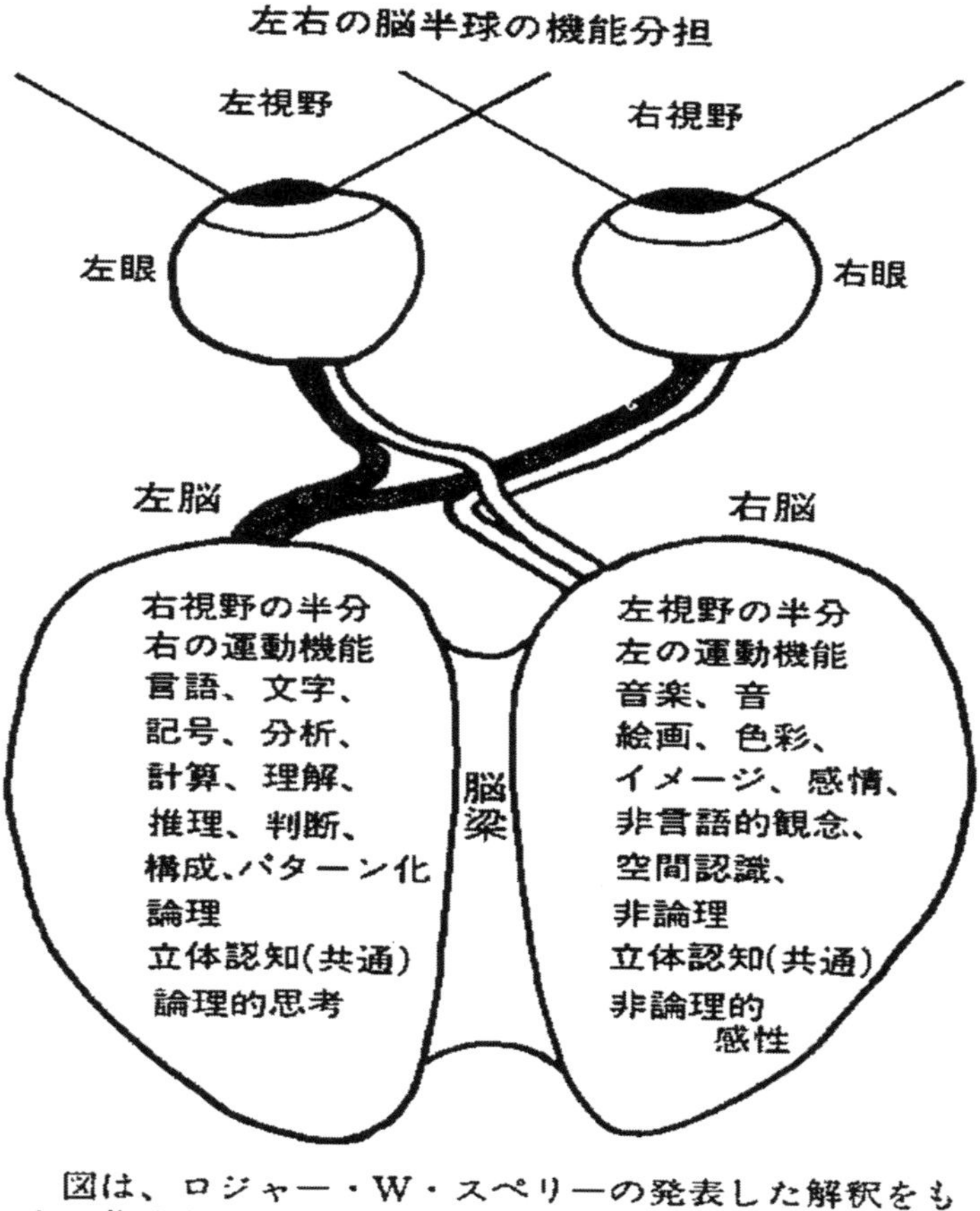

図は、ロジャー・W・スペリーの発表した解釈をもとに作成したもの。右脳は左脳に比べて劣位脳と考えられてきたが、スペリーによって、右脳にも左脳に対して優位な機能が存在することが、ほぼ明らかになった。左脳を切りとってしまうと、右脳は左脳の機能を肩代わりすることができるが、能率は低下する。右脳を切りとった場合も同じ。

重要なのは、①インパルスがカンのひらめく回路に流れること、②カンの発生にかかわる脳の機能が高められていること、③回路の漏電を防ぎ、電気抵抗を少なくして、インパルスが流れやすい状態にすることである。回路とは、脳の神経線維が連結されたネットワークを意味している。このような条件が満たされたとき、強力な知的パワーが引き出され、カンがひらめく。

大脳・海馬《かいば》・脳幹がカンをひらめかせる

カンにかかわる脳の主な機関は、言語・感覚・音（音楽）・運動機能などをつかさどる「大脳」と、記憶に関係している「海馬《かいば》（ヒポカンパス）」とよばれる機関、そして脳のコンピューター機能を一手に引き受ける「脳幹《のうかん》」の三つである。集中力や意志力にかかわる「前頭葉《ぜんとうよう》」も、カンのひらめきを助ける。

大脳は左右に分けられ、左脳は、ものごとを筋道立てて話したり、言葉を理解する論理的な能力、右脳は美しさや音を感じとったり、運動感覚などの非論理的な能力をつかさどっている。たとえば、ここにＣＵＰという文字があるとする。これを見て、あなたはコーヒー・カップなどを思い浮かべるだろう。まず、あなたの左脳はＣＵＰという文字が何を意味するのかを読みとり、そのデータを乗せた電気信号（インパルス）を脳幹に送る。脳幹では海馬からコーヒー・カップの絵を引き出し、データを右脳に送る。そして右脳はコーヒー・カップのイメージを思い浮かべる、という手順になっているのだ。

また、あなたが歌謡曲を聴いているとする。このとき、あなたは左脳で歌詩を理解し、右脳でメロディを感じとっている。脳幹はひとつの音から歌詩とメロディを分類しなければならないので、脳の疲労を引き起こしやすい。〝耳に残る現象〟がそれである。

私たちが日常生活において思考し行動するときは、大脳と海馬がそれぞれ独自の個別回路で脳幹と連絡して、生活を営むために心要な機能を果たしている。個別回路は生活回路とも言えるだろう。しかし、カンが働くときには、瞬間的にではあるが、大脳―海馬―脳幹の脳組織をグルリと一周する神経線維の回路に電源が入り、強力な知的パワーが生みだされる。これをカンの「一周回路」と名づけることにする。

カンは、だれでもが秘めている潜在脳力

この一周回路にインパルスが流れるためには、大脳・海馬・脳幹の機能がそれぞれ等しく高められていることがもっとも重要である。大脳も、左脳と右脳のバランスが大切である。三つの脳力分野のうち、ひとつでも弱ったものがあれば、クリエイティブなカ

ンはひらめかない。三つが同時に良い調子のとき、強力な知的パワーが生まれるのだ。

ヒラメキが湧いてくるときには、個別回路は停止し、三つの脳力分野、大脳を左右に分ければ四つの脳機関が連携プレーをして、強力な知的パワーが引き出される。放電実験などで、電圧を上げていったとき、瞬間的に光るスパーク現象に似ている。

カンが働く人に共通して言えることは、しっかりした記憶力があり、左脳教育と右脳

カンの働くメカニズムの図

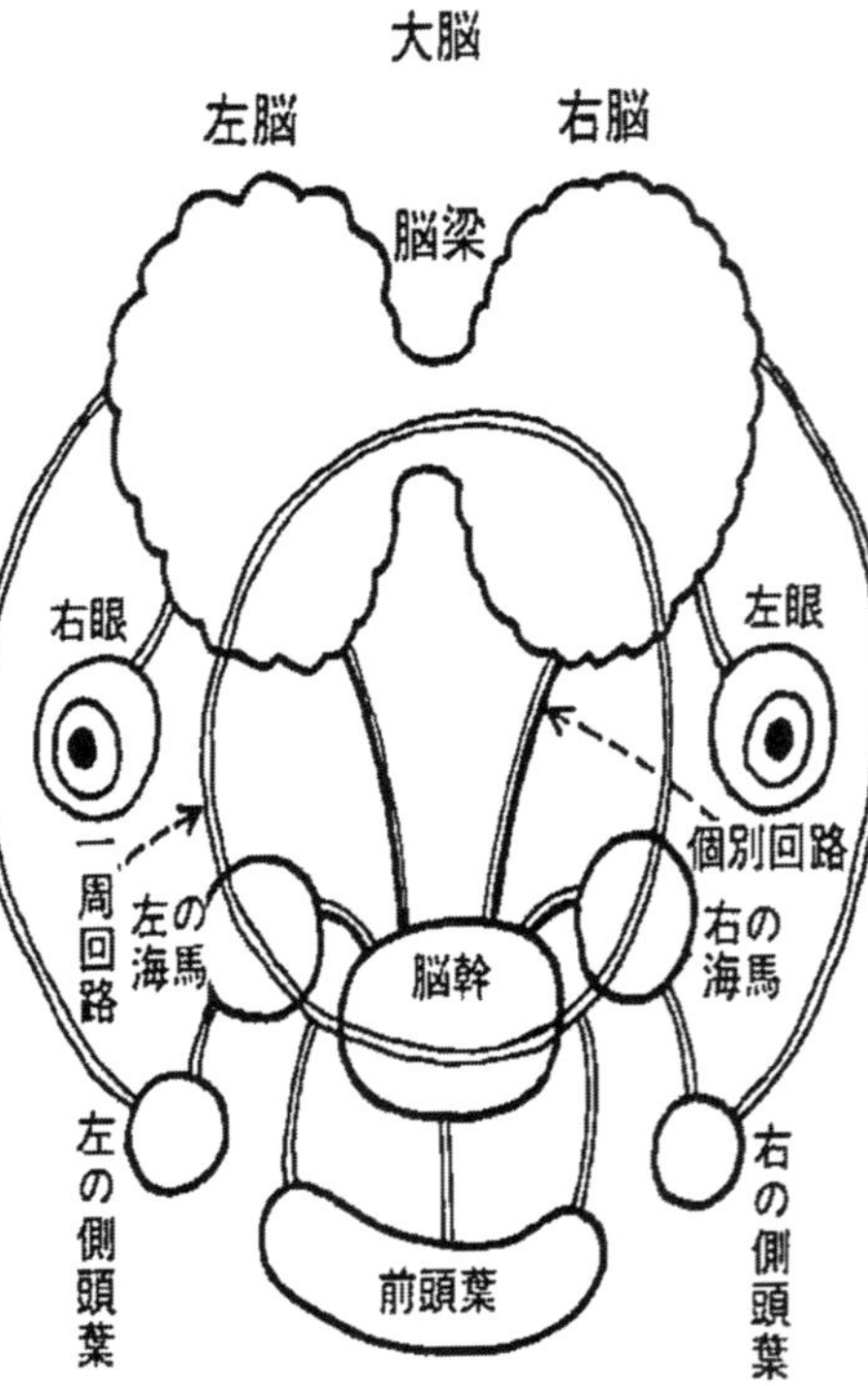

脳梁《のうりょう》とは、左脳と右脳を接合している部分のこと。ここを通じて左脳と右脳は連絡しあっている。また、右眼から入った情報は、まず左脳へ入り、左眼から入った情報は右脳へ伝えられる。側頭葉は大脳の一部だが、海馬の働きを助け、記憶力に関係している、と言われている。また前頭葉は、脳幹の機能を高める役目を負っている。

教育をしっかり受けていることである。最近は右脳教育ブームだが、右脳だけ鍛えてもカンはひらめかない。左脳と右脳のバランスが大切なことは言うまでもない。また、右脳がイメージ機能、左脳が論理機能と、完璧に二分してしまうことも誤りである。左脳も右脳の機能を保全するのであって、その逆もありうる。きちっと左右に分けられる機能ではない。優位的には右脳は論理が得意なタイプ、右脳は感性を支配しやすいタイプなのである。

アメリカ合衆国の神経心理学者でカリフォルニア工科大学の大脳生理学者であった、ロジャー・W・スペリー（Roger Wolcott Sperry）教授はこの事実を発見して、一九八一年度のノーベル医学生理学賞を受賞した。

脳は、ひとつの機能を持った個体であることを認識すべきである。右脳や左脳のみならず、脳力全体をトレーニングしていくことが必要なのであって、脳幹や海馬、前頭葉なども、脳力開発には深くかかわってくる。カンというひらめきを生産するカン脳力は、あくまでも一周回路からひらめくのであって右脳からではない。ふつう、左脳と右脳は機能を分担しあって働いている。右脳と左脳、双方のバランス機能がカン脳力には必要とされている。

しかし、カン脳力が働くときには、左脳と右脳の電位が高められて一周回路にインパルスが流れ、左脳と右脳は一体となって機能する。このとき、左脳の論理力や分析力などと、右脳の想像力や非論理的な能力が合体し、直感力となる。

この直感力は一周回路を通じて海馬と脳幹の機能を刺激する。パワー・アップされた脳幹は、さまざまな記憶情報がインプットされている海馬から、もっとも有益なデータを引き出し、プログラムする。その結果、強力な知的パワーであるカンがひらめくことになる。ときに、直感力は独創力を生み、あるときは先見力となる。

カン脳力は、たとえ規模の小さいカンのひらめきを引き出すにも、右脳と左脳が機能的にバランスを保っていないと困難である。右脳と左脳とが脳幹に送り込む情報量がたとえ少なくても、情報量のバランスが一周回路でスパークして、小さなひらめきを生

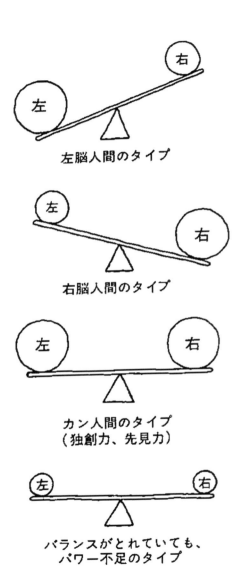

左脳人間のタイプ

右脳人間のタイプ

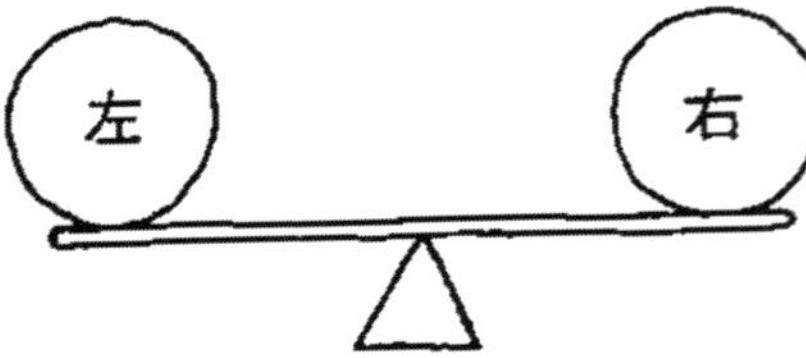

カン人間のタイプ
（独創力、先見力）

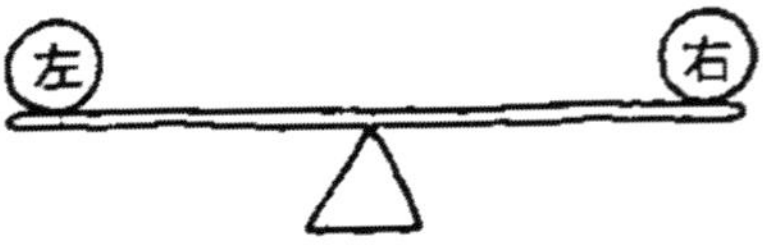

バランスがとれていても、
パワー不足のタイプ

み、直観力になり、独創力になる。そういう脳は、他人が気づかないことに気づかせてくれるのだ。

カン脳力の一周回路は、どんな人にも生まれながらに備わっている。カンが鈍いと思っている人は、生まれつき鈍カンなのではない。脳の機能をバランスよく働かせていないから、カンの回路にインパルスが流れにくくなっているのだ。だれでも直感力のエネルギーを持っている。もし、あなたがカンの鈍さを実感するなら、それを引き出す努力をおこたっているにすぎない。カンは、だれもが秘めている潜在能力と言える。

動物の直感力と人間のカン

アインシュタインやモーツァルトだけがカン脳力に優れた人間なのではない。カン脳力の構造は、あなたとまったく同じなのだ。大脳の電圧が左と右で等しく高められたときには、既存の一周回路にインパルスが流れる。ここまでは、すべての人類に共通しているカン脳力のメカニズムである。

では、なぜ天才は偉大なクリエイティブなカンを働かせるのか。

ひとつの理由は、海馬にストックされている情報の質がきわめて優れていること、もうひとつは、固定観念にとらわれない優れた柔軟な情報処理能力を、脳幹が持っているからである。したがって、カンにも質の程度がある。かぎりなく動物の直感力に近いカンもあれば、かぎりなく天才のヒラメキに近いカンもある。それは、カン脳力のシステムワークがどう作動しているか、独創力の本質にかかわってくる。

人間がクリエイティブなカンをひらめかすことができるのは、まさに優れた海馬と脳幹の機能による。つまり、カンの鍛え方で私が提唱したいことは、①左脳と右脳をバランスよくトレーニングする、②海馬に質の良いデータをたくさんストックさせ、同時に記憶力を高める訓練をする、③柔軟な思考力が身につくように、固定観念にとらわれない脳幹のコンピューター機能を調整することの三つである。

人間のカンは、強力な知的パワーである。カンは何かに気づく脳力である。直感力という点火元素が、独創力や先見力を引き出す。ところが、直感力という、もっともオリジナルなカンの作用は、動物一般にも備わっている。しかし、人間のカンは、脳の中にストックされた富豊な知識や経験、学習のデータを引き出しながら、偉大で知的なヒラメキを生む。この動物的とも言える気づくパワーがあるからこそ、人間は知恵をひらめかして文明を築くことができた。

カンの原点は直感力である。したがって、直感力が湧かなければ独創力や先見力はひらめかない。昔、人間は優れた直感力を本能として持っていた。猛獣の襲撃を事前にキャッチし、食物のある場所をピタリと捜しあてる、という鋭い動物的な感覚があった。だからこそ、今日まで生きのびてきた。ところが、文明が発達するにつれて、私たちは

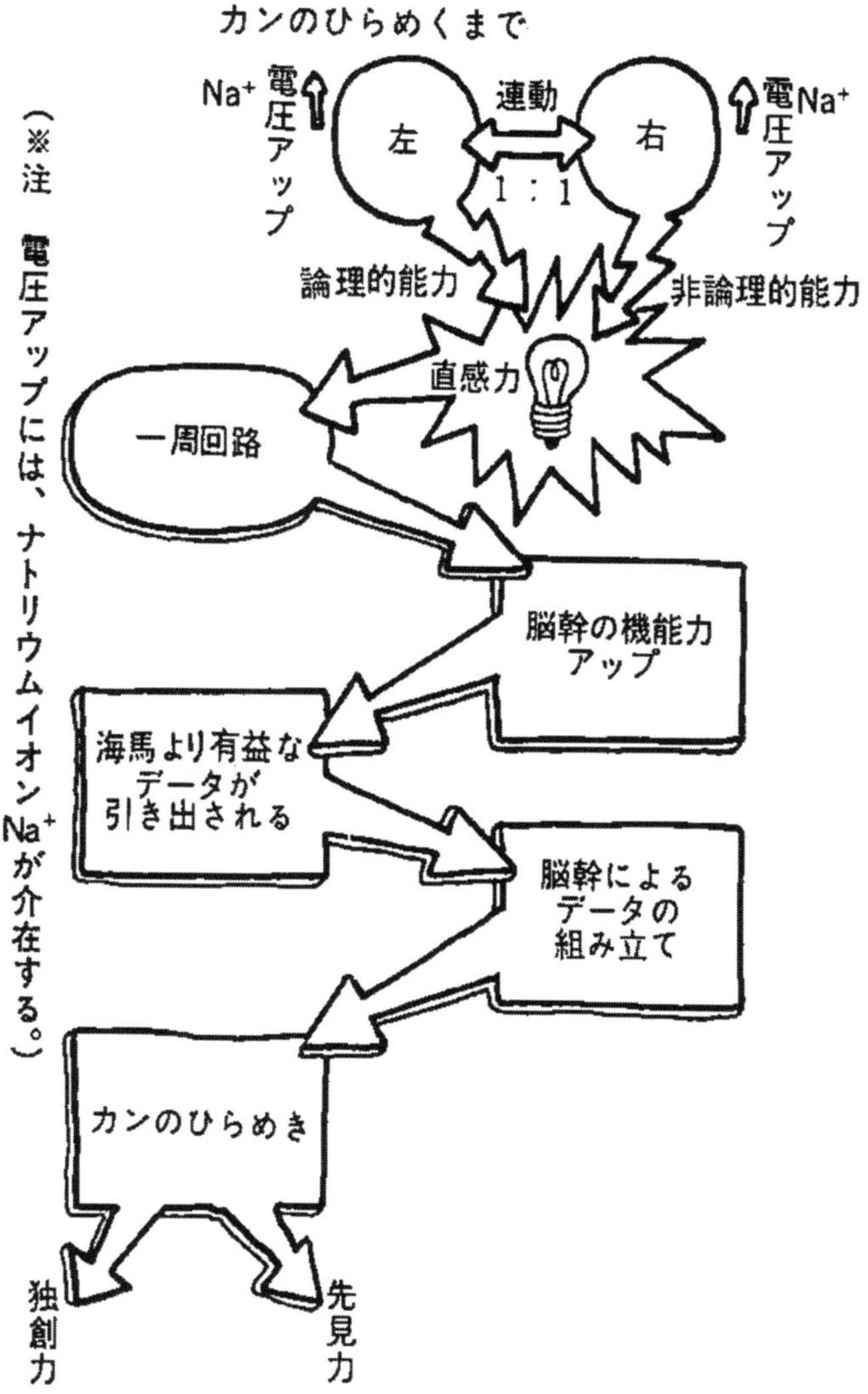
カンのひらめくまで
Na⁺ 電圧アップ
Na⁺ 電圧アップ
連動
左
右
1：1
論理的能力
非論理的能力
直感力
一周回路
脳幹の機能力アップ
海馬より有益なデータが引き出される
脳幹によるデータの組み立て
カンのひらめき
独創力
先見力
（※注　電圧アップには、ナトリウムイオンNa⁺が介在する。）

その直感力を使う機会が少なくなり、本能としての機能を失いつつある。現代のように、高度に進歩した〝科学の傘〟に守られているとき、人間の直感力が鈍ってくるのも当然のことだ。

カンを鍛えるには、まず直感力をたたき起こす

何か心理的な圧迫があって、危険を感じたときには、その刺激によって、脳細胞（ニューロン）は血液中からナトリウムイオンNa^{+}を取り入れる。これが、脳の電位を上げる。運よく左脳と右脳の上昇電位が同じであれば、ある一定のレベルを超えたとき、一周回路に電気が流れて直感力のパワーが瞬間的にひらめく。すなわち、刺激がなく、安全で便利な生活環境の中に身を置いていれば、直感力が働かないから、カンもひらめかない。カンをひらめかすトレーニングの第一歩は、チャレンジ精神を持つことなのである。

直感力は、だれにでも備わっている潜在能力であり、私たちの脳にはカンのひらめく一周回路がある。まったく無いものを引き出すのは困難だが、潜在能力なら磨けば必ず光ってくる。

カンを鍛えることは、まず直感力をたたき起こすことから始めなければならない。点

火元素がなければ、火は燈もらない。大きな火になるか、何色の火になるか、それは脳幹と海馬の性能による。あなたに、どれだけの知識と経験が海馬にストックされているかをテストするのは無理としても、脳幹の機能がスムーズに働いているかどうかはテストできる。のちほど、脳幹の柔軟度をはかるテストを実施するので、トレーニングの参考にしてほしい。

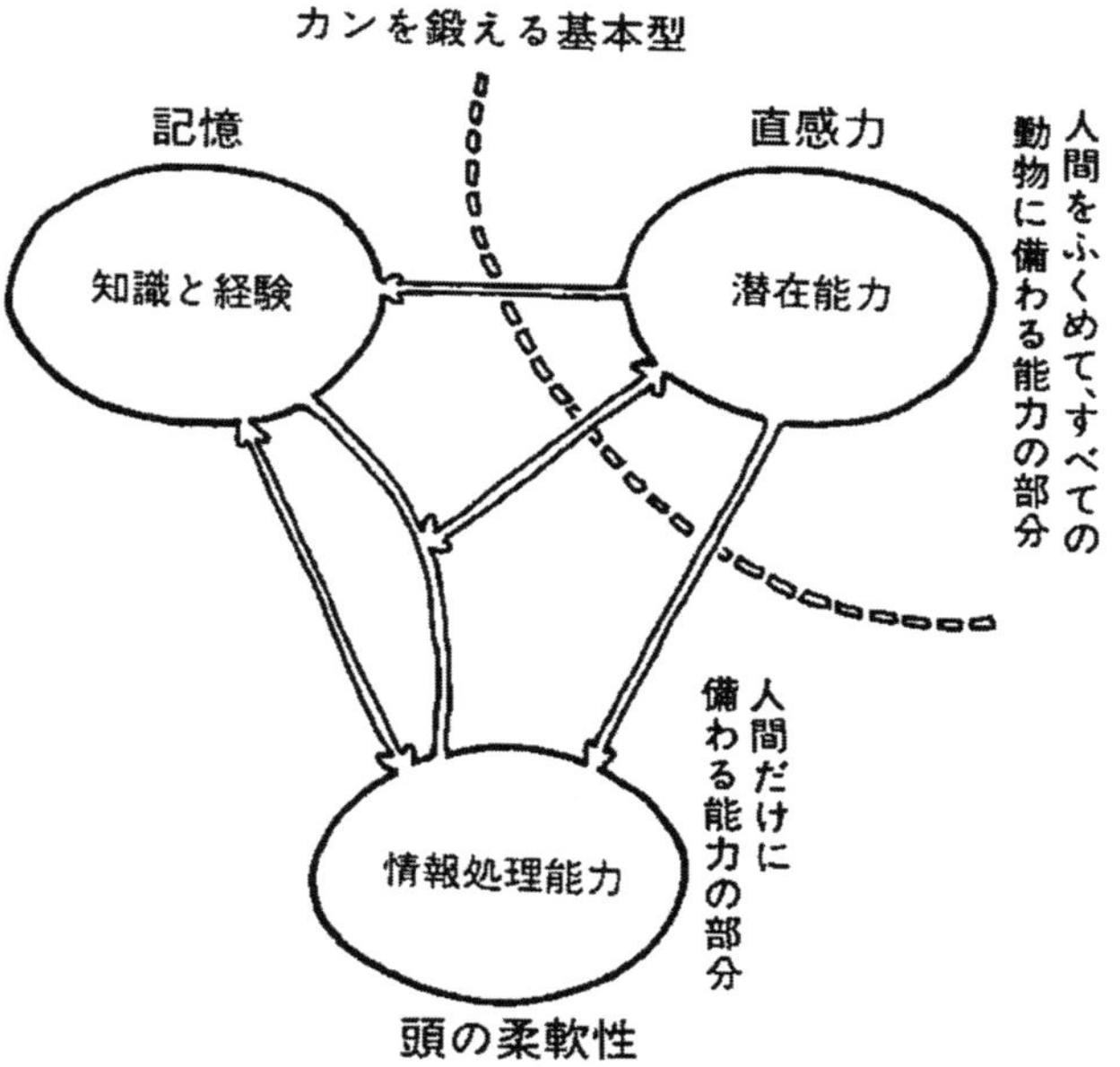
カンを鍛える基本型
記憶
知識と経験
直感力
潜在能力
人間をふくめて、すべての動物に備わる能力の部分
人間だけに備わる能力の部分
情報処理能力
頭の柔軟性
潜在能力を引き出すのが先決だが、三角形のバランスがとれるようにトレーニングするのが鉄則。

近頃、能力開発や独創力開発がさかんに行なわれているが、思うに、これらの能力開発は「脳力開発」でなくてはならない。〝脳力〟は、それぞれの脳の機関を目的に応じて鍛えなければ効果的でない。鍛え方のバランスが大切なのである。私の主張する脳力開発は、先に述べたカンの構造にかかわっている三つの脳力分野をバランスよくトレーニングすることにより、それぞれの機能を高めることにある。

たとえば右脳だけを鍛えるとか、ある特定のトレーニングだけに固執する方法は好ましくないし、脳の健康のためにも不適当だと考える。たとえば、坐禅が良いとなれば、すぐそれにとびつくが、なぜそれが脳力開発に良いのかを大脳生理学や心理学から分析し、必要であればそれを行なう慎重さが必要である。〝脳力テスト〟により、自分に不足している脳力を知り、その脳力に関係している機関を鍛え、全体のバランスをとるべきである。過不足なしの脳力部分を鍛えるよりも、不足している脳力を鍛えるためにトレーニングを集中的に行うべきだ。したがって、みんなが良いとする頭脳トレーニングに飛びつくのは、自分に必要であるかどうかを見極めるため、一呼吸おいてから、必要であれば行えばよい。

体験がシナプスをつくる

ニューロンとよばれる脳の神経細胞から伸びた神経線維の先端にはシナプスという連結部分があり、外界からの刺激によって他の神経線維と接合される。つまり、見たり聞いたり体験したことが、シナプスをつくるのである。このようにして、脳の中には神経線維の巨大な回路網がつくられ、非常に複雑に組み合わされたネットワークが完成されていく。脳内のシステム網が脳力になる。

このネットワークが人間の思考力、性格などを作り上げ、人生という作品にまでかかわっていくのだ。脳内のネットワークを緻密にかつ脳力開発にかなう形に整えていくことが必要なのである。

そのネットワークは、大きく分けて「個別回路」と「一周回路」からできている。日常生活で使われるのは主に個別回路であるから、よく発達している。ところが、一周回路は個別回路が派生して連結される。個別回路の副産物と言えるだろう。個別回路は原則ひとつの回路を形成して、他の個別回路とシナプスという接合部分で結び合い、次第に巨大な一周回路を構成していく。個別回路から一周回路にインパルスという微弱な電気信号が飛び交い、シナプスを通過しながら一周回路のネットワークで他の脳力情報とドッキングして新しい情報を得ながら、独創力や記憶力、感性などの脳力が引き出されてくる。とりわけカン脳力となると、一周回路から独特な脳力情報をスパークさせて、脳力は時空を超えて、今から先の結果を一瞬にして読み取ってしまうのだ。

脳をバランスよく鍛えることとは、個別回路と個別回路の連結を強めることになり、一周回路のパイプは太くなる。脳力開発の目的はここにある。三つの脳力分野をバランスよくトレーニングすることが個別回路を一周回路に接合させ、多岐にわたる思考力や記憶力を呼び起こし、カン脳力をひらめかす原動力を脳内のネットワークに構築するようになる。

三つの脳力分野をバランスよく鍛えていくことは、常識や経験、過去の出来事といった誘惑に囚われやすい頭脳環境をセーブさせて、これから求められていくカン脳力の因子を見つけ出すバランスのとれた機能を植え込む。頑固一徹も、ヒラメキ脳に変化できる、というわけだ。各種脳力のバランスは脳力開発にとって、もっとも必要とされる。

ある名の知れた寿司職人が言っていた。「おれは弟子に教えたことはないよ。あれやこれやと仕事を教えていたら仕事を覚えないよ。自分で見て考えて自分で覚えるのが寿司職人というものだよ。」と言う。職人の世界ではよく耳にする言葉だ。寿司と言う創作物を提供できる結果を出すのだ。旨くてお客さんに喜ばれる寿司にも因果関係があって、日々、寿司は握られていくのだ。自分で技を磨いて自分の寿司を握るカン脳力が、喜ばれる寿司の味わいを創作していく。技を模倣することから創造がうまれる。文化も科学技術も同じだ。模倣こそが独創の原点にあるのだ。無から有はうまれない。

左脳を徹底して鍛えれば、左脳—脳幹の個別回路を中心にシナプスづくりが進められ、その回路にインパルスが流れやすくなるだろう。左脳偏重教育が長くつづけば、右脳—脳幹の個別回路はやせ細り、右脳の機能低下が起きて、左脳と右脳のバランスが悪くなってしまう。たとえ左脳と右脳の間にカンの発生回路が連結されていても、脳内で微弱な電流の機能を持つインパルスは、左脳の個別回路に流れようとするから、カンも働かない。逆のことも、同様に言える。右脳ばかり鍛えて左脳教育をおろそかにすれ

シナプスづくりの構図

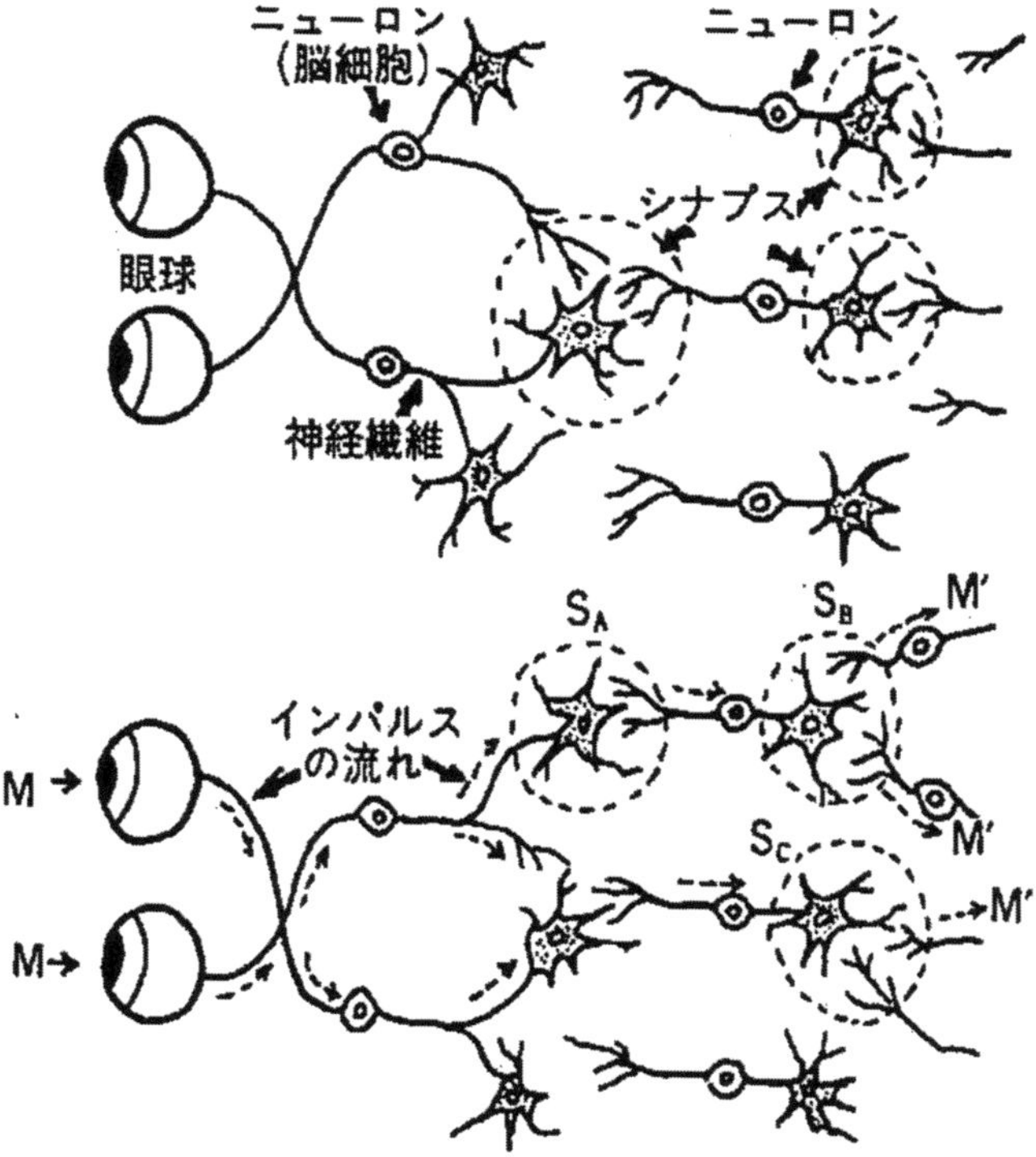

Mという刺激が眼から入ると、神経繊維にインパルスが流れ、S_A、S_B、S_Cにおいて、新しいシナプスが形成される。このようにして、神経繊維は結びつき、回路をつくっていく。経験や学習を積み重ねることによって、ネットワークはさらに広がり、緻密さを増していく。外界の刺激が強いほどシナプスはしっかり固定されるとともに、多くのシナプスを形成する。〝回路が太くなる〟わけである。

個別回路と一周回路

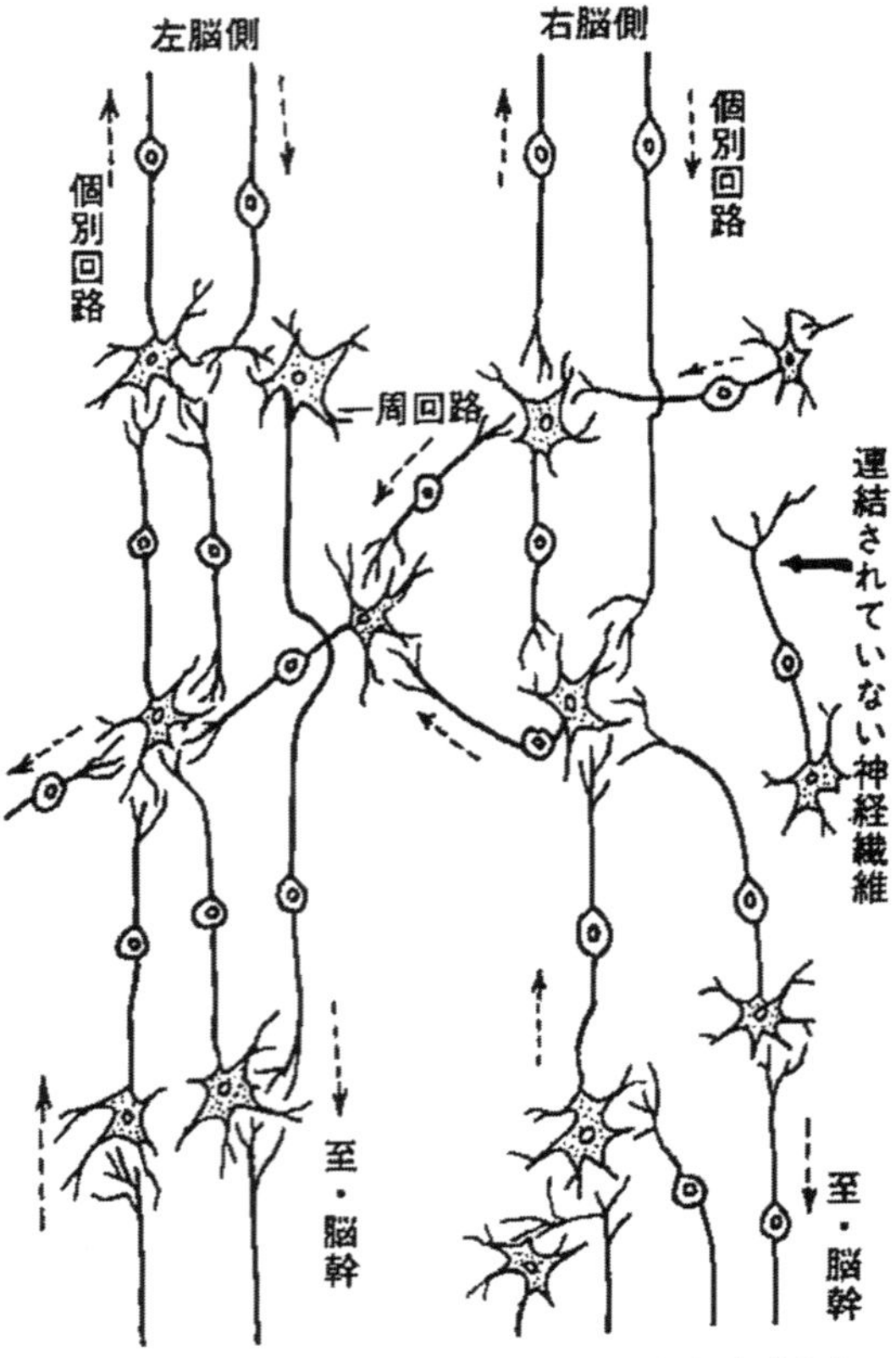

←----はインパルスの流れ。ネットワークがすすむにつれて、カンの一周回路も太くなってくる。人間の場合、三歳ごろまでに一周回路の基本型が完成される。三歳児にも直感力は備わっているわけだ。モーツァルトが三歳ごろから作曲をはじめたのも、そのためである。左脳人間、右脳人間に偏らなければ、一周回路は健やかに育成されていく。

ば、同じ理由でカンの一周回路に電源が入りにくくなる。つまり「脳内スイッチ」が作動しない。頭脳環境の中で配置された配線がつながって、その配線にスイッチが入り微弱な電流であるインパルスが次々と配線回路網に伝わって情報をきちんと伝えていくことが大事なのだ。そして脳内のネットワークが緻密かつカン脳力に適切な配列が整備されていくことが必要である。

第2章　三つ子の魂が脳力の基礎をつくる

脳が人生と心を生み出す
人間と動物との違いは記憶力にある
バランスのとれた雑学人間に育てる
頭の良さは脳の大きさで決まらない
脳の基本回路は三歳までにつくられる
脳細胞を初期化して新たな情報をプリントできる空白の遺伝子
脳は一〇兆個以上のシナプスでネットワークをつくる
インパルスの流れやすい神経回路をつくる
インパルスの電気的性質とカンをひらめかす神経線維
左脳と右脳の能力が連動して直感力が生まれる
柔軟性に富む脳幹ほど異質なデータに気づく
雑学の生産的関係公式
秀才タイプはカンがひらめかない

脳が人生と心を生み出す

すべての生命は海から生まれた。私たち人間や動物は、母なる海から陸に上がって生存しつづけるために、その体内に〝小型の海〟すなわち血液を持ち歩いている。血液に含まれているナトリウムイオンや塩素イオンが海水とほぼ等しいのは、私たちがかつて海の生物であったことを物語っている。

また、生まれたばかりの赤ん坊が母体から出て最初に呼吸した空気の一部は、肺のいちばん奥深い気胞の中に入ったまま、一生出てこない。つまり、人間はだれでも、ふるさとの空気を死ぬまで胸の中に持ちつづけている。

小さな海とふるさとの空気という、人間の生命に関するもっとも〝最初の部分〟を、私たちはいつも体内に備えているわけだ。

そして、この地球上で〝もっとも精巧につくられている機械〟を、だれもが一個ずつ持っている。二〇億年にわたる人類進化の傑作である。私たちの脳は地球上で最後の資源とも言えるだろう。人間は、生命体として最初の部分と、人類にとって最後のよりどころとなる知恵の部分を、兼ね備えているのだ。地球上で、いかなる危機が訪れても、人類は、その危機を圧していく手段を考え出すだろう。この地球は人間のカン脳力で、これからも営々と時を刻み続けて、地球環境も進化していくだろう。

脳について考察することは、人間の本質にかかわる全てを考えることでもある。脳は人生と心を生み出す場であり、その働きこそ、生命につながる全てのことをもたらす。その脳からカンがひらめくのは、人生と生存への積極的なアプローチと言えるだろう。脳全体の合意による総合的な知的パワーが湧いてくるとき、対象がどんなものであれ、プラスの指針を与えてくれる。

脳はあまりにも精巧にできているため、私たちの脳でそのメカニズムを完全に解明するのは不可能に近い。脳が脳を考えるには、限界があるのかもしれない。そういう神秘の技術が脳の中で動き回っている。

シェリントン（注）の詩的な表現を借りれば、脳の機能は「魔法の織機」で織りなされる神経回路網の〝道順〟によって営まれる。その道順を決めるのがシナプスであり、そのシナプスは人生における知識や経験によって作られていく。とくに、子どものときには基本的な道順が決められていく。

人間と動物との違いは記憶力にある

人間を他の動物と分かつひとつの理由に、記憶力の違いがある。記憶の能力（脳力）は「海馬」がつかさどっている。一部の学者は、大脳こそ記憶をストックさせる場であると主張するが、大脳はニューロンから伸びた神経線維のネットワークにすぎない。とりわけ大脳の皮質部分に、そのネットワークの回路網は集中している。記憶のデータは複雑に編まれたネットワークを走りまわるが、回路網から記憶が引き出されるのではない。無数の飛び交うデータを精査して、整合性のある脳力に組み立て、脳の司令塔である脳幹に、その作品を送り届けているのが、大脳である。

記憶の発信源は海馬（ヒポカンパス）なのである。のちほど説明するが、海馬の組織は、記憶の遺伝子といわれるＤＮＡ（デオキシリボ核酸）やＲＮＡ（リボ核酸）によって構成されている。海馬に似た脳の機関は他の動物にもあるが、人間の海馬は記憶の性能がとび抜けて優れている。

記憶のかたちには、三種類ある。

第一は、動物として生まれながら持っている「種族としての記憶」である。人間が立って歩いたり、ネコがネズミを追いまわしたり、オオカミが火を恐れるのは、その例と言えよう。第二は、「パターン化による記憶」である。同じことを何度も繰り返すと、それがパターン化されて記憶してしまう。パブロフの実験で有名な犬の条件反射や、ピアノ奏者が練習を重ねて演奏技術を上達させるのは、繰り返しによってパターン化された記憶がはたらいているからである。ふつう人間は生活環境に左右されやすいが、これも環境がパターン化して記憶の因子になった、と考えられるだろう。第三は、「自律による記憶」である。この記憶は人間にだけ備わっており、人間を他の動物と区別する。

記憶の種別とカンの関係

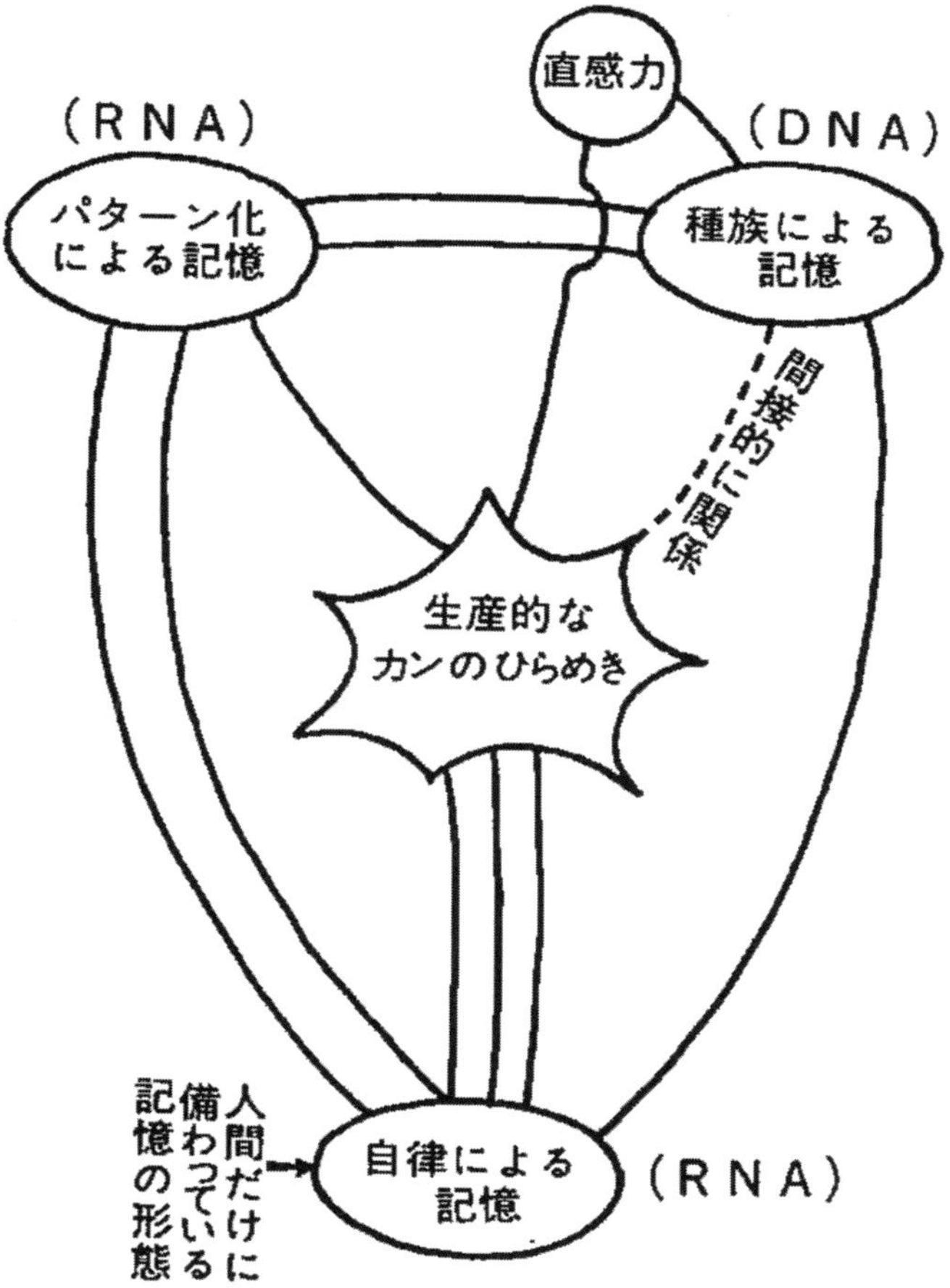

――は直接的関係をあらわす。本数の多いものは、かかわりあいが深い意味である。

人間の優れた特徴として、人間は自分の意志によって記憶することができる。私たちは知らないことを自らすすんで知ろうとし、得られた知識や情報を記憶する。これによって、人間は視野を広め、さまざまな体験をする。カンをひらめかすために、自律による記憶は非常に重要な意味を持っている。

バランスのとれた雑学人間に育てる

独創力や先見力といったカン脳力の働きは、一見して異質の関係にあるものを同質の関係に置きかえる知的脳力とも言える。その間に介在するのが、幅広い知識と経験なのである。無駄なことにもチャレンジできる覇気もカン脳力のエネルギー源となる。誰もが認めるような常識的な人には、なかなか、無駄ができないのである。非常識で覇気のある脳は、カン脳力にスイッチを入れる。

固定観念にこだわり、専門知識のみを正当化するような脳では、思考の飛躍など期待できない。固定観念は、一種のパターン化による記憶である。

あとでも述べるが、子どものときには、脳の健全な発育を目的として、好ましい指導理念のもとに記憶をパターン化させることは大切だが、おとなになって社会に参加するようになると、生産的な知力が求められてくる。このとき固定観念に執着すると、海馬はデータ不足となり、脳幹が引き出すのはいつも固定観念や専門知識のデータということになりかねない。これでは脳幹と海馬を結ぶ回路が〝固定観念専用〟となって太くなるから、たとえ有益なデータが海馬にストックされても、脳幹はそれを引き出して組み立てる情報処理能力を持たない。クリエイティブなカンはひらめきにくくなるわけだ。

脳力全開のためには、まず材料が整っていなくてはならない。人間には、だれにでも〝自律による記憶〟の能力があるのだから、積極的に雑学をして材料を集める必要がある。

脳力開発の大きな目的のひとつは、バランスのとれた雑学人間になることでなくてはならない。子どもの能力開発も、良質のパターン化を行ないつつ、しだいに幅広い雑学人間に育てなければならない、と私は思う。

頭の良さは脳の大きさで決まらない

かつて骨相学が一九世紀のヨーロッパで流行し、医学にまで影響を与えたことがあった。ある能力が卓越してくると、その能力に対応する脳の部分が成長してくるので、そこを覆う頭骨も部分的にふくれる、という考え方である。たとえば、額《ひたい》が広いと、前頭葉が発達しているので、集中力がある、といった考え方である。骨相学は、脳の各部における機能分担を明らかにしたという点で、医学に貢献したが、脳の機能が神経線維のネットワークによって行なわれるということを無視している。骨相学がさかんなとき、偉人や天才の脳の重さが調べられたのは自然である。

その例として、詩人・バイロンの脳があり、測定の結果は二〇〇〇グラムで平均（一四〇〇グラム）よりはるかに大きいことがわかった。物理学者・アインシュタインの脳も二〇〇〇グラムを超える重量があった、と報告されている。このような観察により、脳の大きさと頭の良さは比例するのではないか、という印象を受ける。しかし、頭の良し悪しを、解剖学的手段によって明らかにすることはできない。才能に恵まれた人が小さな頭であったり、そうでない人が大きな頭を持っていたりもする。人間の脳力は、脳の大きさで決まるのではなく、質の良さなのである。

ちなみに、ゾウの脳は四〇〇〇グラム、マッコウクジラの脳はなんと七二〇〇グラムもある。脳の重さだけに注目すれば、それらは人間よりも頭がよくなくてはならない。カントの脳は一六五〇グラム、ビスマルクは一八〇〇グラム、化学者のブンゼンは一三〇〇グラム、アナトール・フランスはじつに一〇二〇グラムにすぎない。日本人では、桂太郎の脳は一六〇〇グラム、浜口雄幸は一五〇〇グラム、夏目漱石は一四三〇グラム、内村鑑三は一四七〇グラム、中江兆民は一三一〇グラムである（東京大学医学部・解剖標本室資料による）。

脳の基本回路は三歳までにつくられる

質の良い頭をつくるには、子どものころの環境が大きく関係してくる。脳のネットワークづくりは一生つづくものだが、三歳頃までに基本的な回路ができあがる。神経線維のシナプスづくりは、この基本回路をもとにして行なわれる。〇～三歳ぐらいまでの幼児は、見るもの聞くもののすべてが、脳に強く印象づけられる。いわゆる〝刷り込み(Imprinting)〟といわれるのが、それである。脳の中に強い印象が刷り込まれるわけだ。つまり、大脳の中で基本回路が設定され、海馬は外界から入ってきたデータをしっかり記憶する。「三つ子の魂、百までも」という諺があるが、これは大脳生理学的に見ても正しい、と言えるだろう。

刷り込みの例としてよくあげられるのが、カモやアヒルの子の〝後追い〟である。たとえば、カモのひなは、卵から出てきた直後に見た大きな動くモノを親だと思い込む。それが本物の母親でなくても、かまわないわけだ。動くキツネのオモチャや人間であっても、大きな動くモノという条件さえ整っていれば、親だと思ってその後を追う習性がある。刷り込みには、ＤＮＡ（デオキシリボ核酸）の鎖にからみ合った遺伝子が関係している。

ＤＮＡには、前述した〝種族としての記憶〟が生まれつきストックされており、これが刷り込み作用を引き起こすようである。カモやアヒルの場合は、大きくて動くモノを親だと思う記憶が生まれながらにして備わっているのだ。その記憶にもとづく知覚が新たな記憶をつくっていく。つまり、刷り込みはパターン認識を行なわせるようになる。

DNAとRNAによる刷り込みの構造

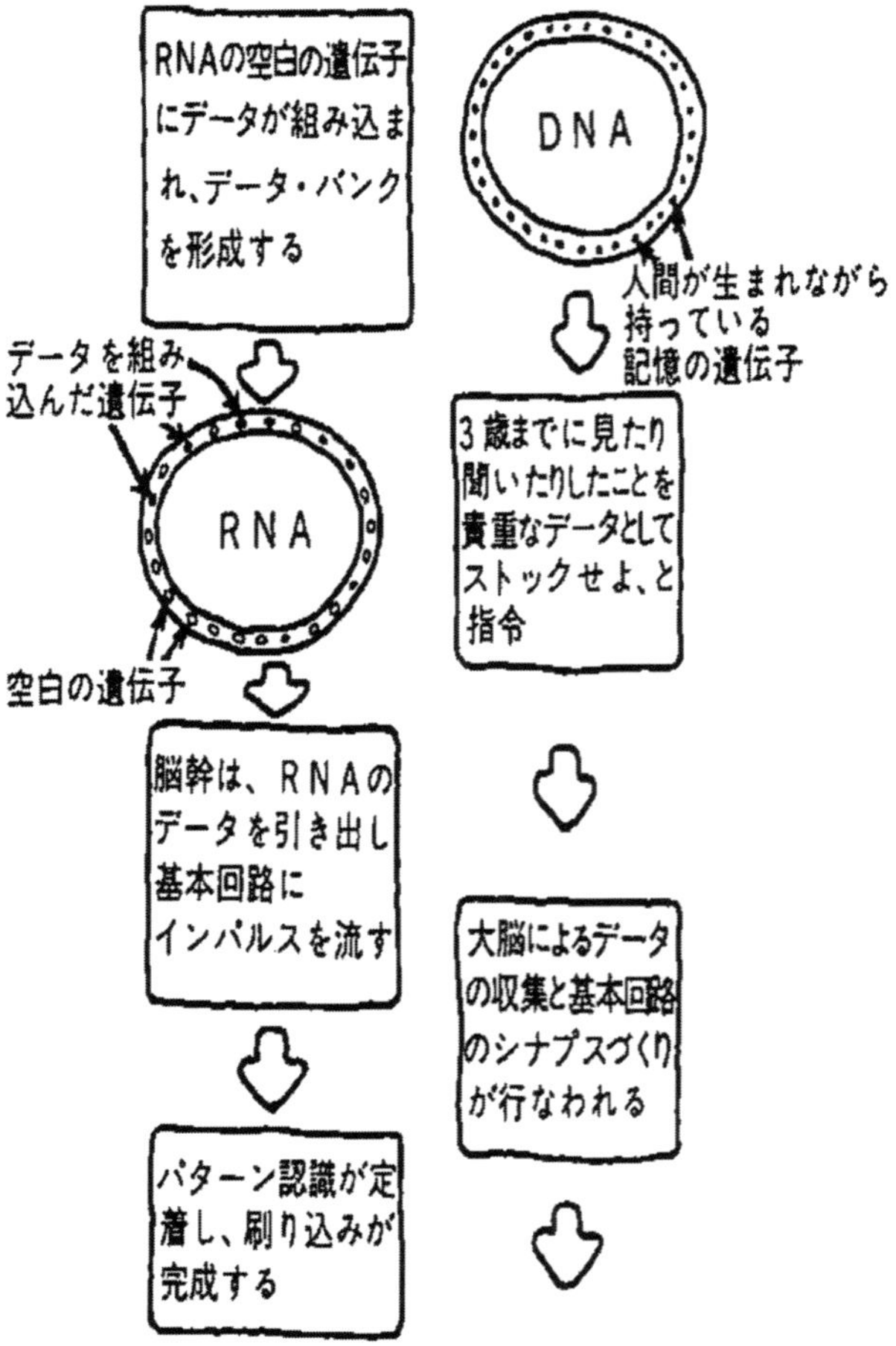
RNAの空白の遺伝子にデータが組み込まれ、データ・バンクを形成する
データを組み込んだ遺伝子
RNA
空白の遺伝子
脳幹は、RNAのデータを引き出し基本回路にインパルスを流す
パターン認識が定着し、刷り込みが完成する
DNA
人間が生まれながら持っている記憶の遺伝子
3歳までに見たり聞いたりしたことを貴重なデータとしてストックせよ、と指令
大脳によるデータの収集と基本回路のシナプスづくりが行なわれる

人間の場合、刷り込み期間は生後三ヵ年であり、DNAに用意された遺伝子情報は〝三ヵ年に見たり聞いたりしたことを、すべて貴重なデータとして、RNAにコピー&ペーストして記憶せよ〟と指示する。幼児期の環境は、人生に大きな影響を与え、その人の性格や思考態度の基本型をつくってしまう。人間にも、刷り込みによるパターン認識が、高い安定性をもって一生つづくのである。不幸な例だが、中国残留孤児たちが、幼児のころに離れてしまった肉親を求めて涙を流すのは、まさに〝愛情の後追い〟なのである。

脳細胞を初期化して新たな情報をプリントできる空白の遺伝子

DNAの指令によって関連づけられた記憶は、RNA（リボ核酸）の中にある「空白の遺伝（Blank gene）」の中に組み込まれて、刷り込みによるデータ・バンクを形成する。また、刷り込みが行なわれるときに、神経線維は多くのシナプスを固定し、基本回路をがっちり作りあげる。脳幹はRNAからのデータを読みとり、眼から入ってきたデータと照合させてオーケーであれば、適切なサインを、基本回路を使って流す。刷り込みによる思考や動作は、このようなメカニズムによって行なわれる。

ニューロンと呼ばれている脳細胞は神経線維の枝葉を伸ばす樹木のような姿をしてい

て、お互いのニューロンが多数の枝を伸ばしてつながり合い、極めて複雑で高密度なネットワークをつくっている。ニューロンの枝葉を伸ばす方向性とかニューロンの枝葉が持つ性質などを支配しているのが、脳細胞にストックされている遺伝子ＤＮＡである。だからニューロンから伸びていった枝葉は、学習や外部環境の刺激により、他のニューロンの枝葉とシナプスを形成して接合しながら、ニューロンのネットワークを広げていく。ここに思考や感情の基本基盤が形成されていくのである。ネットワークで伸びていったニューロンの枝葉の先端はシナプスを結ぼうとしている。その先端にＤＮＡの遺伝子配列情報を伝えていくのが、ＲＮＡの役目である。

ＤＮＡの塩基配列は素数の並びに似ている。無限に続き、個々にひとつのネットワークでしか存在しない法則で情報を創作している。素数のように類似した法則性がＤＮＡの塩基配列にはある。

ＤＮＡは生まれながらに持っている遺伝子の物質だが、ＲＮＡはＤＮＡからＲＮＡポリメラーゼという酵素によってコピーされて製造される複製品である。ＤＮＡは四つの塩基で成り立っている。塩基はプリン塩基であるアデニン（Ａ）とグアニン（Ｇ）、ピリミジン塩基であるシトシン（Ｃ）とチミン（Ｔ）である。ＤＮＡとＲＮＡの化学構造の違いの意味することの第一は、ＲＮＡはＤＮＡに比べて不安定であるという事実だ。ＤＮＡは静的でＲＮＡは動的な印象を与える。ＲＮＡはＤＮＡの複製物であって、ＤＮＡと同様の働きをするけれども、複製されるとき、ＤＮＡを構成している四つの塩基のうち、チミン（Ｔ）をウラシル（Ｕ）に変化させる。この塩基Ｕは塩基配合の不安定性を修復する機能を有すると考えられている。すなわち塩基Ｕには、コピーされていくＤＮＡの塩基配合のミスを修復していく機能を、ＲＮＡ側で備えて待っているといえる。こうして整合性のある脳細胞の機能が保たれていくのだ。そして細胞中のリボソーム(Ribosome)に、ＤＮＡの情報を伝える役割をするＲＮＡが、メッセンジャーＲＮＡ（ｍＲＮＡ）である。

リボソームは、メッセンジャーＲＮＡの遺伝情報を読み取り塩基配列を翻訳して遺伝子の鋳型を読み取り、鋳型に基づくプログラミングを行いながら、脳内の回路網を整合性のある機能として実現させていく。そして脳内で様々な活動情報を伝えていく微弱な電子で伝達するインパルス（impulse）が流れていく回路網を整備する。リボソームは遺伝子の鋳型の組み合わせ方を読み取り、インパルスの活動情報と共に脳内ネットワークのひとつである個別回路網を創作させていく。こうして脳細胞ニューロンの枝葉はシナプスで結合されながら独特の回路網の広がり、他の回路網とも結び合いながら巨大な回路網を脳内に実現させて、人間に独特な思考力や感情、情緒、カン脳力を表現していく。

メッセンジャーＲＮＡは拡大するニューロンのネットワークにＤＮＡの遺伝子に連鎖してラセン状に伸びている四つの塩基配列情報を送り込み、新たなＲＮＡを形成していく。空白の遺伝子（Blank gene）はリセットされた四つの塩基を内包しているが、塩基配列情報を知らないＲＮＡである。動き方の設計図を得ていない遺伝子だといえる。その空白の遺伝子は、誰でも脳細胞に持ち合わせている。なぜなら、脳細胞はニューロンという神経線維を常に拡大し続けて、その樹状突起と言われるニューロンの突起状の先端部分に空白の遺伝子を持ち合わせているからだ。樹状突起に向かってメッセンジャーＲＮＡは四つの塩基配列情報を送る。そして、その設計図をもとに触手を動かし、他のニューロンの樹状突起と接合して、さらに情報網を拡大していくのである。これが脳内のネットワークになる。問題は平坦なネットワークになるか、それとも立体的なネットワークになるかで、思考力も変わってくるという点だ。

個別回路を一周回路に接合していくには、立体的なネットワークが必須である。平坦なネットワークは上下並行に分かれ、接合することなくすれ違う。面と面の世界があって、面の世界はスライドさせることはあっても相互に情報の提供や共有はありえない。これが個別回路網のデメリットなのだ。後にも述べるが、立体的なネットワークを構築するには、雑学とか無駄が必要なのであり、それらが平坦な面を縫い合わせてくれる。脳のネットワークは立体的な編まれ方により脳力の質は高まり、カン脳力はひらめいていくのだ。

ニューロンは棘のある枯葉のような形をしている。その先端部分の樹状突起を伸ばして、他の樹状突起とシナプスを作る。ＤＮＡの四つの塩基配列情報はメッセンジャーＲＮＡから送り込まれる。そして、多くのシナプスを他の神経線維と結び合わせていくための設計図により、脳内に独特の一大ネットワークを形成していく。メッセンジャーＲＮＡはＤＮＡのコピー情報を伝えるのだから、ＤＮＡの塩基配合に似たＲＮＡを空白の遺伝子にプリントすることになる。ＲＮＡというＤＮＡの複製品が製造されていく。

遺伝子情報のことをゲノム（genome）と言うが、ゲノムは一般的に、ある生物のもつ全ての遺伝情報を指し、脳細胞に必須の情報がこの領域に含まれるにすぎない。たがってゲノムの論理をそのままニューロンが形成するネットワークに宛がうのは概念としても広すぎて無意味である。ニューロンに特化した四つの塩基配列情報が、メッセンジャーＲＮＡによって空白の遺伝子に伝えて新たなＲＮＡを創作する過程を、カン脳力の鍛え方とともに観察して実践しなければならない。脳力開発にゲノムの概念は広すぎるのだ。

空白の遺伝子に四つの塩基配列情報を伝える動力は脳の電気信号としてのインパルスである。四つの塩基配列情報は、遺伝子を動かすための設計図だといえる。四つの塩基を備えた空白の遺伝子が、メッセンジャーＲＮＡによって配列情報を入手してはじめて、塩基は命を吹き込まれる。そしてＤＮＡと同様の作業準備を用意できるのである。しかし、四つの塩基配列情報を得たからといって、ただそれだけでは、脳力は鍛えられない。学習や環境といった外部的な刺激が四つの塩基配列情報によって他のニューロンとシナプスを接合しながら、脳力を高めていくためのネットワークを作り上げていくことが重要である。すなわち本書で述べているカン脳力の鍛え方を実践していけば、頭脳は機能を強めて脳力を高めていく。健康なＤＮＡからコピーされた塩基配列情報は、空白の遺伝子に伝えられて、さらに学習環境を善良に保っていけば、かならず秀才は誕生する。しかし天才は突然変異だから、アインシュタインの塩基配列情報を空白の遺伝子に刷りこんでも、同様に天才脳ができるとは言えなくとも、天才脳を生み出す可能性はある。アインシュタインとほとんど同じ学習や環境があれば、アインシュタインの塩基配列情報は空白の遺伝子の中で動き出すだろう。すなわち、天才の頭脳を揺り動かす環境が時代の振り子を動かしていくことが必要なのだ。時代のバックボーンにある要請も必要だ。いくら突然変異で天才脳が誕生したとしても、その天才を時代が求めている環境が整っていなければ、せっかくの天才も、ただの奇人変人、なにもできない奴で、人生の終止符を打ってしまう可能性はある。その時々の時代にある社会環境とか周囲にある学習効果で天才脳は花開くのである。いわば、天才か秀才か、それともただの人なのかは、時代の振り子がこっそりと決めているのだ。

ｉＰＳ細胞と同様に、派生してシナプスを連携させて拡大し続けるニューロンの枝葉には、メッセンジャーＲＮＡから送り込まれた遺伝子にある四つの塩基配列情報の働きにより、リプログラミングが起きる。ＤＮＡの四つの塩基配列情報にかかるコピー情報を伝達するメッセンジャーＲＮＡという媒体が空白の遺伝子に入り込むことによって、脳細胞は樹状突起を伸ばしながら他の樹状突起とシナプスを作り、その接合により神経線維の枝葉を広げ、他の神経線維と連携して情報の流通回路を創設する。そして脳内の情報ネットワークを広げていく。いろいろな情報が組み合わされながら、多種多様な思考力が生まれ育ち、感性、情緒などが複合し合いながら、本書でいうカン脳力を磨いていく。人生は脳力によって創作される芸術なのである。

ネットワークの先端に作られたばかりの空白の遺伝子は、ＤＮＡの塩基配列情報をメッセンジャーＲＮＡによって受け入れ、形を整えるのである。いわば遺伝子の初期化である。脳細胞の初期化とは細胞の中にある複雑化した遺伝子配列情報をいったんメッセンジャーＲＮＡでコピーされた脳細胞に初期状態であった四つの塩基配列で整え、さまざまな脳細胞に育つ状態の可能性を持たせるように戻すことだ。複雑化するとは、学習や外部的な刺激により、脳細胞のネットワークが複雑に絡み合って、脳機能が混乱している状況をいう。思考力も低下する。感情も複雑になる。精神力も鈍重になり気力の分散の分散が現れ、脳力の集中力とか覇気力が弱まる。すなわち、この現象を是正するために脳細胞を空白の遺伝子に戻すことが、初期化なのだ。

脳細胞を初期化するはＤＮＡの塩基配列情報を、ＲＮＡを使って最初の配列に戻すことだとも言える。四つの塩基配列情報を得た脳細胞が、最初の設計図を手に入れた空白の遺伝子が動き出すのである。ＲＮＡは脳細胞の中でリボソームという部屋で四つの塩基配列情報を待ち受けようとしている。そしてメッセンジャーＲＮＡを受け入れ、四つの塩基配列情報を取得する。リボソームについては第五章に詳しい。

ｉＰＳ細胞と同様に、ｉＰＳ細胞が脳に組み込まれた脳細胞であるとき、空白の遺伝子として初期化された状態だと言える。iPS細胞は空白の遺伝子と同じく、複雑な人生経験にかかわるデータに汚されていないリセット細胞とも言える。脳細胞として移植可能であれば、人生やりなおし細胞と言えるかもしれない。しかし、iPS細胞には突然変異という難問もあるようで、いきなり脳細胞に応用することは今の段階では、困難だと言える。

ゆえに空白の遺伝子はiPS細胞と同様の形態にあるといえる。一から出直しの可能性を与えてくれたのが、iPS細胞なのである。ただし、ニューロンのネットワークをきちんと編み上げていくことが、カン脳力をはじめ、さまざまな脳力を鍛えていくことになる。iPS細胞だけを汲み入れただけで、秀才にも天才にもなれないのである。これから学習と外部の刺激によりネットワークを広げていく可能性のある空白の遺伝子が、iPS細胞にストックされていることになる。すなわちiPS細胞の移植だけでは、知能も進まないのだ。日々の脳力開発が重要になるのだ。

インパルスは微弱な電子的エネルギーを持って脳内を走り回る電子信号の役目をする。RNAから得られた特定の情報を乗せて、シナプスを通り抜け、他のネットワークに入り込む。そこから更に他のインパルスを刺激して連動しながら、また別のネットワークに入って記憶を引き出し、新たな情報を構築しながら、独特のネットワーク網を築き上げる。このネットワークの構築が思考力になり、個性であり、独創力を編み出すのだ。構築の作られ方は、偉大な脳力をひらめかす可能性が高くなる。要するに脳の神経繊維がネットワークとしてどう編まれているか、で脳力は差が付く。脳力の強さ、心の強さは、この編まれ方で決まる。そうすると人生はバラ色になる。

ひらめいて気づく脳力は、そうしたインパルスの電気的な稼働率が高くなった結果として独創力を脳内で編んでいくのだ。独創力は平面的なネットワークで編まれるのではなく、立体的であり、かつ多くのシナプスでネットワークが拡大していることが大事であり、電気信号が通りやすい回路網が展開されていなければならない。

カン脳力がひらめくときには、ある刺激が外部から入り込む。それを起因として外部情報を得たインパルスが起動する。そのインパルスは脳内の一度は通り抜けたシナプスをピックアップして、ネットワークに散在している因子にある必要限度の情報を拾い集めながら、脳内に一周回路を描きながら独創性のあるカン脳力を一瞬にしてスパークさせるのだ。

モーツァルトは、そのカン脳力で得た楽譜を脳内に記憶できた。それを部屋に持ち帰って脳内から引き出し、譜面に書き写すだけで良かった。アインシュタインは相対性理論の原点となる公式をひらめかせて、あとはそれに続く数式が手紙の文字のようにつづき、結論を得た。こうすれば、こうなる。ブラックホールの存在も計算で予測し、時間も空間も曲がる事実を理論上で結論づけた。それらは、やがて実験で証明されていったのである。

脳は一〇兆個以上のシナプスでネットワークをつくる

ひとつのニューロン（脳細胞）から伸びた神経線維は、連結部分のシナプスで、さらに数千から六万個の神経線維と結びつく。このようなシナプスは、成人では一〇兆個以上ある計算になる。さらに、これだけのシナプスで接続したネットワークには、二の一〇兆乗ほどの情報伝達ルートが存在することになる。

ちょっと見当がつかない数字だが、全宇宙の電子と陽子の数をはるかに上まわり、その数字をヨコにならべると、地球の周囲を三〇回まわるほどである。これだけの緻密さを持つ脳のメカニズムが三歳までにつくられる基本回路とＲＮＡのデータから派生していくと考えれば、たとえば、孟子の母親が子どもの教育環境を考慮して、住居を三遷したのは、科学的に正しかったと言わざるをえない。孟母三遷という教育用語が今日まで残った理由は、ここにある。

刷り込みによって、ＲＮＡに貴重なデータをしっかり貯蔵し、善良な基本回路をつくることは、その人の生涯における知的活動に好ましい影響を与える。子どもの頃に質の良い頭脳をつくっておけば、バランスのとれた頭脳に育っていく可能性が高くなる。大脳、海馬、脳幹とも、連携プレーを強めながら、バランスよく成長していくので、タリエイティブなカンがひらめきやすくなる。三歳までの教育環境と生活環境は、非常に大切なわけである。

インパルスの流れやすい神経回路をつくる

脳の成長に関し、もうひとつ重要なことがある。それは、インパルスの流れやすい神経回路をつくることである。苦労して作った神経回路に電気信号が流れにくかったり、途中で漏電するようでは、精巧に編まれたネットワークも価値がなくなる。

脳のネットワークは、大脳皮質のすぐ下にある大脳白質というところで組み立てられていく。回路になる神経線維は、成長するにつれて、脂肪の一種であるグリア細胞という絶縁体で包まれていく。グリアという名詞は、膠（にかわ）を意味している。この絶縁体のおかげで、神経線維を流れるインパルスは伝達速度を増す。絶縁がしっかりされているほど、それに比例してインパルスが流れやすい。ただ、すべての神経線維が均等に絶縁されているわけではない。ある回路は薄く、他の回路は厚くカバーされているのだ。さらに問題なのは、回路と回路が連結しているシナプスでは絶縁が不充分なので、しっかり結びあっていない間隙《かんげき》からインパルスが漏れやすい。

インパルスは、シナプスから放出される電気信号伝達物質によって、この間隙を飛び越えていくが、シナプスの固定が強いほどこの化学物質は効果的に働き、幅〇・〇二

シナプスにおける漏電現象

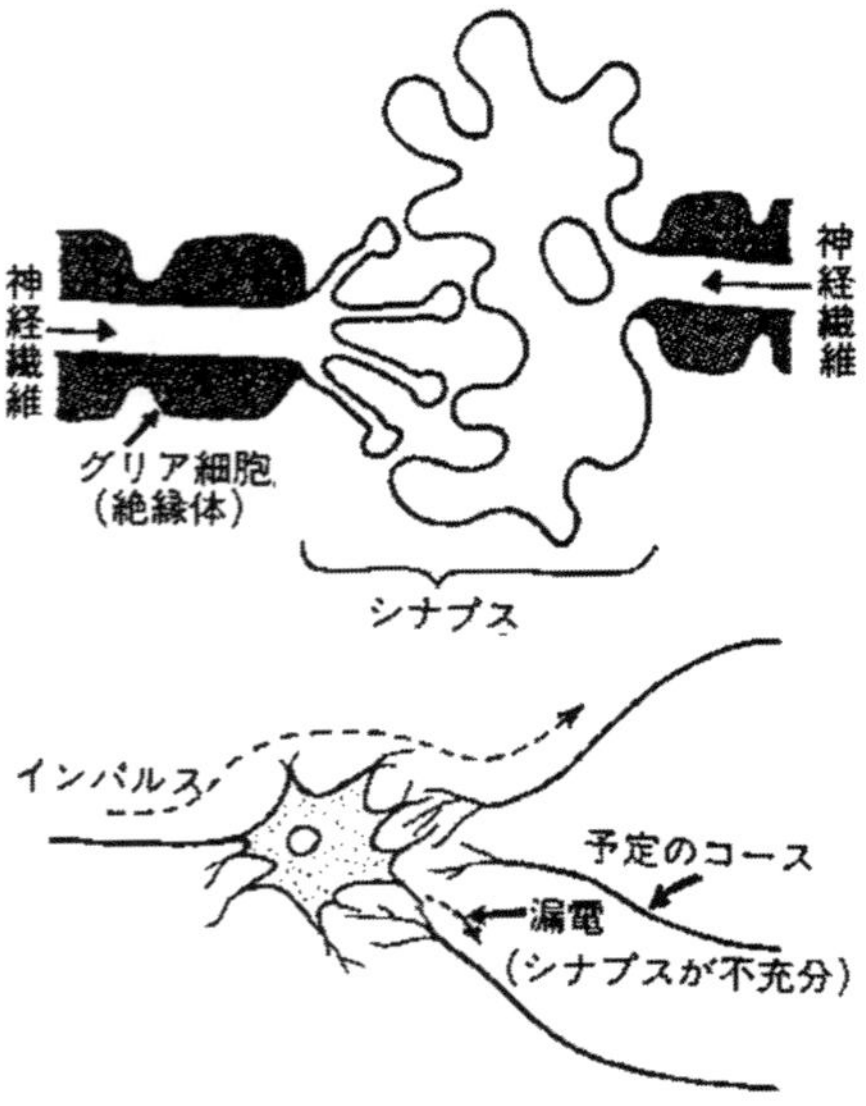
神経繊維
神経繊維
グリア細胞
（絶縁体）
シナプス
インパルス
予定のコース
漏電
（シナプスが不充分）

シナプスがしっかり固定されていないと、生産的な知的パワーは生じない。

μ《ミクロン》（＝2／100,000ミリ）ほどのシナプスの間隙に電気的通路をつくり、他の回路にインパルスを伝える。固定が弱いと、予定のコースをはずれて他の回路にインパルスが流れて、絶縁の不充分な部分から漏電してしまうこともある。

シナプスは、外界からの刺激を受けて、固定化を行なう。その刺激が強いほど、シナプスは強く固定され、その数も多い。つまり、太い回路がつくられ、インパルスが流れやすくなるわけだ。子どもの頃の貴重な体験が、その人の人生を決定づけることがあるが、これは脳に太い回路がつくられ、そこを出発点として新たに枝回路が伸びて行ったのである。

子どもの頃に良い経験や学習をすれば、神経線維は良いネットワークの基礎をつくる。逆に、悪い環境の中で育っていけば、それなりの回路がつくられていく。いわゆる〝朱に交われば赤くなる〟わけである。

前述の、ＤＮＡの種族としての記憶からコピーされ、ＲＮＡの空白の遺伝子にストックされたデータは、生涯失われることがないから、それを打ち負かすには、前回のデータよりも質量とも上まわるデータを投入するか、または脳幹の機能を柔軟にし、パターン認識の誘惑を捨て去るしかない。子どものときの環境がいかに大切か、これで理解していただけたと思う。

インパルスの電気的性質とカンをひらめかす神経線維

インパルスの電気的性質とカンをひらめかす神経線維のネットワークづくりに関し、つぎのことを注目してほしい。

外界からの刺激によってニューロン（脳細胞）が興奮すると、細胞内にナトリウムイオンNa^{+}が入ってくる。はプラスのイオンだから、ニューロンはこれによって電位を上げ、＋五〇mV（ミリボルト）程度になると放電し、インパルスの波を流す。インパルスは神経線維の回路を伝わっていくわけだが、電位がもっとも低いシナプスに向かって進む性質がある。つまり、インパルスは電位の高いところから低いところへ流れていく。その速度は、グリア細胞による絶縁状態によっても異なるが、ふつう秒速九〇〜一二〇メートルであり、通常の電気が電線の中を伝わる速さに比べればケタ違いに遅い。しかニューロンや神経繊維は、電解質の溶液に浸されていると考えてよい。Na^+とCl^-は、NaClつまり塩のかたちで体内に取り入れられて分解したものである。塩は細胞の活動にとって非常に大切なものだが、必要以上に取りすぎるとNa^+が過剰になりすぎて神経を異常に興奮させ、過敏症の原因になる。同じプラスイオンでも、Ca^+にはニューロンの電位を引き上げる性質はなく、シナプスにおいてインパルスを伝達させる役目を負っている。したがって、カルシウムが体内に不足するとインパルスが流れにくくなるから、頭脳活動が鈍ってくる。Na^+の増えすぎと、Ca^+の不足は、脳全体の機能を低下させるから、カンのひらめきには、マイナス要因となる。

インパルスの伝わり方

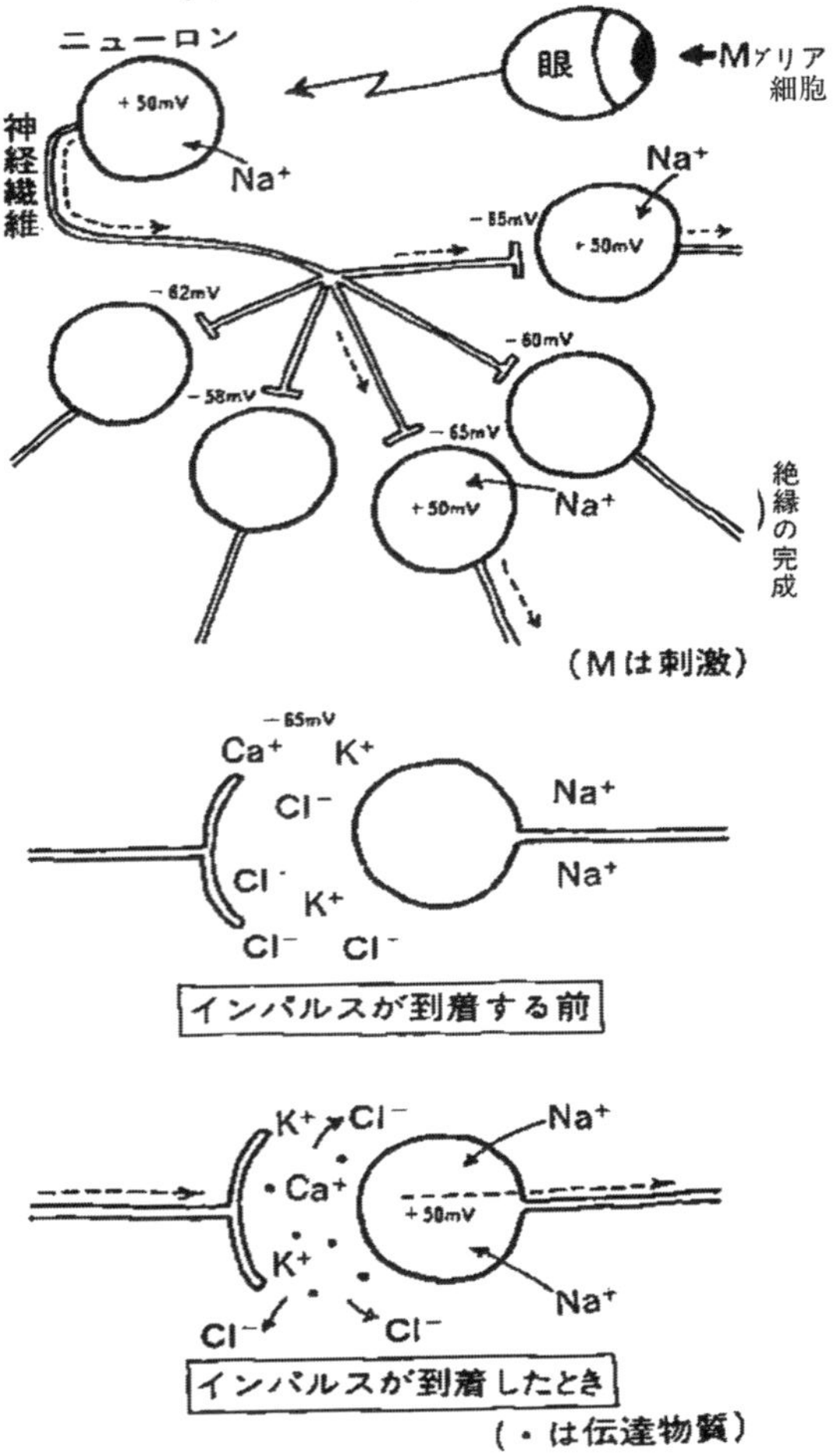

ニューロン
眼
M
グリア細胞
+50mV
Na+
神経繊維
−65mV
−62mV
−60mV
−58mV
−65mV
絶縁の完成
（Mは刺激）
−65mV
Ca+
K+
Cl−
Na+
インパルスが到着する前
Ca+
インパルスが到着したとき
（・は伝達物質）

し脳内の機能も電気的な性質を動力に稼働しているのだ。

パソコンは電源を切ってしまえば、動きを止めてしまう。人間の脳に似せた動きを模倣しているのが、脳が考え出した脳内の動きに似せたコンピューターというマシーンなのである。

インパルスは電流でありながら、なぜこのように遅いのかというと、神経線維の先端部分に到達したとき、伝達物質を放出させて、つぎの神経線維に乗り移らなければならないからである。インパルスの速度があまりにも速すぎると、伝達物質が放出される前に、行き場がなくなってショートするか、漏電してしまう。伝達物質がインパルスの刺激を受けて放出する速度はインパルスと等しく、これでタイミングがとれるわけである（伝達物質については後述）。

シナプスの付近には、塩素イオンCl^-とカリウムイオンK^+、カルシウムイオンCa^+などが集まっているが、シナプスでの電位はCl^-の影響が強く、通常－《マイナス》六〇mV（ミリボルト）前後である。ひとつの神経線維は複数のシナプスを持っている。神経線維の先端に達したインパルスは、もっとも電位の低いいくつかのシナプスに電気信号伝達物質・セロトニンを放出させて、Cl^-を散らしてしまう。この作用により、シナプスにはK^+とCa^+のプラスイオンが残るので、インパルスはこれを媒体にしてつぎのニューロンの中に伝わっていく。

インパルスを招き入れたニューロン（脳細胞）は刺激によって興奮し、Na^+が細胞内に入ってくる。そして、再び電位が＋《プラス》五〇㎷に達すると放電し、インパルスが神経線維の中を流れていく。このようなシステムによって、インパルスはネットワークの中を、もっとも優位な電位差を選んでシナプスの間隙を伝わっていく。

インパルスには、シナプスの間隙に浮遊している電気信号伝達物質やイオンの電位差が伝達されるために環境として、整備されていることが必要である。同じインパルスが多種多様のシナプスに到達しても、間隙にある環境がより優れている部位を選択してから、情報を載せた電気信号を伝えていくのである。電位差や電気信号伝達物質の質が、ここでかかわってくるのである。

ニューロン（脳細胞）は、筋肉や骨格を形成する増殖細胞である体細胞とは性質が異なっているのだ。ニューロンは脳内で神経線維を派生させ、他の神経線維といくつものシナプスを結び合わせて、極めて複雑な神経性のネットワークを編んでいくのである。そのネットワークが脳力となり、カン脳力や人間の性格を形成していくのだ。ネットワークの編まれ方で、人生が創作されていくのである。したがって脳内のネットワークをいかに良質に創作していくか、わたしたちは、その編み方に関心を持ち続けていくべきなのだ。

すでに明らかなように、脳内のシナプスには、インパルスを伝えるものと抑止するものとがある。したがって、インパルスの伝わり方が重要になってくる。シナプスにおけるマイナスの電位はイオンの動きに左右され、一定ではない。あるひとつのシナプスは、マイナス状態において最低にもなり最高にもなりうる。つまり、インパルスの流れには偶然性がともなう。

前述したように、ひとつの神経線維は数千から数万のシナプスを持つ。それらは全て、知識の収得や経験によって連結されるが、その刺激が強いほどシナプスの数が多くなり固定化もすすむので、インパルスの流れる確率も高くなる。たとえ電気を伝えない回路があっても、ほかに伝える回路があるから、インパルスは必要なデータを送ることができる。シナプスの固定化もしっかりしているから、伝達物質も効

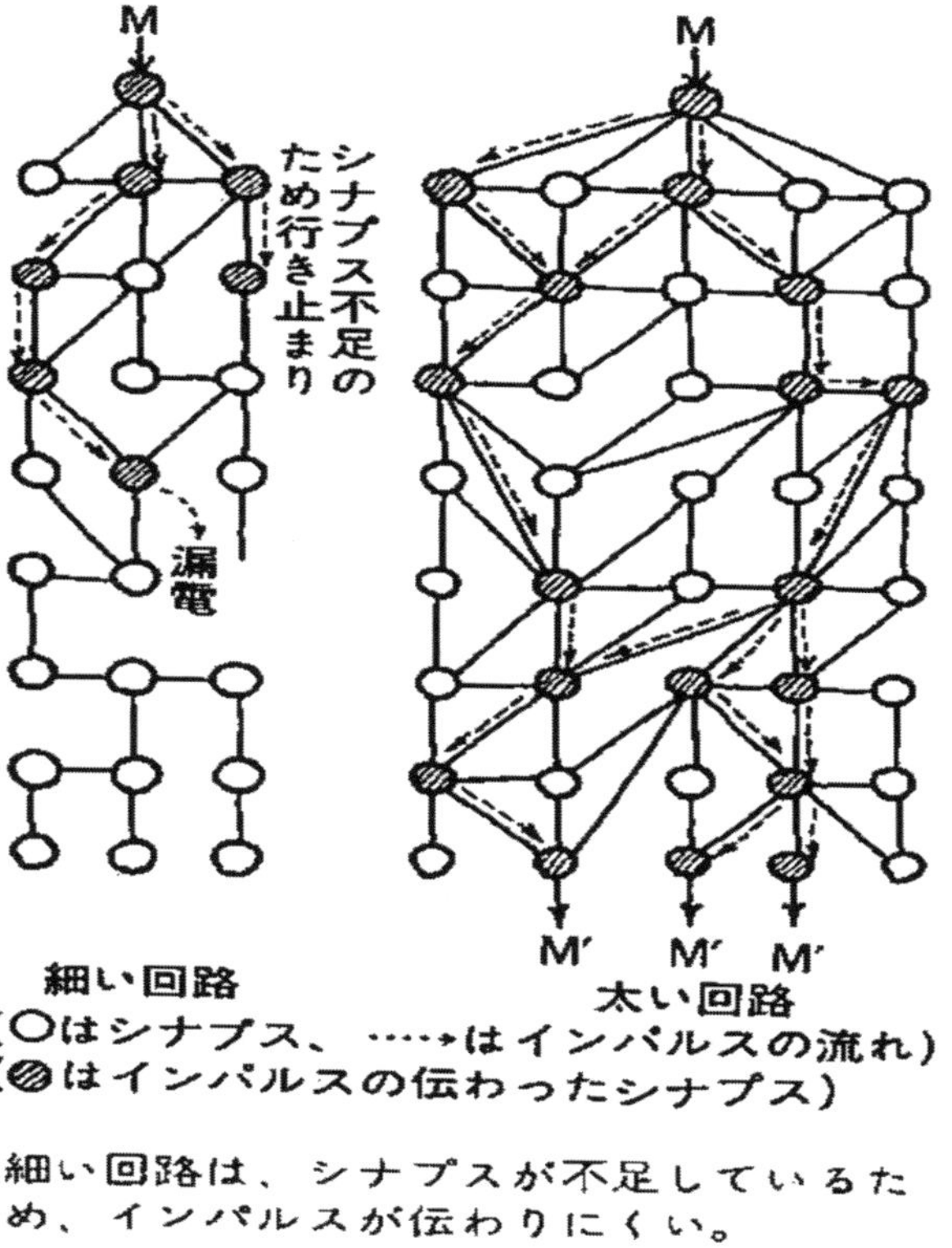
M
シナプス不足のため行き止まり
漏電
M
M′
M′
M′
細い回路
太い回路
(○はシナプス、……→はインパルスの流れ)
(◎はインパルスの伝わったシナプス)
細い回路は、シナプスが不足しているため、インパルスが伝わりにくい。

果的に作用し、漏電のおそれはない。

こうして、インパルスは太い回路を順調に伝わっていく。しかし、細い回路にはシナプスが少ないから、インパルスの流れる確率が低い。それにシナプスの固定化も中途はんぱなので、インパルスが漏電したり、回路の道順をまちがえたりする。

左脳と右脳の能力が連動して直感力が生まれる

子どものころに、太い回路の基礎をつくっておくことは大切だが、太くなりすぎてガンコなおとなになってしまうのも問題だ。明治大正生まれの人にガンコな人が多いのは、子どものころの教育環境が大きく影響している。幼少のときに、徹底した国家教育が行なわれたため、パターン化による記憶がアンバランスに強く刷り込まれ、思考の範囲が限定されてきたのである。つまり、回路が一方向へ太くなりすぎた、と言えるだろう。それだけに、幼児教育は困難な面を含んでいる。

近頃は、幼児の英才教育がはやり、数学や論理的思考のトレーニング、幼児には必要と思われないような知識の詰め込みなどを、徹底して行なう特殊な塾がさかんだ。これでは、左脳の回路だけ太くなり、〝左脳専門人間〟に育ってしまうだろう。

カンをひらめかす生産的なカン脳力人間になるためには、左脳教育もけっこうだが、右脳も同程度に鍛えなければならない。これは、子どもだけでなく、カンを鍛えようとする人すべてに言えることである。左脳の回路だけは太くてネットワークも緻密だが、右脳の回路は未成熟でさっぱりというのでは、カンの一周回路にインパルスを流すことはできない。右脳と左脳とはお互いに機能を補完し合っているが、ロジャー・スペリーの言うように右脳と左脳には、それぞれに特化された機能が働いている。カンのひらめきにしても、感性的な脳力、論理的な脳力、知識的な脳力、それらを統合していく脳力などが求められるのだから、脳の中は、カン脳力の役割分担がある。

カン脳力を鍛えていくためには、左脳の論理的脳力と右脳の非論理的脳力が連動し、まず直感力が生み出される必要がある。つまり、カンをひらめかす人は、左脳と右脳を等しく働かせているから直感力や生産的な独創力が湧いてくるが、たとえば左脳専門型人間とか右脳専門型人間は、一方の脳に太いネットワークが広がっているから、カンがひらめかない。

左脳と右脳の機能が等しく高められると、双方の電圧も等しく高くなり、一瞬のうちに大量のインパルスの交換が行なわれる。通常でも、脳梁《のうりょう》を通じてインパルスは右と左を行ったり来たりしているが、量としては少なく左脳と右脳はほぼ独立しながら機能を分担している。左脳と右脳の連動によって大量のインパルスが交換されると、大脳の機能はフル回転し、直感力が引き出される。

このさい一方では、左脳の論理的な情報を大量に乗せたインパルスは個別回路をはず

生産的なカンがひらめくシステム

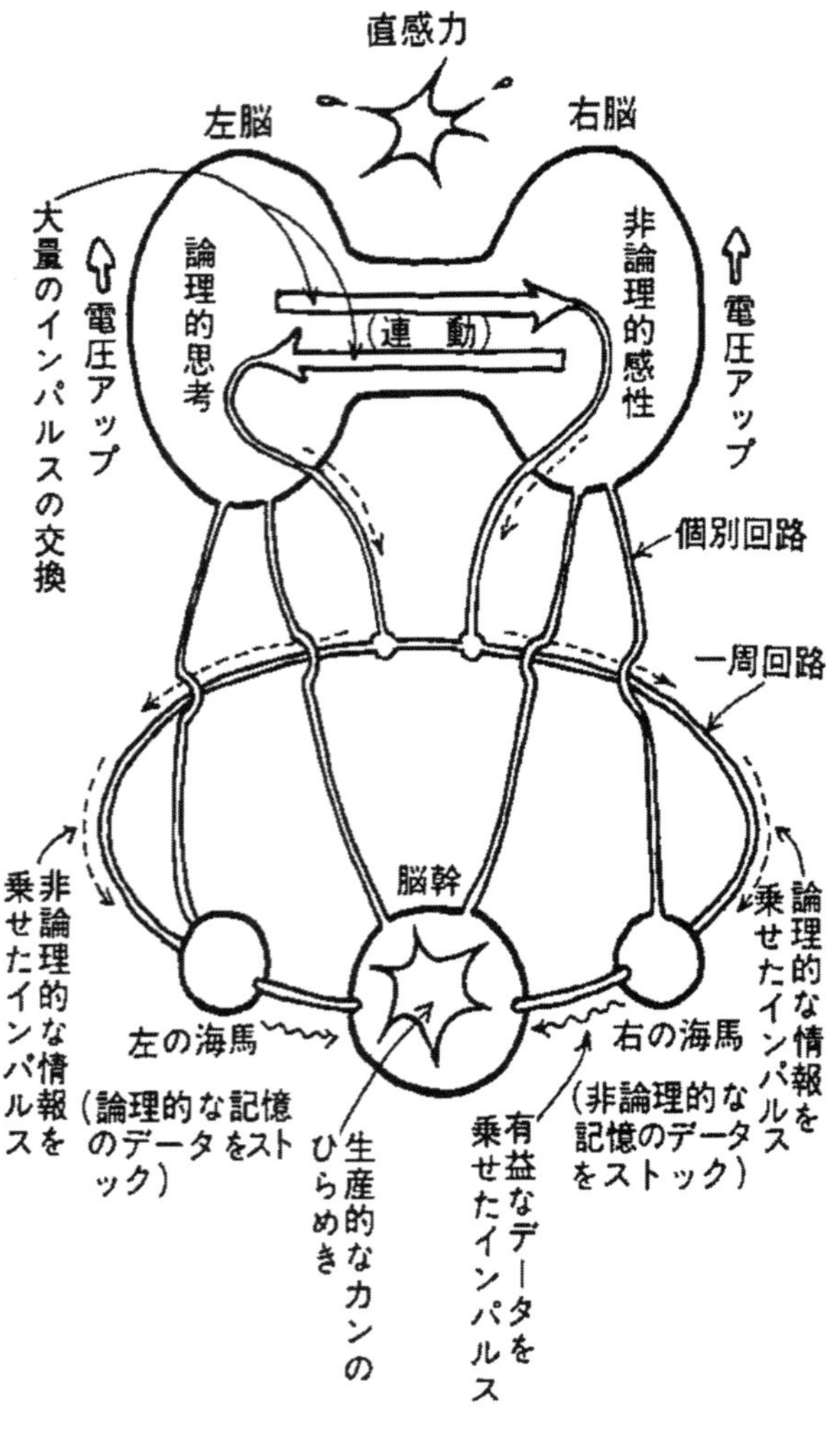

れて、一周回路に入りこみ、右の海馬を刺激する。右の海馬には、右脳によって送りこまれた非論理的な記憶のデータがストックされているので、論理的な情報との遭遇は右の海馬の機能を非常に高め、論理的な思考と非論理的な感性との結びつきを可能にす

る。

また、右脳の非論理的な情報も、同様にして左脳の海馬を刺激し、非論理的な感性と論理的な思考の連結を可能にする。これにより、海馬は有益で生産的なデータを脳幹に送りこむ準備ができあがる。海馬が所有している既存のデータが豊富で偏っていないほど、生産的なデータがつくられる。

カン脳力が偉業を成し遂げた例として、最近の話題では、iPS細胞の作成がある。山中伸弥さんによるiPS細胞の作成においても、初期化に特定されていた二四個の遺伝子をひとつひとつ組み合わせていくことに専念していたが、それでは組み合わせ方が膨大な数になる。そんなとき山中伸弥さんの研究室に所属する研究員の、「ひとつずつ抜いてみたらどうですか」との逆転発想があって、一気に研究がすすみ、二四回の実験で、初期化に必要な四個の因子が発見され、iPS細胞が作成されたのである。研究室では、教科書的かつ論理的に難しく考えていくことよりも、ちょっとした感性の振り子が動いて、偉大な成果を得た。これまで積み上げてきた論理的な知識や実験結果を、瞬く間に成功に導いたのである。

実験の成功には、常識論で行けば、気の遠くなるような長い時間の経過が想定されていた。数学の、順列と組合せを使う手段に拘っていたからだ。

それが逆転発想により、時間の経過が一瞬のうちに縮まった。カン脳力に必要とされる一周回路がバランスをとり、スパークしたのだ。こうして世紀の偉業が、カン脳力によって成果を収めた。本書でいう独創力や先見力に支えられているカン脳力のメカニズムが、iPS細胞の作成において、実証されたものとして見えてくる。そのiPS細胞は発見されたのではなく、カン脳力が逆転発想をひらめかせて、気の遠くなる時間差を一気に縮めて作成されたものと、私は考えている。

iPS細胞は人の皮膚からでも作成できる。人の受精卵細胞を使用することがない。この点が評価されて、ローマ法王庁が、iPS細胞の作成は倫理的に問題視していない、としたのも大変ラッキーであった。研究成果に、お墨付きを得たようなものだ。法王庁は二〇〇八年三月、受精卵（胚）に紫外線を当て、核を壊してつくるES細胞（胚性幹細胞）による実験や研究に強く反対しており、七つの大罪として批判をしてきた。生命科学（life science）にかかわる御意見番はローマ法王庁にあるのだ。そこからクレームが出れば、どんなに独創的な実験結果や理論が出ようともボツになる。その批判の対象とならないiPS細胞の作成は、ノーベル賞を後押しする追い風になった、とも言える。汎用性のある基礎研究が全世界から期待されるようになったのである。ノーベル賞を手中にするには、カン脳力のひらめきがまずあって成果を出し、続いて運の強さを引き寄せていくものだ。ちょっとした頭のひねりが運の波に乗ればよいのだ。決して努力が報われると信じてはならない。

しかし万能細胞とも呼ばれるiPS細胞だが、脳力を引き出す脳細胞は作れない、と私は考えている。体細胞と違って、脳細胞は生まれたときのワンセット約一四〇億個の脳細胞がスタートであり、日々死滅していく細胞である。特殊な遺伝子もかかわり、iPS細胞をそのまま脳に移植して、知性や感性を創造していく脳細胞を機能させるのには無理がある。

脳細胞は生まれたときのワンセット約一四〇億個の脳細胞がスタートであり、日々死滅するが一個も増殖はしない特殊な細胞である。体細胞は増殖するが、脳細胞はワンセットを使い切るだけである。また脳は大脳・海馬・脳幹などの特殊な機能が脳力の形成に寄与している。iPS細胞の作成は偉大だが、残存の脳細胞は鍛えて脳内のネットワークを緻密に良質に作成していくことが必須条件であり、環境の改善や自分脳に必要とされるトレーニングにより、脳力を強化していくことに尽きる。

脳細胞には、そういう宿命があり、私たち人間が、生まれてからこれまでに築いてきた脳の緻密なネットワークも、iPS細胞によって突然には作れないのだから、脳力は鍛えて強化していくしかない。iPS細胞の移植によって、いきなり天才とか大秀才には決してなれないのである。すなわち脳の中にiPS細胞を移植したことによって脳力がいきなり高められるわけではない。

たとえばパーキンソン病などの細胞移植治療においても、移植したiPS細胞が有効性を発揮するには、脳細胞と機能的なシナプスを形成することが必要となる。すなわち脳の中でネットワークが効果的に編まれて、病巣を治療できなくてはならない。

柔軟性に富む脳幹ほど異質なデータに気づく

論理的思考と非論理的感性が結びついた脳力のデータは、論理性と非論理性との結びつきあった程度の差により、記憶の貯蔵庫である左右の海馬に分かれて入る。論理性と非論理性とが合体した異質な存在であるため、脳幹はそれを他のデータとは別に、優位的に注目していく機能がある。柔軟性に富む脳幹ほど、異質なデータに気づき、その多くを左右の海馬から引き出し、固定概念と化したデータを捨てる。

固定概念にとらわれやすい脳幹は、せっかく貴重なデータが海馬で待機していても、わざわざ左右の海馬に居座っている固定概念のデータを引き出そうとするから、クリエイティブなカンはひらめきにくくなる。脳幹で、鈍感のシステムが動きやすいのである。このような人は、固定概念の回路が太くなりすぎているのである。頭が柔らかい人は、脳幹の機能が柔軟性に富んでいる、と言えよう。

生産的なデータを左右の海馬から引き出した脳幹は、もっとも合理的な方法でバランスよく脳力のデータを組み立てはじめる。それぞれのデータは生産的な因子であり、おたがいに関連しながら、かたちを整えていく。全体のかたちが整ったとき、それは非常にパワフルなカンのひらめきとなる。

カンを構成する各因子は論理的思考と非論理的感性を複合させた生産的な情報をもっ

ているから、各因子がおたがいに関連しながらシステムワークを組み始めて整合性が得られると、きわめて強力な知的パワーが生まれるのである。

これらの因子が良質で量も多いほど、それに比例して知的パワーは生産的で強力なものとなる。優れた生産的な因子をつくるために、論理的思考と非論理的感性が結び合った雑学は、必ず実行しなければならない。

雑学をするには、現在の自分が学んだり、経験したりすることとは、異質でありながら一体化された、左右対称のような趣味などがよい。たとえば食べることも雑学的な脳力を育てる。美食にチャレンジする。味のハーモニーに気づく。美食は、味を分析する脳の論理力を高める。おいしい、という感性に遭遇し、驚きを得る。それは記憶として残り、また美食を求めていくための気力も養う。おいしいものに出会う喜びは、すばらしい脳のトレーニングになるのだ。また好き嫌いを外して意外な味に出会うのもよい。雑学とはいって

生産的なカンの図型

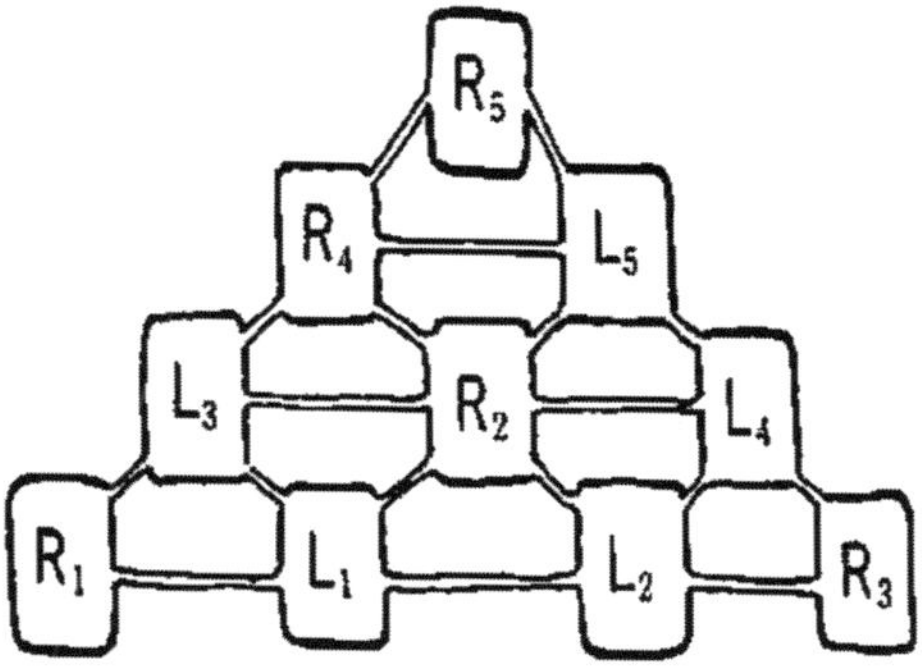

L_1～L_5は左海馬からの生産的な因子。
R_1～R_5は右海馬からの生産的な因子。
LもRも、論理的データと非論理的データの複合体である。

も、なにも雑学的な本を読むだけではない。あなたの周りに存在していない異質な体験をすることが、雑学なのだ。生活習慣の中で、論理的かつ非論理的な雑学は、どんどん進めていくべきだ。

雑学の生産的関係公式

雑学による知識や経験と生産的な因子との関係を公式であらわせば、およそつぎのようになる。

Lは左海馬で連結された生産的な因子、Rは右海馬で連結された生産的な因子。αは左海馬の雑学係数、つまり左海馬にストックされた雑学の質と量の程度をあらわす。βは右海馬の雑学係数。g(t) は論理的思考に非論理的データを組みこんだ関数、t(g) は非論理的感性に論理的データを組みこんだ関数。は左の生産因子に必要な専門知識、は右の生産因子に必要な専門知識をあらわす。

この雑学の公式で気づくことは、専門知識も雑学と同調しなければ、その効力を発揮しないということである。いくら専門知識が豊富でも、雑学係数が小さければ、専門知識の応用は不可能に近い。論理的思考および非論理的感性の関数も、雑学不足であればクリエイティブな生産因子を引き出す関数とはなれない。

カン脳力を鍛えるためには、専門知識よりも雑学的な知識や体験の方が大切である、と言えるだろう。私たちは、おとなであろうと子どもであろうと、幅広く雑学をすべきである。

カンをひらめかすには、専門知識よりも雑学的な知識や体験の方が大切である、と言えるだろう。私たちは、おとなであろうと子どもであろうと、幅広く雑学をすべきである。専門知識だけでは、その価値は孤立してしまいがちだ。多くの知識があれば、それらを結び合わせてくれる触媒が必要になってくるわけで、その役目をおうのが、雑学なのだ。専門知識が増えるほど、雑学はさらにいっそう広げていくことが、カン脳力を鍛えていくのだ。鈍になれる気力、雑学をする意欲が求められる。

雑学の公式

$$L_1=\alpha\{g_1(t)+S_{L1}\},\quad R_1=\beta\{t_1(g)+S_{R1}\}$$
$$L_2=\alpha\{g_2(t)+S_{L2}\},\quad R_2=\beta\{t_2(g)+S_{R2}\}$$
$$\vdots\qquad\qquad\vdots$$
$$L_n=\alpha\{g_n(t)+S_{Ln}\},\quad R_n=\beta\{t_n(g)+S_{Rn}\}$$

子どもにとって、特殊な、または専門的な学習をさせる塾は不必要であり、危険でもある。どうしても幼児のときから数学塾に入れたい、と思うなら、同時にバイオリン塾などにも通わせるべきだ。バランスのとれた教育を行なうことこそ、子どもをクリエイティブな発想ができるおとなに育てるコツである。

子どものころに、あまり極端な教育を行なうと、必ず思考態度に偏りがでてくる。脳の回路が一方向に太くなり、〝雑学的な考え方〟ができなくなるからだ。おとなも、つとめて雑学をして、思考のバランスをとることは言うまでもない。

秀才タイプはカンがひらめかない

人間の脳は、おとなになってからも、ネットワークづくりを勢いよく行なっている。雑学をしなければ、脳のネットワークは専門知識を核にして、どんどん部分的にふくれていくだろう。人生を八〇年とすれば、私たちは一生のうち脳の約六割を使いきるだけで、あとの四割は全く余白である。失語症という脳の病気があるが、これは事故や精神的なショックなどで、言葉の回路や領域が損傷されたために起きる。一度失われた回路は二度と回復しないが、リハビリテーションで言葉の複雑な回路を別につくり、ほぼ完全に治すことができる。この例を見ても、人間の脳は鍛えればいくらでも成長していく。カンが鈍いと悩む人は、鍛えれば必ずカン人間になれる。そのためには、積極的に雑学にとり組み、脳の中で幅広くシナプスをつくっておくことが必要なのである。

カンが冴える人は鈍なタイプが多いようだ。ムダと思えることも、あえてやってみようとする雑学的な頭が必要なわけで、なんでも専門知識で合理的かつ完璧に処理してしまうような秀才タイプは、なかなかカンがひらめかない。いわゆる〝単純な専門バカ〟のたぐいがよくない。

専門知識は豊富にあっても、それを疑ってみる、その価値を信じない、そういう鈍になれることが必要である。「教科書は信じないでよい。自然が先生だ。研究の実験結果が大事だ」。二〇一二年度のノーベル医学生理学賞を受賞した山中伸弥さんは、そう述べていた。テレビなどで、本人のいろいろな話を聞いた。ガチガチの理論を追及するよりも今ひらめいた発想を尊重する人だと思えてきた。あまり器用ではないが、何となく面白いことを言う人だ。江戸前寿司なら、なんでも握れる寿司職人のタイプだ。喋る表情も課題により七変化に移り変わるように見えた。頭の切り替えが、その場その場を見て変化している。研究一本、プロセスよりも結果が出ればよしとする。人の意見をきちんと聞く。頑固ではない。

私は、この人は意外と鈍なタイプかな、と気づいた。何かを諄々と突き詰めていくようなタイプではない。結果を見てから、逆転発想やいったん頭の中をリセットすることを多々試している。前の考え方で試された結果を見て、次の考え方にチャレンジしている。でも暗中模索ではない。問題の解決には至ってはいないけれども、思考の暗闇の中にも、何か、求めようとする事実が存在していることに気づいている。そこにたどり着くためのヒントを追い求め、ゆるやかに手段を考えている。固定観念にこだわるな、ということだろう。カン脳力人間のお手本のような人である。生産的なカンをひらめかすためには、専門的な知識だけに拘束されるのではなく、雑学的な知識と自らの身で覚えた経験を豊富に海馬の中にストックさせておくべきだ。

脳力開発は、幅広い知識と経験の収得を絶対に無視することはできない。材料がないと料理ができないのと同じなのである。日頃から、秀才、優等生、神童、指導者などと呼ばれてきた人は、意外と、カン脳力人間になりにくい。社会での仕事はそつなくやっていけるが、「昔、神童。今ではただの人」になりやすい。いったん、脳をリセットして鈍になってみる。そうすれば、あなたにもカンのひらめきは、間近い。

（注）シェリントン（Charles Scott Sherrington）はイギリスの生理学者。シナプスの命名者でもある。一九三二年、神経細胞の研究でノーベル生理学・医学賞をエドガー・エイドリアンと受賞した。

第3章　眠りがカンの冴える頭脳をつくる

カンと夢の関係
カンの冴える人は夢を見ない
睡眠中につくられるセロトニンが〝脳力〟を高める
夢は〝脳力〟を減退させる
脳のストレス解消には牛乳とワインがよい
日本酒はカンを鈍らせる
バッハの音楽が不眠症に効くわけ
δ《デルタ》波は眠りの脳波、α《アルファ》波はリラックス脳波
〝脳力〟とはカンの知的パワーである＝カンの働く公式
〝悟り〟とは左脳と右脳のバランスのよさである
生産的カンは大脳・海馬・脳幹のバランスから生まれる

カンと夢の関係

大脳生理学者の権威であるワイルダー・ペンフィールド（Wilder Penfield）によると、脳は活動時に学び経験したことを全てシナプス化し、海馬に情報をストックさせるから、夢を見るのだと言う。

つまり、夢という現象は、脳幹が海馬から活動時の情報を引き出し、やや変形したかたちでプログラムし、そのデータを新しくシナプス化された回路を通じて大脳に送るので、映像が再現される、という仕組みになっている。はっきり思い出す夢は外界からの刺激が強く、シナプス化がすすんでいたことを意味する。

夢は眠りの浅いときに見る。つまり、活動時の脳の状態に近いので、脳幹がデータをプログラムしようとする。しかし、脳は完全には目覚めていないし、活動が不充分だから、脳幹はパーフェクトな情報処理を行なわない。夢の映像がおぼろげで、ストーリーもはっきりしないのは、そのためである。ときに、自分が天下を取ったような、論理の飛躍した気持よい夢を見ることがある。これは、睡眠のおかげで脳幹の働きが柔軟になり、固定観念のデータ処理を行なわないためだ。

固定観念を離れた脳幹は、希望や欲望という、日頃から押さえつけられているデータを引き出し、それを他のデータと結びつけてプログラムする。こうやって、〝天下取りの夢〟ができあがる。

夢にも、白黒とオール天然色のものとがある。これには、大脳が関係している。白黒の夢を見る人は、やや左脳人間のタイプ、オール天然色の夢を見る人は、右脳人間のタイプと言えるだろう。その理由はこうだ。

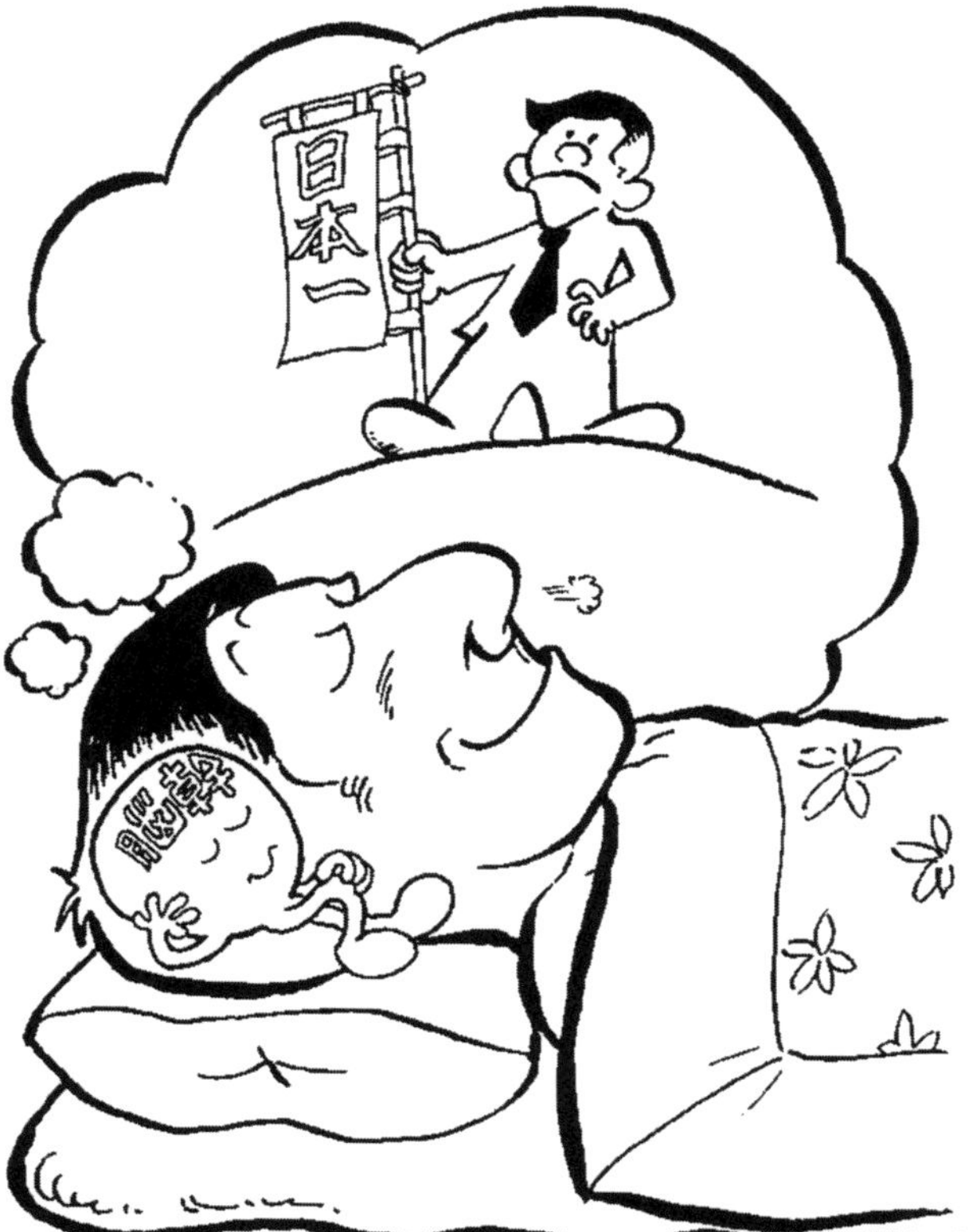

“天下取りの夢”は脳幹がリラックスしたときに見る

脳幹でプログラムされた夢の情報は、インパルスとなって神経線維の回路に入り、大脳に向かう。ほとんどのインパルスは、映像をつかさどる右脳に到着するが、左脳が鍛えられている人では、インパルスの一部が左折して左脳に入る。左脳↕脳幹の回路が太くなっているから、電気信号であるインパルスが抵抗なく流れてしまうわけだ。

　ところが、左脳は脳幹から送られてきた映像を、文字を読みとるように、パターン認識を行なう。たとえば、ある人の顔の映像が電送されてくると、その顔を記号的に理解する。こういう顔はAさんの顔だから、Aさんであろう、というように認識する。つまり、左脳はAさんの顔を論理的に理解するわけだ。

　このような左脳の働きに対して、右脳はAさんの顔をイメージから感じとる。顔の表情や色つや、服の色のデータを受け入れて映像化する。右脳人間なら総天然色の夢になるメカニズムがここにある。しかし、左脳人間は脳幹からのインパルスが多量に左折するので、右脳への情報量がその分だけ減少し、色彩感覚が薄くなる。白黒の画像が出てくる理由である。

　夢も幻も、人間の脳が製造するデータの合成であっ

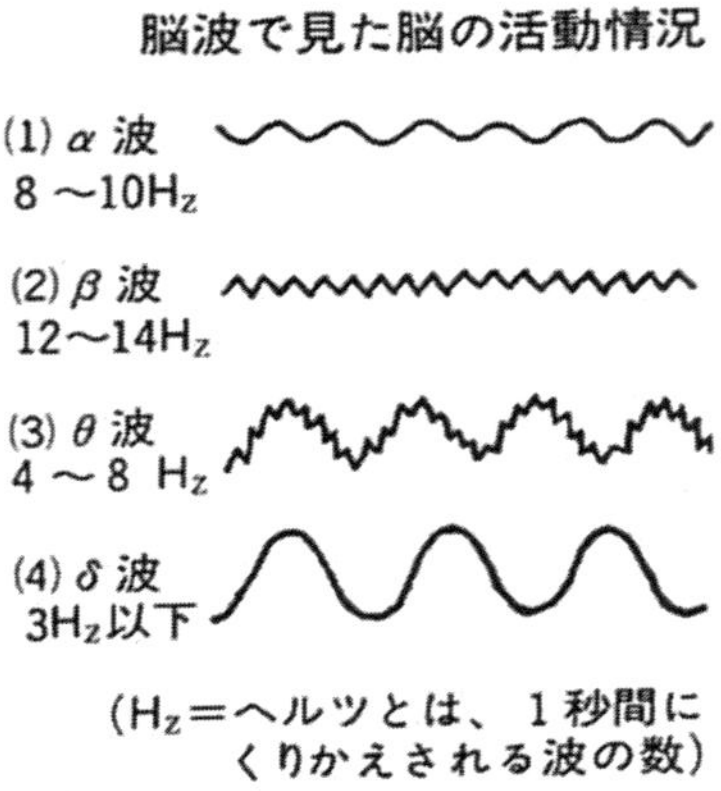

脳波で見た脳の活動情況
(1) α 波
8 〜10Hz
(2) β 波
12〜14Hz
(3) θ 波
4 〜 8 Hz
(4) δ 波
3Hz以下
(Hz＝ヘルツとは、１秒間にくりかえされる波の数)

(1)は目をつぶって静かにしているとき。(2)はよく目覚めているとき。(3)は夢を見ているとき。(4)はぐっすり眠っているとき。これを見てわかることは、(2)のβ波と(3)のθ波は形がよく似ている、ということである。つまり、夢を見るということは、目覚めているときに近いのである。

て、人間が覚醒時に読み取った各種データのうち、睡眠により、しがらみの少なくなった脳内環境がデータの処理をすることで、合成されたデータが映像化され、大脳皮質のスクリーンに映し出される。そのプロデューサーは脳幹であり、ディレクター兼データ

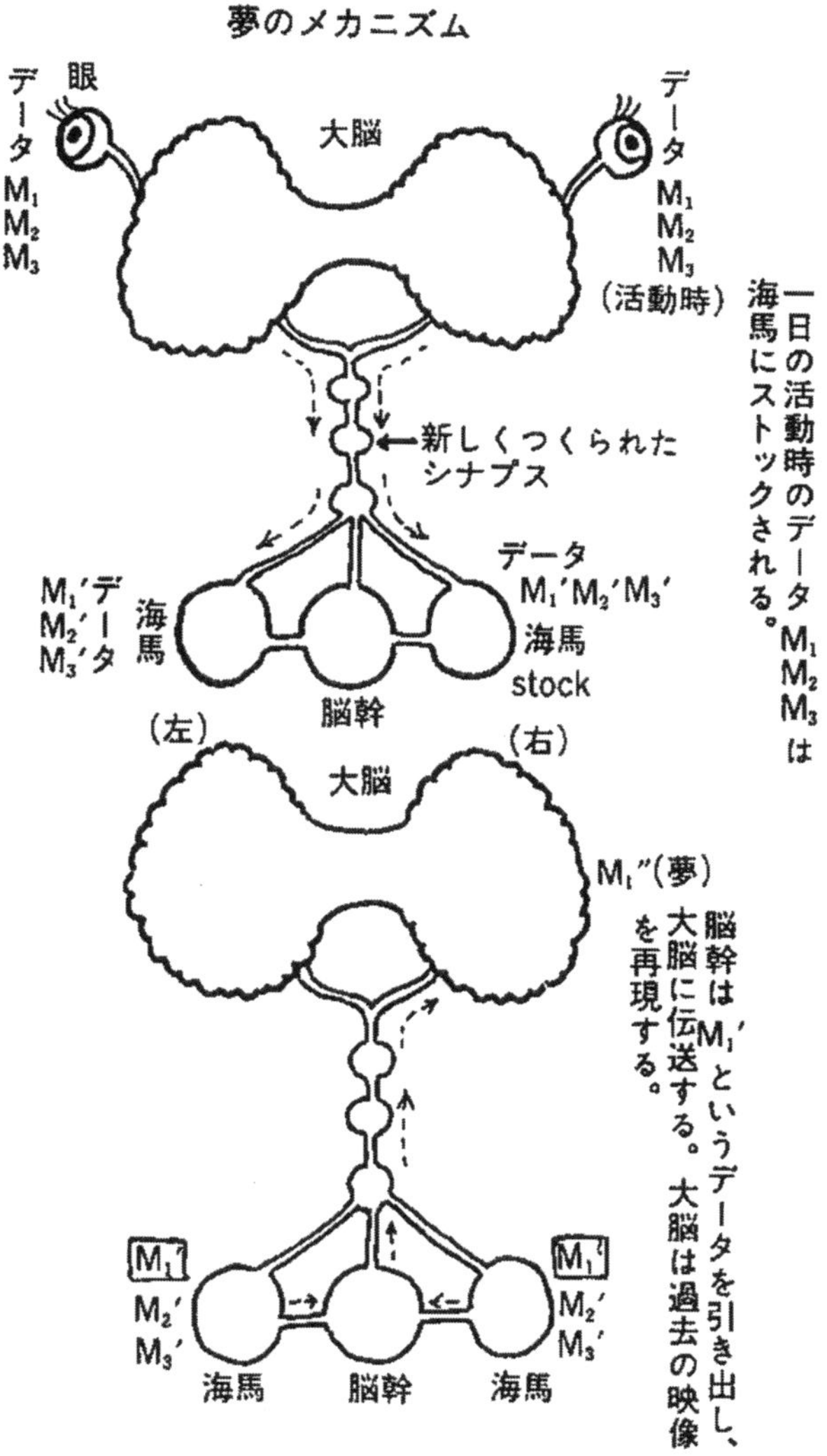
夢のメカニズム
眼
データ
M_1 M_2 M_3
大脳
データ
M_1 M_2 M_3
（活動時）
一日の活動時のデータM_1 M_2 M_3は海馬にストックされる。
新しくつくられたシナプス
データ
$M_1'M_2'M_3'$
海馬
stock
M_1' M_2' M_3' データ
海馬
脳幹
（左）
（右）
大脳
M_1''（夢）
脳幹はM_1'というデータを引き出し、大脳に伝送する。大脳は過去の映像を再現する。
M_1' M_2' M_3'
M_1' M_2' M_3'
海馬
脳幹
海馬

管理は海馬（ヒポカンパス）なのである。睡眠時はデータ管理がフリーになりやすいから、脳幹のプログラミングもランダムになる。より強いデータの電気信号が睡眠時に駆け回ると、それをキー・データに夢のストーリーが組まれていく。ときに天下取りの夢になったり、他のデータと組み合わさって、偉大な発見を夢で描くこともある。

しかし何かのテーマを追いながら人生を過ごしているとき、一夜の夢で大発見をしたり、現実的な予告を察知することがある。カン脳力が弱いタイプでも、いわゆる頭の固い人であっても、睡眠は脳のしがらみを取り外してくれる。頑固人間ほど、そのチャンスが訪れるのだ。そういう人たちには、枕元にメモ帳を置いてから睡眠に入るとよいだろう。ひらめいたら起きてメモをする。朝になったら、思い出してメモしておこう、という人は、朝には一夜の夢もどこかに消え去っている。

カンの冴える人は夢を見ない

では、カン脳力人間の夢はどうなのか。

カン脳力人間は左脳と右脳のバランスがとれている。では、どんな夢を見るか。答えは、夢を見ない。カンの冴える人は、ぐっすり眠って夢を見ることがほとんどない。カンの冴える人は、左脳と右脳のバランスがよくとれているので、脳幹からのインパルスが左右にほぼ等分され、映像を理解して色彩を感じるには、やや不充分な情報量となる。睡眠中は、脳幹から発射されるインパルスの絶対量が少ないだけに、カン人間は夢を見るチャンスを失うわけである。私たちが眠りにつくということは、脳の中をかけめぐるインパルスの量が減少し、脳の各機関が休止した状態になること言う。したがって、脳幹も休止状態になり、インパルスの絶対量が少なくなる。ぐっすり眠ってしまったときは、生命維持機能を除いて、インパルスの伝達は行なわれなくなるのだ。

睡眠中につくられるセロトニンが〝脳力〟を高める

カンの冴える人は、ぐっすり眠る。否、ぐっすり眠るからカンが冴えるのである。脳の疲れをとるには、眠るのがいちばん良い方法だし、睡眠中に神経線維が伸び成長していく。それだけ、シナプスづくりの準備ができるわけだ。

のちほど詳しく述べるが、シナプスは連結部分であるとはいうものの、〇・〇二μ《ミクロン》の間隙がある。脳内の電気信号（インパルス）は、そのままでは飛び越えることができない。そこで活躍するのが、「電気信号伝達物質」である。セロトニンとよばれるこの物質は、睡眠中につくられる。深い眠りにつくほど、良質の伝達物質ができ、神経線維の回路に電気が流れやすくなる。

シナプスにおけるインパルスの伝達

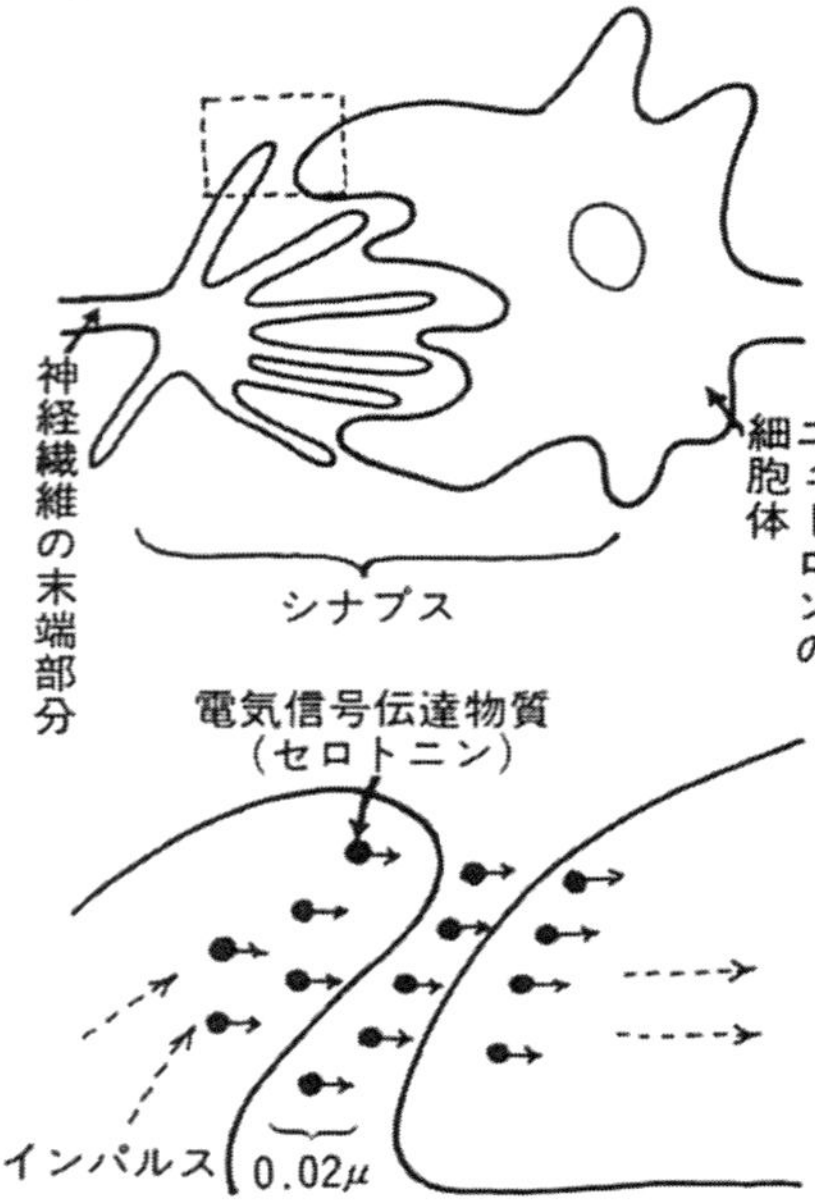

ニューロンの細胞体
神経繊維の末端部分
シナプス
電気信号伝達物質（セロトニン）
インパルス
0.02μ

つまり、ぐっすり眠る人ほど回路の電気抵抗が少なくなり、インパルスによるデータ伝達がスムーズになる。睡眠不足のときには、頭がボーッとして思考力や判断力など、さまざまな脳力が鈍ってくるが、これは、伝達物質が不足しているからである。カンを冴えさせるためには、充分な睡眠をとることがきわめて大切、ということがおわかりいただけたと思う。ちなみに、アインシュタンは〝長時間ぐっすり眠る男〟ということでも有名だった。ただし睡眠の質は、時間×深さ、できまる。

最近の研究によると、脳内のゴミが脳力を低下させることが判明している。脳内のゴミは脳のゴミとも呼ばれているが、脳が先天的かつ自然に合成させるゴミではなく、人間が一生のうちに犯した不摂生など不自然な原因があって後天的に作り、ため込んでしまったゴミである。それゆえに、本書では脳内のゴミと呼ぶ。脳内のゴミだから、ゴミ掃除が必要不可欠になる。ため込むと深刻な脳力不足を引き起こすのだ。記憶力の低下をはじめ、ネガティブに物事を決めつけようとする。その傾向のもとに、過去の経験にやたらとこだわったり、目の前にある現状を見てその場しのぎに考え方を傾注させる。その結果、次のステップを踏めない、対応が時宜にかなっていない、気分転換が苦手など、脳力の低下は深刻になる。カン脳力を鍛えるどころではなくなるのだ。

脳内のゴミは、運動不足と睡眠不足やストレス過剰、過度な喫煙などが原因して、脳内のタンパク質が変形して糸状のタンパク質を形成する。脳内の中でも海馬部分に寄り集まって、海馬に形成された記憶のネットワークに絡みついてブチブチと切断させるのだ。海馬の記憶庫に絡みつき正常な記憶力の首を締め上げてしまうという、きわめて厄介な脳内のゴミなのだ。適度な水分も脳の記憶力には必要である。運動や散歩でのどが渇いたときには、水分を補給しよう。脳の健康のためにも、がまんしないことだ。脳は脂肪と水分で脳の機能を保持しているからだ。

運動不足やストレスをそのまま放っておくと脳内のゴミは増え続けて、やがて大脳皮質にまで広がり、一生かけて作り上げた脳のネットワークを短期間にどんどん破壊し続ける。これによって、急速に記憶力が弱まる。思考力は落ちる。カンも鈍る。ストレスに強くなるためには、何か夢中になれるゲームをやってみるのも良い。

いきなり、ネガティブになるなと言われても、すぐにポジティブになれるものではない。パチンコが大好きなら、タバコ抜きでパチンコ台に向かうのも良い。仕事などで負けが続くようであれば、気分転換に旅に出るのも良い。大好きな事をやり続けていくと、脳内のゴミも寄り付かなくなる。脳内のネットワークをゴミに絡まれて死滅させてはならないのだ。

日頃から、記憶力を維持し続けるために、適度な散歩と十分な睡眠は本書でも指摘した通り、脳力の健康のために続けなければならない。認知症も脳内のゴミが原因とされているが、これは病気だから、脳力開発をテーマとしている本書の取り扱う分野ではないので、その傾向のある人は専門医に相談していただきたい。

食生活に目を向けると、パンの食べ過ぎは脳内のゴミを精製しやすい環境を作ってしまうのだ。スポーツ選手が、大事な試合の前にパン食を控えることが多い。パンを食べて試合に臨むと、いまひとつ気合が入らなくなると言う。それには理由があって、小麦粉に含まれているグルテンが脳の活動を弱めてしまうからだ。この事実は間違いない。パン以外にも小麦を使った食品は多くある。注意すべきは、小麦粉を使う食品を食べ過ぎてはならない、ということだ。パンやうどんを食べすぎると、バカになる。グルテンが多量に脳内に入り込まないよう、脳の壁を作ってやることだ。洋食文化の普及で、朝昼晩にパンを食べる。朝のサンドイッチ、昼のピザランチ、夜は居酒屋を巡ってラーメンで〆となると、グルテンはどんどん脳内に蓄積されてしまう。気づけば物忘れが激しくなって、思考力は鈍る。仕事や勉強の覇気も萎えて、集中力の欠如や気力減退となってしまう。始末に負えない脳環境が出来上がってしまうのだ。

私は、脳内のゴミは青魚に含まれている脂質の、ＤＨＡ（ドコサヘキサエン酸）やＥ

PA（エイコサペンタエン酸）などの不飽和脂肪酸の摂取により、脳内のゴミはかなり排出可能と考えている。

DHAやEPAは、脳細胞から派生した神経線維を保護しているグリア細胞を脳内のゴミから守り抜き、神経線維を流れていくインパルスの伝達をスムーズに行わせる。グリア細胞は先にも述べたが、脳細胞から伸び続けている神経線維の軸となりガードしている膠状の細胞で、電気信号であるインパルスが漏電して、電気信号に含まれた情報が抜けてしまわないように、脳の神経線維の保護材であり、漏電防止の役目を負っている。近年では、グリア細胞は神経線維の静的な保護材のみならず、シナプスの形成に動的にかかわる役割もあることが分かってきている。

これらDHAやEPAは記憶力や学習力を高める化学物質でもあり、アジやサンマ、ブリ、イワシに多く含まれている。昔の日本では下衆魚と呼ばれて人気はいまひとつであったが、脳の活性化にも優れている。この二つの不飽和脂肪酸は、うつ状態の改善にも効果的である事実は明白であり、ストレスなどで作られてしまいがちな脳内のゴミを寄せ付けず、また取り除く化学物質と位置付けても良い。加齢ゆえに認知症となるという論理は間違いで、症状は防げる。脳内のゴミ掃除に、これら青魚を食べるのがよい。

またポリフェノールも脳内のゴミを排除するのに補助的な役目を負う。ポリフェノールは光合成によってできる植物の色素や苦味の成分であり、体内の細胞の生成、活性化などを助ける働きを持つ。動脈硬化や脳梗塞を防ぐ抗酸化作用、ホルモン促進作用が向上すると考えられている。チョコレートやコーヒーにはポリフェノールが多く含まれ、摂取には手軽だから、日ごろから、これらを口にすると脳の栄養環境も改善され、脳内のゴミも合成されにくくなる。

現に、ポリフェノールには、抗ストレス効果がある。コーヒーを飲み、チョコレートを食べれば、ストレスもやわらぐ、と言うわけだ。赤ブドウにもポリフェノールは多く含有しているから、赤ワインを飲みながらＤＨＡやＥＰＡの多く含まれた魚料理を味わうのも、脳環境を改善させ、脳内のゴミ掃除にはよいことだ。

夢は〝脳力〟を減退させる

夢を見ているときには、眼球が動いている。睡眠中に、脳幹から発信されたインパルスは大脳を刺激し、大脳は、活動時に見た情景をもう一度見ようとする。大脳から命令を受けた眼球は、それに応えようとして動くわけである。このような睡眠状態を「レム睡眠」という。レム睡眠のときには血圧が上昇し、θ波の脳波が出ている。しかし、脈拍は睡眠中でもっとも少なくなる。つまり、夢を見ているときは、身体は眠っていても、脳の状態は覚醒しているときに近い、というわけだ。

よく夢を見る人は、眠りが浅く、脳が充分に休んでいない。このため、脳細胞の新陳

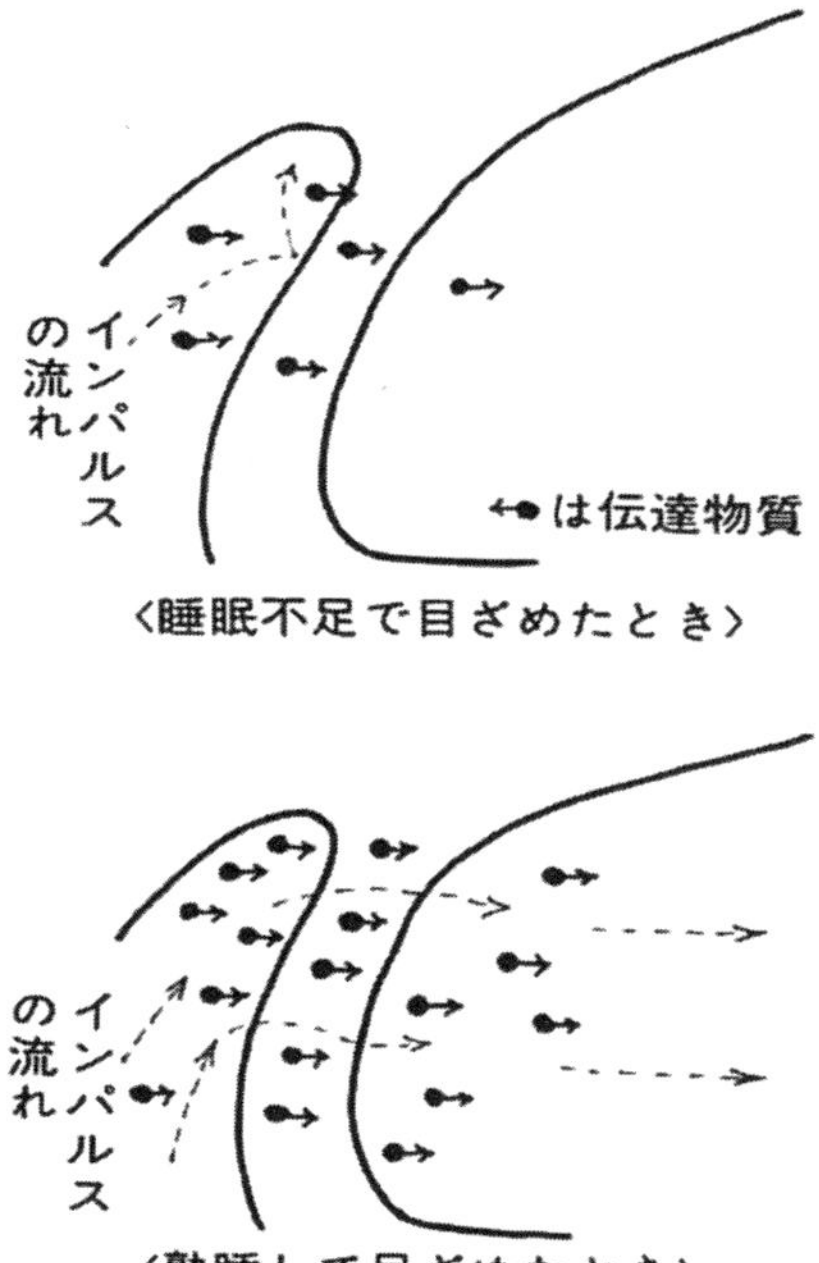

〈熟睡して目ざめたとき〉

代謝機能が低下し、脳に老廃物がたまり、酸素の供給がとどこおる。脳細胞と神経線維は酸素不足にきわめて敏感で、すぐにストレスを引き起こす。ストレスを持った脳細胞はナトリウムイオンNa^+を細胞内に引き入れる働きが弱化し、外界からの刺激が加えられても、インパルスを発生するだけの電位を上げられなくなる。神経線維も、インパルスの伝達を媒介するカリウムイオンK^+やカルシウムイオンCa^+などのプラスのイオンをシナプスに引き寄せなくなるため（第二章参照）、インパルスがよく流れない。K^+やCa^+は、いわば変圧器の役目をしているのである。このため、夢を見ることは睡眠不足と同じ状態を脳につくることになり、脳力を減退させ、カンを鈍らせてしまう。慢性的に夢を見る人は、まず直感力を引き出すパワーが不足する。さらに、夢を立て続けに見るということは左脳と右脳のバランスがとれていない証拠だから、カンの一周回路に電源が入りにくい脳の環境にある。そういうときには、カンのひらめきは、しばらく期待できそうもない。

脳のストレス解消には牛乳とワインがよい

夢を毎晩のようによく見て、〝熟睡感〟がないと訴える人は、相当の左脳人間か右脳人間である。つまり、左脳と右脳のバランスが崩れている証拠だから、補正をしなければならない。基本的には、生活態度から正す必要があるが、まず、第一歩として脳にたまっている老廃物を出し、ストレスを少しでも解消しなければならない。その方法として、牛乳とワインを飲むのがよいだろう。

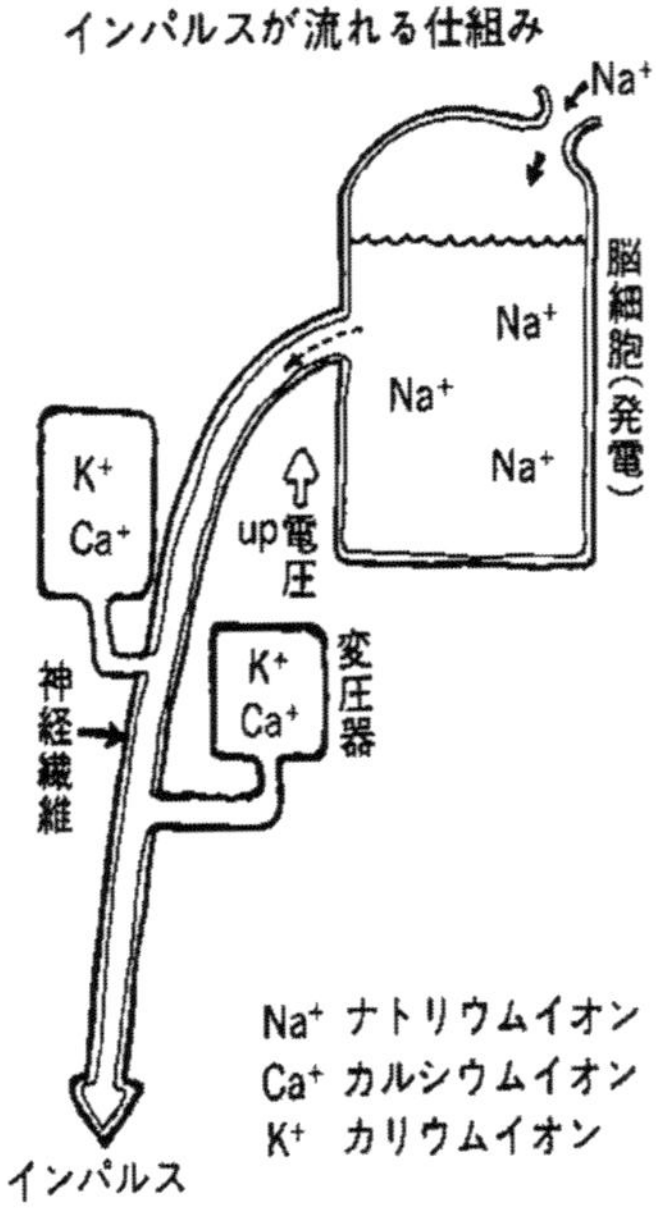

インパルスが流れる仕組み
Na^+
脳細胞（発電）
Na^+
Na^+
Na^+
K^+
Ca^+
up電圧
K^+
Ca^+
変圧器
神経繊維
インパルス
Na^+ ナトリウムイオン
Ca^+ カルシウムイオン
K^+ カリウムイオン

牛乳には、トリプトファンという化学物質が含まれており、この物質が脳に吸収されると、炭酸ガスを中心とした老廃物を外に追い出す作用がある。また、牛乳に含まれたカルシウムは体内でプラスイオンになり、インパルスの伝達を助ける。牛乳を飲む習慣をつけると、脳はストレスを受けにくくなる。

また、ワインには睡眠を誘発する酪酸が含まれている。酪酸には、脳幹の働きを一時的だがやや弱らせる働きがある。つまり、インパルスの発信が少なくなり、脳は眠りの態勢に入ろうとする。

さらにワインのアルコール分は他の酒類と同じく、左脳の大脳皮質を集中的に麻痺させるので、思考力や判断力が弱くなる。つまり、ワインを飲むと、脳は考えることをやめ、休眠状態に入ろうとするわけだ。とくに、酪酸の効果は絶大で、私たちをぐっすり眠らせる〝自然の睡眠薬〟である。食前酒として、よくワインを飲む。これは、酪酸による〝インパルス抑止効果〟でイライラを抑え、おいしく食事をするため、と言えるだろう。

日本酒はカンを鈍らせる

飲酒で注意したいことは、糖分の多い日本酒はカンを鈍らせる、ということである。のちほど、第六章の「砂糖のとりすぎがカンを鈍らせる」でも詳しく説明するが、脳に糖分が入りすぎると脳細胞が労働過剰になり、疲労する。ひらたく言えば、脳が一気に過食状態になる。胃の中に日本酒を流し込んでいるとき、胃がまだ大丈夫だ、とサインを出しても、脳はすでにギブアップ状態になる。

脳に糖分が入りすぎると脳細胞が労働過剰になり、疲労する。人体の全血液は、その二〇％が脳に集中しているため〝多すぎる糖分〟は脳細胞にかなりのインパクトを与えてしまう。床に入る前に日本酒を飲むのは控え、脳内のゴミを合成しにくくするためにも、ポリフェノールの多いワインを飲むべきである。寝酒のビール類も、トイレが近くなり睡眠不足になりやすいから、避けたほうがよいだろう。

そして、朝には牛乳という習慣をつければ、必ずぐっすり眠れるようになり、夢も見なくなるだろう。こうして、あなたはカン人間になるための第一歩を踏み出すにちがいない。カンを鋭くすることは、意外に簡単なのである。

ちなみに私は酒を飲まない。というより酒を飲まなくなった。タバコも四分の一世紀以上無縁である。夕日が沈むころ夜のネオンがチラチラして、ちょっとくらいと思ったりもしたが、自分の意思で止めた。体に悪い頭に良くないと分かっていても、酒・タバコをやめられない人は多い。長年の生活習慣が崇って禁断症状が出ているのかもしれない。しかし、止めることはできるのだ。それは自分意志力しかないのだ。いくら名医が説得しても自分で考えて決めるしかないのだ。これが意志力と言うものだ。

ちょっとくらい良いだろうと負けてしまえば、おそらく全部負けてしまう。カン脳力に頑固はダメといったが、意志力は決断だから、前に進む自分脳の脳力を鍛えていくのだ。ただし、絶対に酒タバコを止めない人生訓があって、止めることなど考えたことも

カンをよくするための牛乳とワインの飲み方

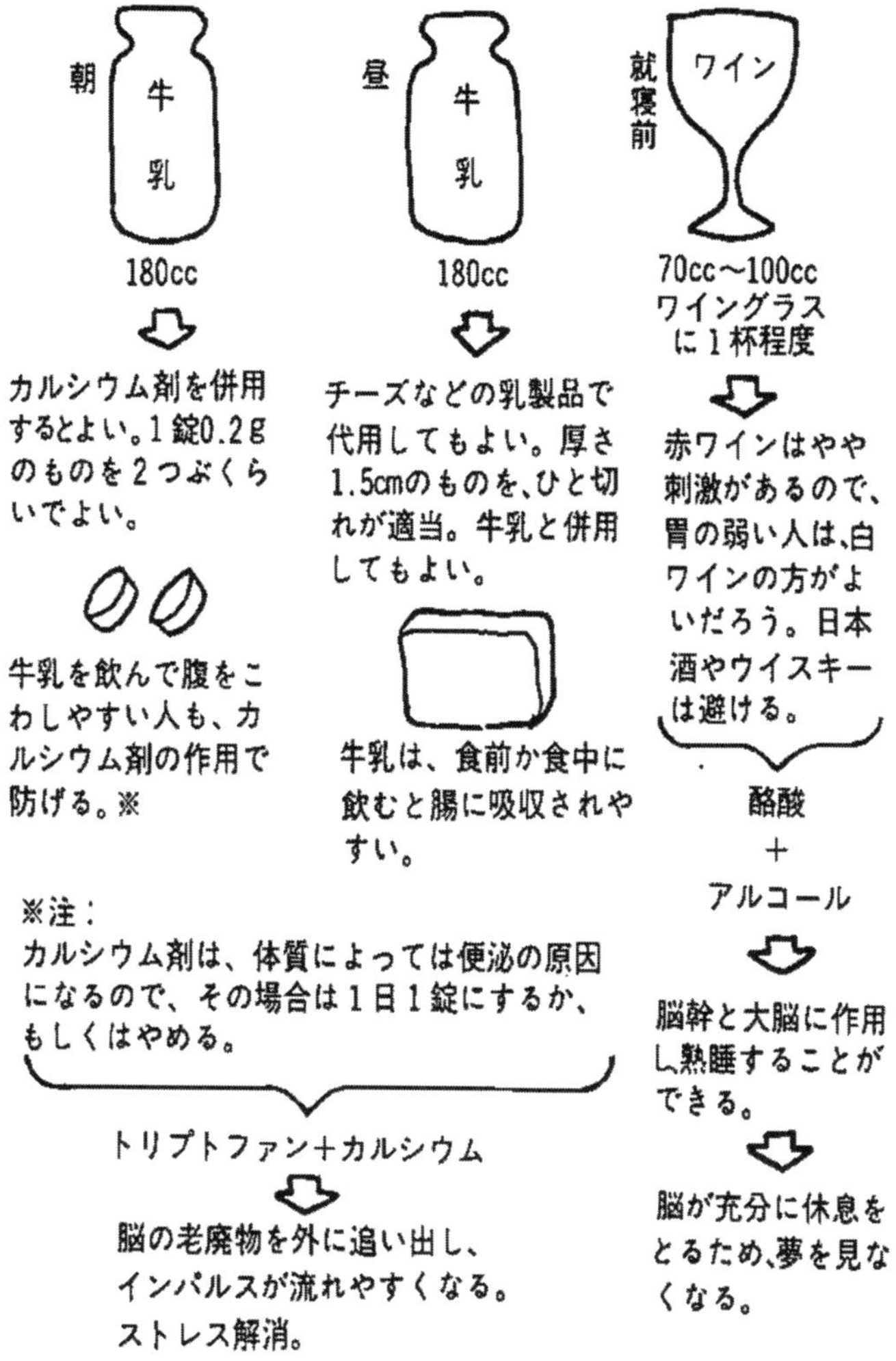
朝
牛乳
180cc
カルシウム剤を併用するとよい。１錠0.2gのものを２つぶくらいでよい。
牛乳を飲んで腹をこわしやすい人も、カルシウム剤の作用で防げる。※
昼
牛乳
180cc
チーズなどの乳製品で代用してもよい。厚さ1.5cmのものを、ひと切れが適当。牛乳と併用してもよい。
牛乳は、食前か食中に飲むと腸に吸収されやすい。
就寝前
ワイン
70cc～100cc
ワイングラスに１杯程度
赤ワインはやや刺激があるので、胃の弱い人は、白ワインの方がよいだろう。日本酒やウイスキーは避ける。
酪酸
＋
アルコール
脳幹と大脳に作用し、熟睡することができる。
脳が充分に休息をとるため、夢を見なくなる。
※注：
カルシウム剤は、体質によっては便泌の原因になるので、その場合は１日１錠にするか、もしくはやめる。
トリプトファン＋カルシウム
脳の老廃物を外に追い出し、インパルスが流れやすくなる。ストレス解消。

ないと言う人は、そのまま続けていけて人生を全うすればよい。そういう人たちも世間にはたくさんいる。あれだけ体に悪いと言われながら、長生きをしている人たちもいる。しかし、この本は脳力を鍛えていく指南書であるから、酒タバコ類はやめた方が良いとサジェスションしているだけである。そんなのどうでもよい人は、タバコすぱすぱ、日本酒でもビールでも、毎日たらふく飲んでラーメンでメて、人生を全うしてください。

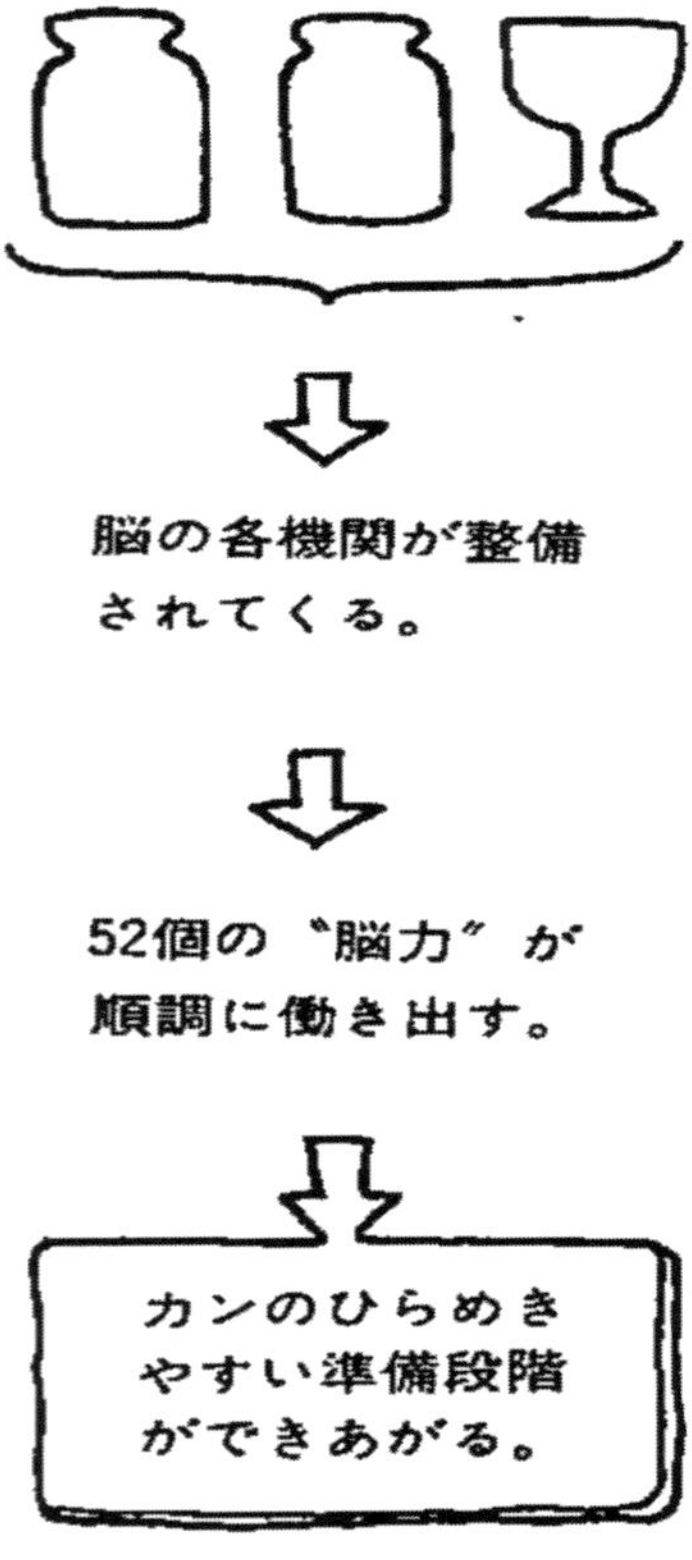
脳の各機関が整備
されてくる。
52個の〝脳力〟が
順調に働き出す。
カンのひらめき
やすい準備段階
ができあがる。

（注）トリプトファンは、脳の老廃物を追いだすだけでなく、電気信号伝達物質（セロトニン）の合成に不可欠なものである。

バッハの音楽が不眠症に効くわけ

バッハは、不眠症で悩むドレスデンの伯爵のために、「ゴールドベルグ変奏曲」を作曲した。ふつう、クラシック音楽は聴く者の脳波に変化を起こさせ、β波からα波に移行させ、イライラや不安感を解消させる効果がある。しかし、「ゴールドベルグ変奏曲」は、脳波を覚醒時のβ波から深い睡眠中のδ波に変えることができる。この曲には一種の催眠作用があり、脳波の変移にあわせながら、音の振幅を同調させている。曲の最初の部分ではα波に同調させた音づくりが行なわれ、脳波がβ波からα波に変わったところで、つぎにδ波を引き出す音づくりが試みられている。

つまり、「ゴールドベルグ変奏曲」は、脳波の振幅にあわせて音を同調させているから、〝眠くなる〟わけである。音にはすべて波長と振幅があり、脳波と同調させることができる。いわゆる〝共鳴現象〟を脳の中で引き起こさせると、音と脳波の波は、さらに大きなウェーブを描くようになり、精神が非常に落ちついてくる。耳から入ってきた音波が大脳で脳波と共鳴するように仕組まれた曲はクラシック音楽に多く、とくにバッハの曲は、その点で優れた効果を発揮している。物理学的にも、大脳生理学的にも、バッハの曲は科学的によく考えて創作された芸術と言えるだろう。

ドイツにある公立スポーツ病院では、手術前にバッハの「ミサ曲ロ短調」を聴かせている。これは効果抜群だそうで、まさに身を切る思いをする患者のストレスや不安感を鎮めるのに、麻酔以上のききめがある、と報告されている。この病院では、患者が手術室に入ると同時にヘッドホーンを通じて、約一〇分間、バッハを聴かせる。これまで全ての手術患者に効果をあげているそうである。脈拍や血圧は確実に安定し、手術前に眠ってしまった患者もいるそうだ。

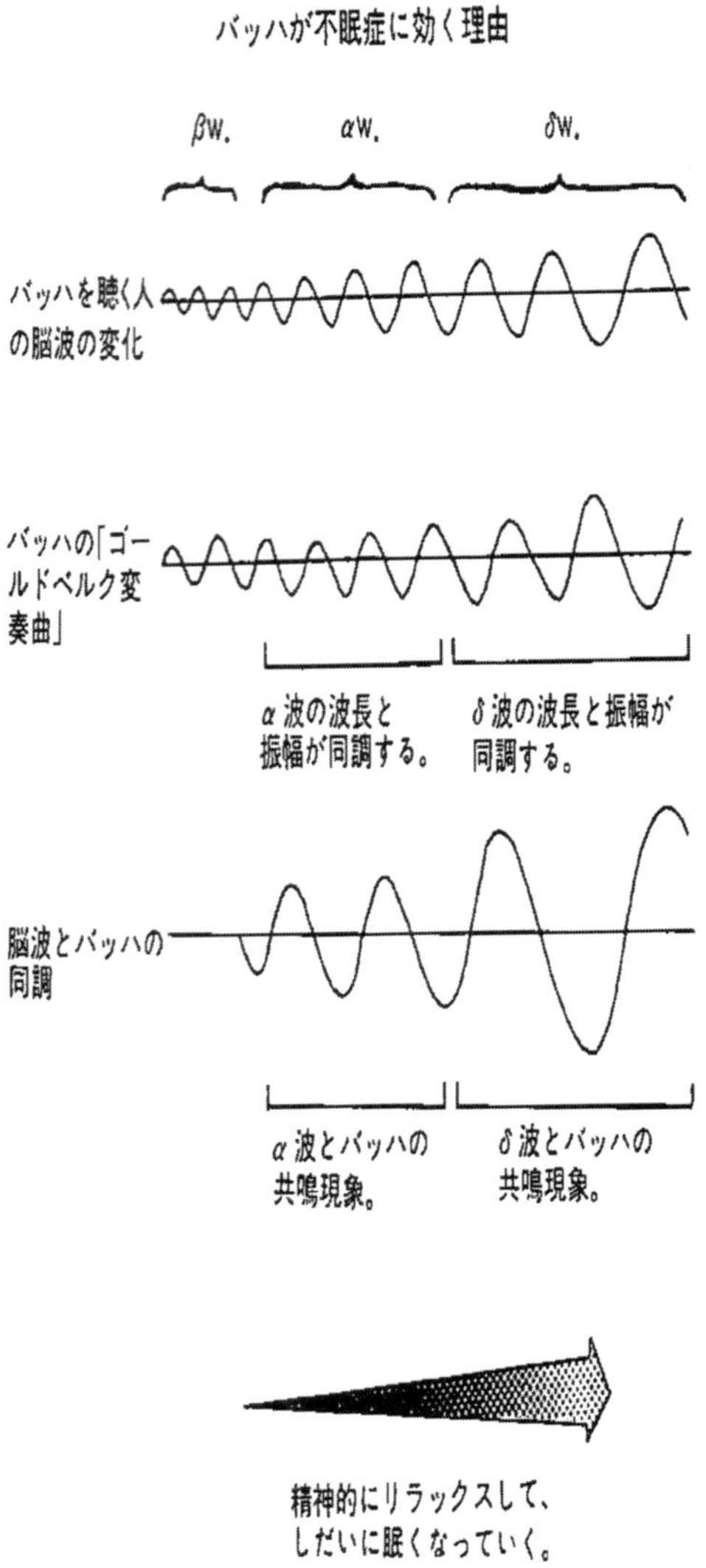
バッハが不眠症に効く理由
βw.
αw.
δw.
バッハを聴く人の脳波の変化
バッハの「ゴールドベルク変奏曲」
α波の波長と振幅が同調する。
δ波の波長と振幅が同調する。
脳波とバッハの同調
α波とバッハの共鳴現象。
δ波とバッハの共鳴現象。
精神的にリラックスして、しだいに眠くなっていく。

δ《デルタ》波は眠りの脳波、α《アルファ》波はリラックス脳波

精神的な刺激が強まると、脳波はβ波よりもさらに振幅が狭くなり、脳のネットワークを流れるインパルスが正常なコースを逸脱するようになる。脳幹はデータの処理に困り、脳下垂体の近くにある〝神経分泌細胞〟にインパルスを乱発する。神経分泌細胞にはホルモンを分泌する回路が組まれており、脳下垂体にＡＣＴＨ（adreno–cortico–tropic・hormone）という化学物質を出させる。この化学物質はさらに副腎皮質に作用するので、アドレナリンの一種であるコルチゾンという副腎皮質ホルモンが分泌される。これが血液中に流れて脳を興奮させ、イライラや不安感がはじまる、というシステムになっているのだ。

ところが、α波やδ波にはＡＣＴＨの分泌を抑止する効果があり、とくにδ波は優れている。バッハは、脳幹が神経分泌細胞にインパルスを乱発しないように、科学的見地から作曲した、と言えなくもない。「ゴールドベルグ変奏曲」を聴きながらワインを飲んで床に入れば、不眠症など、いっぺんになおってしまう。そして、朝起きて牛乳を飲み、昼にも一本飲むという生活習慣をつければ、脳はストレスを受けにくくなるから、脳の神経線維は良質のシナプスづくりに励み、カンの一周回路にインパルスが入りやすくなる。知的パワーは、脳がベスト・コンディションのときに湧き上がるものだ。不眠

症の頭脳からは、絶対に湧いてこない。

カンをひらめかすには、脳のコンディションを整え、精神状態をリラックスさせることが、もっとも重要である。

δ波は眠りの脳波だが、α波はリラックスの脳波である。精神を落ちつかせる手段として、よく坐禅が候補にあがる。坐禅とは、精神を集中させることによって〝無〟になり、心を安静させる独特の修行と言えるだろう。脳の活動部分を輪切りにして映像化できるPETスキャナーという装置を使って、坐禅を組んでいる禅僧の脳を輪切りにして見ると、前頭葉部分がとくに活動しているのがわかる。前頭葉という脳の機関（器官）は、人間だけに備わっており、集中力に関係している。私たちが瞑想状態に入ってくると、α波が前頭葉の方に出てくるので、集中力が高められるのである。

〝脳力〟とはカンの知的パワーである＝カンの働く公式

近年、メディテイションやイメージトレーニングによる〝能力開発〟がさかんだが、基本的に坐禅となんら変わりがない。たんなるα波を出すための手段にすぎない。ただ、α波が出て集中力が高められることが、すぐに脳力開発に結びつくと考えるのは早計で、大脳―海馬―脳幹の三つが鍛えられないと、絶対に脳力は開発されない。巷で言う能力開発は、脳力開発でなくてはならない。

イライラすることが多い現代社会で、精神をリラックスさせることは大切だが、坐禅も、脳力開発の準備段階にすぎないのである。α波を出すことだけが目的なら、部屋を薄暗くしてモーツァルトを聴けば、それで充分である。なにもカネを払ってまで、こういったメディテイションなどの講習を受ける必要はない。巷の能力開発は、カンのひらめきを鍛える脳力開発でなくてはならない。リラックスとかイメージトレーニングの粋を脱して、もっと高度な脳力を引き出すトレーニングをしなければならない。カンは総合的な知的パワーである。公式であらわせば、「カンの公式」図のようになる。

カンの公式

$$P = \sum_{i=1}^{n} p_i$$

$$= p_1 + p_2 + p_3 \cdots\cdots + p_{n-1} + p_n$$

$$= X + Y + Z$$

Ｐは総合的な知的パワー、つまりカン脳力からひらめくカンである。P_iは人間に備わった各脳力を意味している。Ｘは大脳にかかわる第Ⅰ分野の脳力、つまり論理的思考と非論理的感性の均衡、Ｙは海馬が関係している第Ⅱ分野の記憶の質的脳力、Ｚは脳幹がかかわっている第Ⅲ分野の情報処理脳力である。坐禅やイメージトレーニングなどは、P_1もしくはP_1＋P_2を鍛えるにすぎない。これでは脳力開発とは言えない。脳力開発は、

P_1からP_nまでトレーニングしなければならないのである。したがって、トレーニング法も単一ではなく、その人の脳力の不足を補いつつ、複数の手段を組み合わせて、XとYとZをバランスよく鍛えることが大変重要なのである。メディテイションは必要なことだが、私は、それだけでは強力な知的パワーを引き出せないと思っている。

〝悟り〟とは左脳と右脳のバランスのよさである

α波は、オーバー・ヒートぎみの頭脳に活を入れる脳波であり、集中力を促進し、前頭葉部分にプラスイオンを集める。このため、左脳と右脳の前頭葉がバランスよく電圧を上げ、カンの一周回路に電源が入ることが多い。坐禅での悟りは、左右の電圧が等しくなったときのヒラメキなのである。重症の左脳人間や右脳人間は、坐禅を組んで左脳と右脳の機能をバランスよく整えるべきだろう。私たちは、何かを悩み、考えようとするとき、両眼を手のひらで覆ったり、無意識のうちに目をつぶるが、この動作は脳にα波を出させてリラックスしようとする生理的な欲求とも言える。

α波により集中力が高まれば、前頭葉は脳のコンピューターである脳幹との連動を強めるため、脳幹は思考分析をさらに掘り下げ、もっとも必要とされるデータを海馬から引き出し、プログラムする。つまり集中力が高まれば、私たちの脳は事にあたって、有益な知恵を引き出そうと努力するのだ。さらに、一周回路にもインパルスが流れやすくなるから、生産的なカンがひらめくようになる。ただ、有益なデータが海馬にストックされていなければ、直感力はひらめいても、あまり利用価値のないカンになるだろう。日頃から、雑学的な知識といろいろな経験を海馬にストックさせておくことが必要なわけである。

生産的カンは大脳・海馬・脳幹のバランスから生まれる

集中力の高まりが、そのままカンのひらめきに結びつくわけではない。集中力はあっても、〝頭の堅い人〟はいるものだ。そんな人がいくら坐禅を組んで瞑想状態に入っても、生産的なカンはひらめかない。頭の柔らかさは、脳幹の情報処理のしかたによって決まる。固定観念にとらわれやすい脳幹は、いくら思考分析を掘り下げても、固定観念の中から必要なデータを選ぶだろう。私が最近の能力開発の効果を疑うのは、まさにこの点にある。

脳幹が固定観念にとらわれやすい場合は、その人の頭は回転がニブイと言えるし、固定観念など気にせずに、適切なデータを海馬から引き出して目的にフィットした処理のしかたができる場合は、頭が柔軟だから、メディテイションが効果を上げる。メディテイションによって、直感力のパワーはアップするだろうが、それを独創力や先見力といった生産的なカン脳力に結びつけるのは、海馬と脳幹の性能しだいだ。海馬はデータ・バンク、脳幹はコンピューターと言えるだろう。そして、大脳は情報回路のネットワークである。脳内のネットワーク網を日々形成し、インパルスの走る方向を決定し動かしている。これら三つの機関がバランスよくシンクロナイズするとき、カン脳力の機能は高まり、質の高い優れたカンがひらめくのである。

本項については、もう一度、第一章の「大脳・海馬・脳幹がカンをひらめかせる」の項を、参照していただきたい。

第4章 脳力全開にはこの散歩法がよい

散歩が頭脳をイキイキさせる

頭の良し悪しはニューロンの数では決まらない

ニューロンのエネルギー源は酸素と糖分である

三〇分以上の過激なランニングは脳に悪影響を与える

散歩のリズムは二秒で一歩がよい

口《くち》呼吸は脳を傷つける

「カンをよくする散歩」の公式

散歩が頭脳をイキイキさせる

古代ギリシャ時代、アリストテレスによって逍遙学派といわれる学問研究グループが作られた。これは、彼が散歩しながら弟子たちに講義したことからつけられた名称である。この学派の人たちは、このような講義方法が頭脳をもっとも生産的にする、と考えていた。歩いていると頭が冴え、講義の内容はよく理解できるし、イキイキした感じになる、というわけである。散歩が頭脳活動にきわめて有益なことはJ・ルソーも認めており、「考えごとは歩いているときがいちばん良い」と述べている。

ベートーベンは、部屋の中を歩きまわりながら作曲した。文豪のヘミングウェイやトルストイは、立ったままで文章を書いた。アインシュタインの相対性理論は、生まれ故郷の田舎道を散歩しているときにひらめいた。このように、歩きながら想を練り、独創的なカンをひらめかせた偉人や天才の話は枚挙にいとまがない。散歩や体を動かすことは、なぜカン脳力の働きを助けるのだろうか。このメカニズムを大脳生理学から考えてみよう。机の前に座って物事を考えると、机上の論理になる。発想力を高めようとする人は、そういった常識から外れて歩きながら考えてみよう。

アインシュタインに高度な学問を専門家から教授されていたわけではない。特別に大学の恩恵を受けていたわけでもない。物理学の常識を学んで相対性理論を独創したわけ

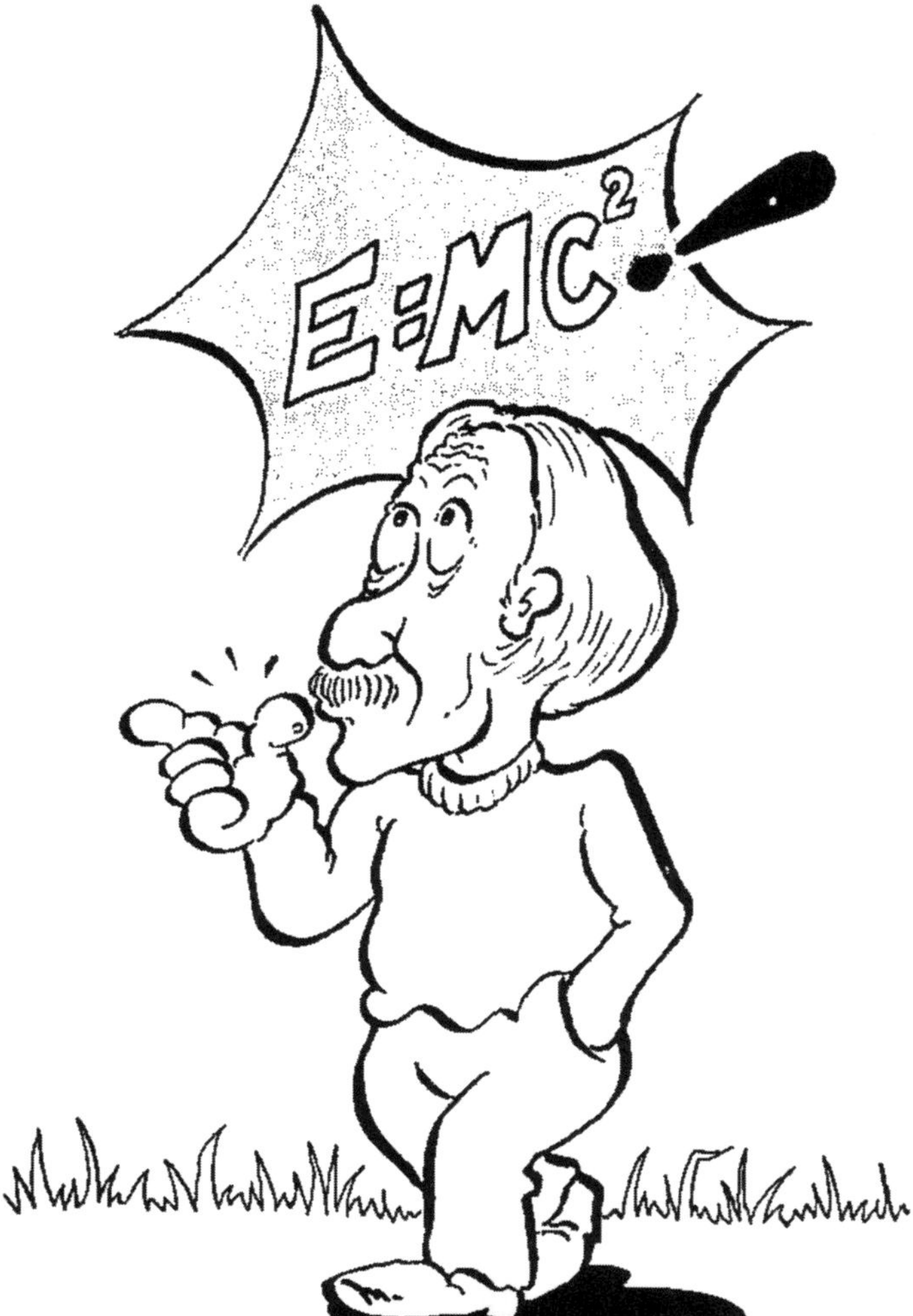

アインシュタインは散歩しながら相対性理論がひらめいた

でもない。特別な実験室を借りて実験結果をもとに理論を構築したわけでもない。自分で考え抜いて、自分の頭脳を研究室に使い、自分の頭脳の中で実験を行い、数学を文字に使いこなした。そして文字数学を物理学の言葉にした。アインシュタインの頭脳では、我々が日常使っている日本語や英語ではなく、文字数学が言語のように走り回っていた。文字数学でアインシュタイン自身は問い掛け、自分の頭脳と会話を交わしていた。相対性理論では、こうなれば結果は間違いなくこのようになる、と因果関係を見抜いたのである。アインシュタインは独学なのだ。その頭脳環境に散歩は快い刺激を与えた。ちなみにアインシュタインの苦手な分野は、国語や歴史であった。

人間の脳は、生まれたときには三七〇グラムほどの重さだが、大人になると約一四〇〇グラム前後である。体重との比較では、大人の場合、全体重の二・二%が脳の重さになるが、全血液の二〇%がそこに集まっている。このアンバランスは、脳が他の身体部分より激しく労働していることを意味している。夜になると眠くなるのは、脳のバイオリズムからくるもので、睡眠と覚醒を二四時間の中で繰り返すことにより、脳は健康でいられる。

人間の心が健康なときは、脳も健康である。脳は全身をつかさどる管制塔であり、またその中に私たちの人生を決定づける全ての回路が組みこまれている。もし、現代のコンピューター技術で、人間ひとりの、脳のネットワークを作るとすれば、東京霞ヶ関の官庁街にあるビルをすべて合わせて、ひとつにするほどの容積が必要と言われる。それだけのものが、人間の脳に仕組まれているのだ。

頭の良し悪しはニューロンの数では決まらない

人間は、約一三六億五三〇〇万個の脳細胞（ニューロン）をワンセット持って生まれてくる。その脳細胞は生まれ落ちたときから激しい勢いで神経線維を伸ばし、非常に複雑なネットワークを作っていく。そして、一個の脳細胞は数千から六万個にも及ぶシナプスを連結し、情報伝達の回路網を編んでいく。頭の良し悪しは、脳細胞の数ではない。脳細胞から伸びていく神経線維のネットワークがどう組み立てられているかによって決まるものだ。

運動は、脳の活性化に効いていることがわかっている。薬物の投与と同じような働きが運動にはある。脳は、人間の運動により脳の活性化に必要な環境を作ってしまうのだ。それは脳細胞から伸びていくネットワークの構築が活発化になることを意味している。将来、人工的に脳細胞を筋肉細胞と同じように細胞分裂させて、脳細胞の数を脳内に増やすことは可能になる。しかし脳力は脳細胞の数で鍛えられるのではない。脳細胞から伸びていく神経線維を他の神経線維とシナプスで、どう結び合わせていくかが、脳力の良し悪しになる。脳細胞の数が増えたとか減ったとかを思案するのは、脳の死活問題のようにも捉えられてしまうが、減った脳細胞は人工的に増やすことも可能になった時代である。脳細胞から抜き出ていく神経線維が、どのような織機でニューロンの美学を指し示してくれるか。これこそが、脳の活性化に必要なのだ。

運動は、脳細胞から眼を出す神経線維を活性化させてくれる。高齢化にともなう認知症の予防や改善にも効果的である。脳が運動により、脳内に薬物投与したのと同じ効果を表現して、脳内の環境を改善してくれるのだ。運動は脳内薬物を創り出す効果がある。運動と脳の活性化をうまく共存させる。人生をうまく生きていくコツである。運動と一口に言っても、さまざまである。簡単にできることは、歩くことだ。散歩をはじめ、速足ウォーキング、ジョギング、ランニングなどいろいろと選択肢はある。ゲームを基盤に動き回るサッカーとか野球、武道などもある。運動の何を選択するかは、運動をする人の自由であるが、脳力の活性化には、散歩が一番である。速足ウォーキングも良い。年齢や体力で決めればよい。

ただし、脳の中が酸欠状態になりやすく、継続的に酸素不足になるような過激な運動は、脳の活性化には害悪であり、本書ではタブーとしている。

先にも述べたが、万能細胞とも言われるｉＰＳ細胞でも、脳に張り巡らされるネットワークは作れない。脳細胞のワンセットから広がっていく神経線維のネットワークを、どう緻密で良質にしていくかは、環境やトレーニングで鍛えていくしかないのだ。脳力を鍛えていくとき、オンリーワンの自分脳で勝負する宿命が、誰にもある。ｉＰＳ細胞は必ずしも万能ではないのだ。脳力は独創的にネットワークを編み、広がっていく。

　ニューロンは、そのほとんどが厚さ二・五ミリの大脳皮質に密集している。一立方ミリメートルの中になんと二四〇万個のニューロンがひしめいているわけだ。人間の体を作っている全細胞は、生まれたときには三兆個ほどだが、成人になるにつれて増加し、約六〇兆個にもなる。ところがニューロンだけは例外で、生まれたときのワンセットがすべてで、生涯のうちに減ってはいくが、一個も増えることはない。

　ニューロンは、人間が生まれた瞬間から減少しつづけ、成人では一日一〇万個、大ザケ飲みでは二〇万個も死滅していくことがわかっている。もう再生されないとなると、数の多さからして非常に損な気がするのも当然だ。しかも、五〇歳をすぎるとニューロンはしなび、神経回路もいたるところでブチブチ切れてくる。年をとってからは、太い神経回路はなんとか残っても、それから派生していった、細くてしなやかな神経回路が消失しがちになってくるから、ガンコになるわけだ。カンの一周回路も、なかなかスパークしにくくなってしまう。

　良質な神経線維のネットワークを、自分脳に張り巡らせておくことが、脳力開発には極めて重要なのである。

ニューロンのエネルギー源は酸素と糖分である

ニューロンが機能するために必要なエネルギー源は糖分である。ニューロンが糖分を消化するときには酸素が必要になってくる。しかし、脳の中には糖分の素になる炭水化物も酸素もほとんどたくわえられていない。したがって、それらは血液によって運ばれ、供給されてくる。とくに、脳は酸素不足にきわめて敏感で、脳への酸素供給をストップすると、ふつう六〜七秒で失神し、四〇〜一一〇秒で神経回路にインパルスが走らなくなって脳幹の働きが完全にストップする。そして五分後にはニューロンの急速な破壊が始まる。のちほど説明するが、大ザケ飲みにニューロン死滅が多いのは、ニューロンが過剰な糖分を消化しきれずに酸素不足を起こし、窒息死するためである。脳に必要な酸素の量は、心臓の五倍、筋肉の二〇倍にもなる。首を絞めれば、脳はすぐに酸欠状態になり、死んでしまうわけだ。

脳は酸素と糖分を使って活動し、老廃物を血液に流す。それは静脈系の血管を通じて体外へ出される。ところが、脳から出る血液の流れに何らかの障害があると、静脈の中に汚れがたまり、血液の流れがとどこおる。これは、動脈が脳に送りとどける酸素不足につながり、ニューロンの新陳代謝を阻害して脳全体の機能を弱めてしまう。血管をふさいでしまうコレステロールの付着や血管系の病気は、カンのひらめきを押さえてしま

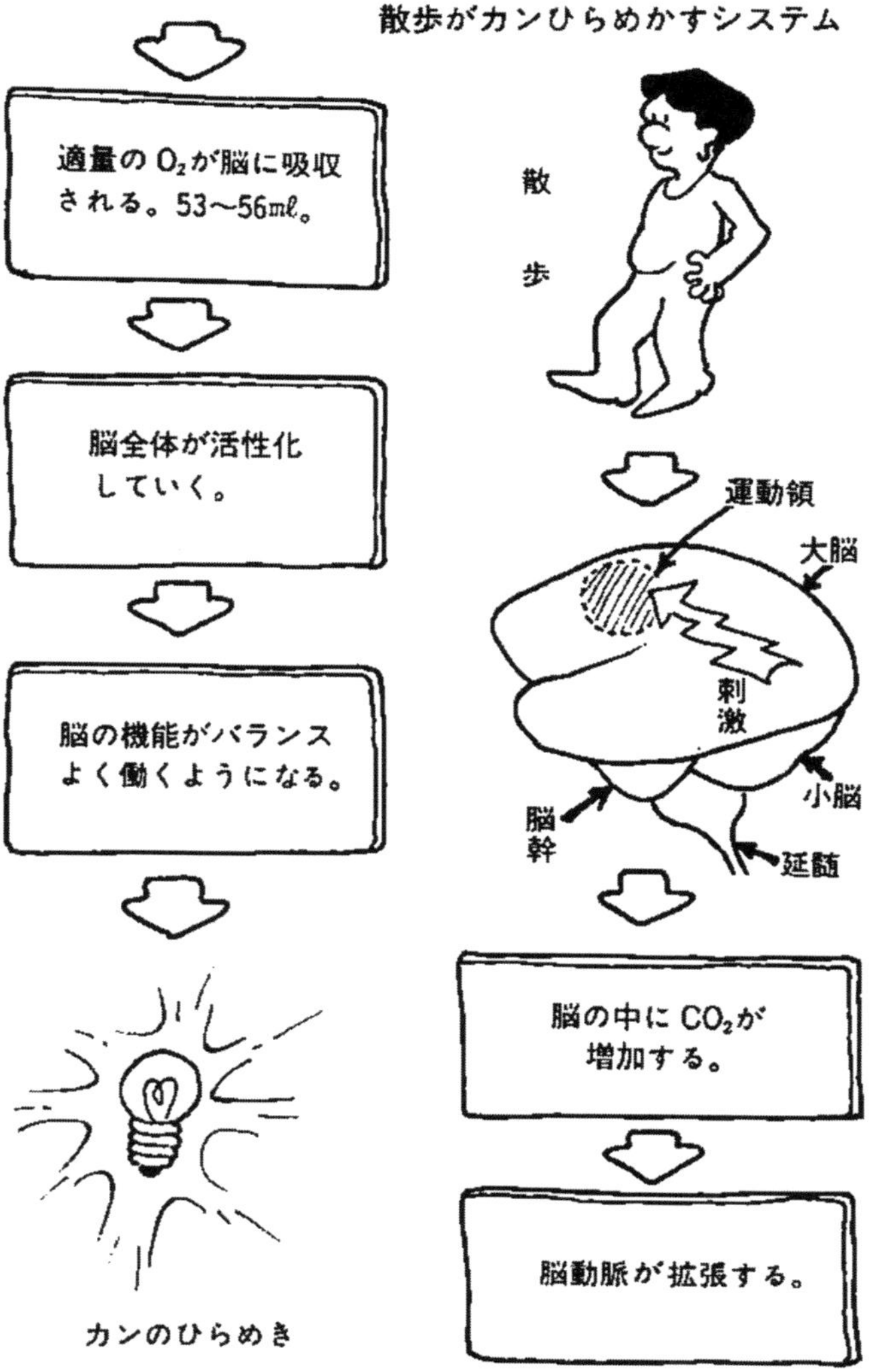
散歩がカンひらめかすシステム
散
歩
運動領
大脳
刺激
小脳
脳幹
延髄
脳の中に CO_2 が増加する。
脳動脈が拡張する。
適量の O_2 が脳に吸収される。53～56mℓ。
脳全体が活性化していく。
脳の機能がバランスよく働くようになる。
カンのひらめき

う、と言えるだろう。

散歩が頭脳活動に良いとされるのは、体をゆるやかに動かすことが脳に最適度の酸素量を供給するからである。歩いたり、軽い体操をすることは、大脳の運動領とよばれる部分を刺激し、まず、その部分のニューロンや神経線維の働きが活発になる。それにともなって酸素の消費量が増大し、老廃物とくに炭酸ガスが増えてくる。炭酸ガスが血液中で一定量を超えると血管を拡張させる作用があり、脳に流れ込む血液の量を増加させる。これにより、さらに多くの酸素が脳に供給されることになり、全ての脳機関に活が入る。

人間の脳には五二個の機能領域が確認されており、これらの働きで私たちの生活行動が支えられている。そのなかでも、運動領は刺激に対してもっとも敏感に反応する。散歩をすると、この部分の働きが即座に活発になり、連鎖反応として脳全体の機能も高められた状態になるので、考えごとをしたり、カンをひらめかすには良い状態になるわけだ。

三〇分以上の過激なランニングは脳に悪影響を与える

酸素は脳の活動に重要な存在だが、量が多ければよいというものではない。最適度の酸素量を超えて増えると、脳の活動は逆に低下する。酸素を吸い込む圧力が強すぎると血液中の酸素量が飽和状態になり、さらに増えつづけると脳動脈が収縮することが、実験などで確かめられている。このような状態がしばらくつづくと、血中酸素は満タンなのに、脳は酸素不足を訴えるという奇妙な〝症状〟があらわれるのである。深呼吸をして頭がフラリとしたり、激しいスポーツをして目まいを起こす人がいるが、これは〝酸素を吸いすぎたために生じた脳の酸欠状態〟が原因なのだ。脳に糖分が不足していることもある。歩き出す前には、飴など少々の甘いものを口にしてスタートするのもよい。ただし、腹いっぱいランチを食べてからの散歩は、すぐに脳が糖分過剰になりやすいから、控えたほうがよい。よほど腹ペコでなければ食べる前に、甘いもので脳に糖分を補給してから、散歩をする。その後にランチを食らう。脳力アップには、そのほうがおすすめである。

以上から、つぎのことが言える。散歩や軽い体操は脳活動を促進してカンをひらめかすには効果的だが、長時間の肉体労働や激しいスポーツは心身ともに疲れさせ、脳の働きを不活発にする。散歩は脳に適量の酸素を供給するための〝自動装置〟と言えるだろう。

以前より、ランニングが脳の働きを活発にする、という説がある。しかし、私はこれを信じない。神経生理学者の久保田さんによるランナーズ・ハイの考え方がそれだ。ランナーズ・ハイとは、ジョギング程度のスピードで走り出してから三〇分ほどたったとき、突然襲ってくる陶酔状態のことを言う。この陶酔状態が坐禅の瞑想状態と同じものではないかと考え、頭脳鍛練法にはランナーズ・ハイがよいとする。ところが、三〇分間も走ったら脳は確実に酸欠状態を引き起こす。〝陶酔状態〟とは、酸欠からくるめまいにすぎないのであって、α波によるものではない。酸欠が脳の活動を低下させることは明らかなことだ。

ランニングをすると酸素を吸い込む圧力が高くなり、血中酸素量が適量をオーバーして脳動脈が収縮し、脳が酸欠状態になるわけだ。オリンピックに出るようなランナーは別としても、ふつうの人なら必ずこのような生理現象があらわれてくる。ランナーズ・ハイで頭の働きをよくしようなど、とても無理な話と言わなければならない。ランニングをしながら考えれば、車とぶつかってしまうのが関の山だ。

二〇歳から四五歳の健康な人が安静にしている状態では、一〇〇グラムの脳の中を一分間に平均五四ミリリットルの血液が流れる。これにともない、約三・三ミリリットルの酸素が脳に供給される。したがって、一四〇〇グラムの脳全体では、四六ミリリットル前後の酸素が一分間に入ってくることになる。しかし、脳が高度な知的活動をするには、これより七〜一〇ミリリットルの酸素が必要になってくる。

脳の機能が高まれば、その分だけ酸素の供給が増えなければならない。その目的にかなうのが、散歩なのである。知的活動には、五三〜五六ミリリットルの酸素量が脳にとって最適ということができるだろう。アインシュタインが相対性理論をひらめかせたときには、約五六ミリリットルの酸素が脳に供給されていたはずである。カン脳力の機能が高まってくるのは、軽い体の動きがあったとき、散歩のときなどに、ほぼ限定されている。

過度なスポーツや肉体労働をすると、心臓が脳に送り込む血圧を高めるため、酸素量が適量を超え、脳動脈が収縮する。場合によっては、血管がけいれんしてしまうこともある。脳には、正常な活動を阻害するような異常が発生すると、それに対する制御システムが作動するようになっている。つまり、脳の中の毛細血管が閉じてしまい、ニューロンや神経線維に酸素を供給しなくなる。

酸素不足に敏感な脳はすぐ呼吸困難に陥り、機能を停止してしまうので、思考力が減退するわけである。ランナーズ・ハイの頭脳鍛練法が誤っていることは、これで明らかであろう。

散歩のリズムは二秒で一歩がよい

長時間の緊張した頭脳労働をしていると、しだいにカンが鈍ってくる。まず、頭脳労働をしているときの姿勢が問題である。机に向かい、背を丸めている状態は心臓を圧迫するので、呼吸の力を弱め、脳への酸素供給を減少させる。体が安静にしているときの酸素量四六ミリリットルを下まわってくるわけである。つまり頭脳はオーバー・ワークぎみなのに、必要とされる酸素や栄養分が供給されない。

この状態が長く続くと、脳全体が酸素不足となり、大脳―海馬―脳幹の連携プレーがパワー不足のために作動しなくなる。頭脳労働は主として左脳で行なわれるため、左脳と右脳の機能バランスが崩れてくる。脳全体が弱っているうえに、大脳の左右がアンバランスであれば、絶対に直感力は引き出せない。一周回路にインパルスが流れるだけの電位がないからだ。

このような状態を脱出させるのが散歩である。散歩にも次のような工夫をすると、なお良い。足をゆっくり動かすリズムは、右脳にここちよい刺激を与えて、右脳の機能を活性化させる。やや遅いと思うかもしれないが、歩速としては、一分間に約一二メートル進む程度がよいだろう。脳力アップの環境づくりに、散歩のリズムは二秒に一歩である。ここで言う一歩とは、基軸足を前に進ませて着地させ、片方の足を前に進ませ、基軸足が離れるまでの動きを言う。右足を動かして着地させてから左足を動かし着地したところで、右足の基軸足が地面を離れるまでの動きを言う。たやすく言えば、右足を軸に左足が前に進んで着地するまでの動きを一歩としている。

二秒に一歩のリズムを繰り返し、直線コースを行ったり来たりする。ただ前進するのではなく、思考を転換させるために、ターンを行なうことを忘れてはならない。体の動きの変化は、思考を変化させて固定観念を排除するのに役立つ。眼は足先二メートルくらいのところを見るようにする。このくらいの角度に首を傾けるのが、血液の流れをもっともスムーズにする。そして腕組みは避け、手を後ろにまわして組むか、ポケットや腰にあてる。これによって、心臓への圧迫をなくす。

カンをよくする散歩の方法

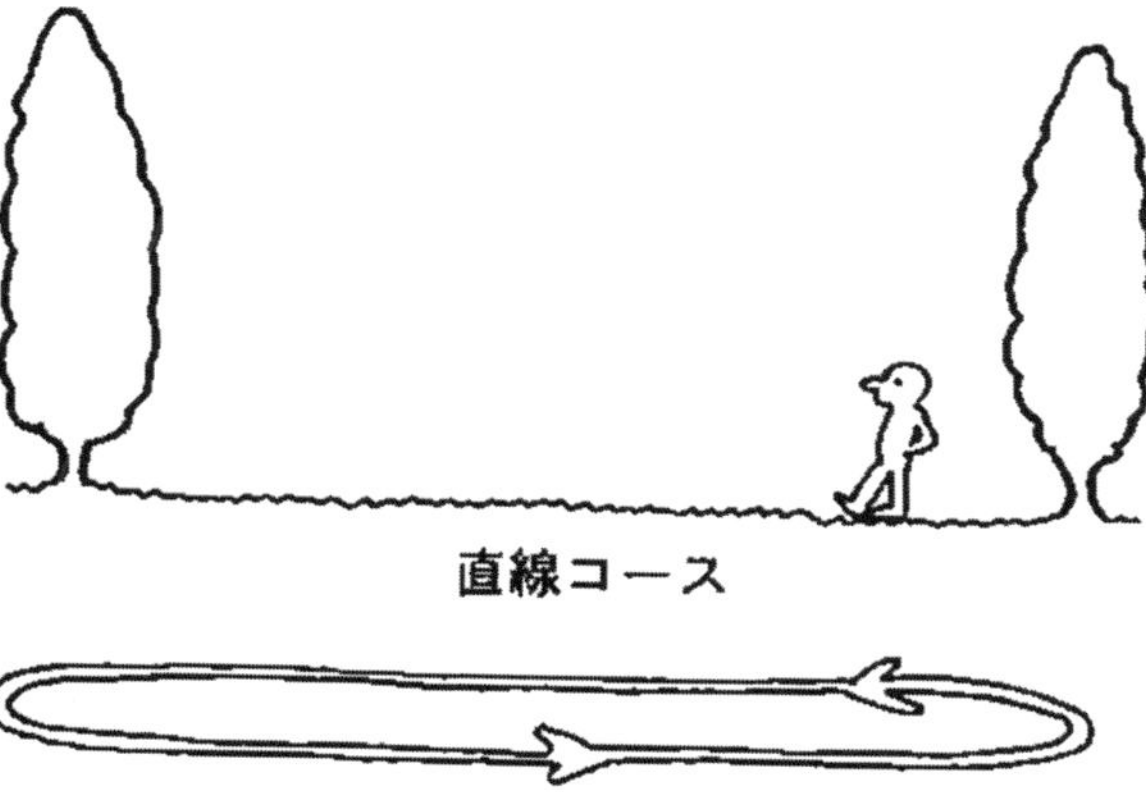

（注）直線コースは、なるべくフラットな地形の静かな公園や田舎道がよい。距離は自由だが、固定観念の粘着を避けるために、50～70メートルほど進んだらターンをするのがよいだろう。クツはヒールのないズックがよい。地面を踏む感触がそのまま伝わる方が、脳に良い刺激を与えて疲れない。手の指は、ときどき動かすと、大脳の機能を高める。左脳人間のタイプと思われる人は右の指を、右脳人間のタイプと思われる人は左の指を動かすとよい。こうすることにより、左脳と右脳のバランスがとれやすくなる。神経は延髄で交差しているから、右の指の動きは左脳を鍛える。散歩では、指の運動を習慣づけるのがよい。

私は、この方法による散歩こそ、頭脳活動をもっとも高める、と考えている。ぜひ実行していただきたい。坐禅やメディテイションは、集中力をつけるには役立つが、生産的なカンを引き出すには不足である。集中力にかかわる前頭葉の機能は、カンをひらめかすための補助的な存在にすぎない。

一周回路にインパルスが流れ、脳がカンの知的パワーを生み出すには、脳の一部ではなく全体の機能が高められなければならない。散歩は脳全体をパワー・アップするのに、最適なトレーニング方法なのである。

これらの散歩法は体格や個人差により変化させてもよいが、二秒に一歩を基準に三秒に二歩や、一・五秒に一歩でもよい。二秒に一歩は、年齢基準とすれば、四五歳前後、身長は一七〇センチ前後を想定している。もし、あなたが三〇歳くらいであれば、また身長が高い人であれば、三秒で二歩でもよいだろう。二秒に一歩といって、きっかり、その通りにするというわけでもない。自分で調整して、ゆっくり散歩のペースを保たればよい。そして行ったり来たりする。散歩コースは右回りでも左回りでも、自分のペースで決めてよい。

ターンを繰り返していくことは、必ず行ってほしい。ターンをしたとき、私の経験でも、ハッと気づく、ひらめきのチャンスが訪れやすい。そのチャンスに巡り合ったら、メモをすることをわすれない。そのためにメモ帳なり携帯電話のメモ機能に記入しておくことが大事である。あとでいいや、はチャンスもたちさってしまう。そういう散歩発

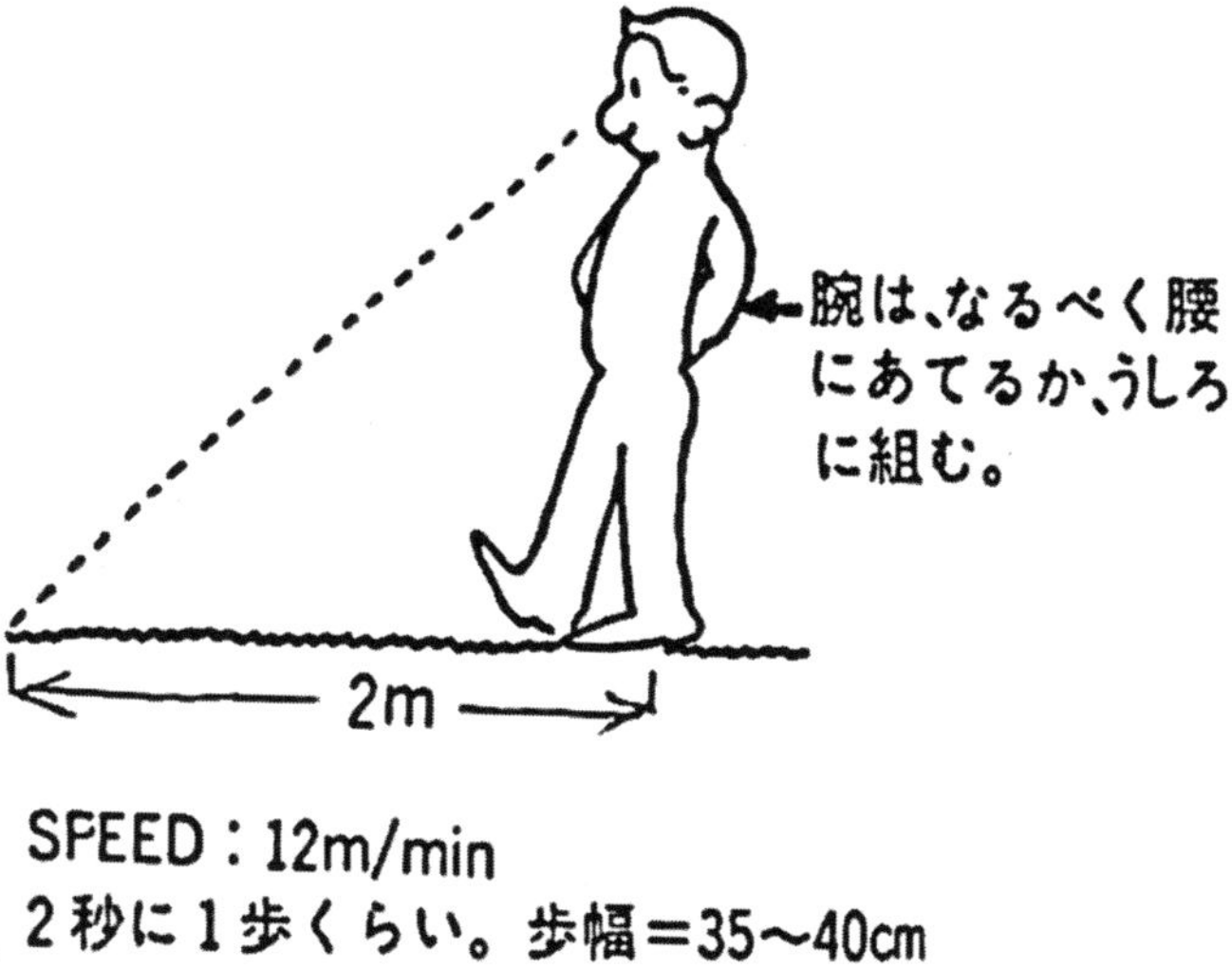
腕は、なるべく腰にあてるか、うしろに組む。
2m
SPEED：12m/min
2秒に1歩くらい。歩幅＝35〜40cm

想のこころがけも必要である。

口《くち》呼吸は脳を傷つける

散歩と関連して、呼吸法がある。呼吸は鼻でする。ごくあたりまえのことだが、口呼吸は脳を傷つける原因になることを知っていただきたいのである。鼻に何らかの病気や故障があって、口呼吸になると、体の活力が全般的に落ちて、知恵や心理面の発達などが著しく低下してくる。口にしまりのない顔は、人相学的にもよくないとされるが、大脳生理学的にもよくないのである。

鼻による呼吸は、鼻腔内を通る空気のリズミカルな振動を脳組織や脳膜などに伝え、その結果、脳の血液循環を非常によくしている。つまり、鼻呼吸は脳の新陳代謝と深い関係がある。老廃物を外に追い出し、酸素や栄養分を送り込むのを助けているわけだ。カゼなどで鼻がスッキリしないと頭も冴えないのは、脳の血液循環がうまくいっていないからである。空気が鼻を通るか通らないかは、脳の健康にとって、かなり重要なのだ。鼻腔は空気の通り口だけではないのだ。

鼻づまりが恒常的になると、脳の神経線維も成長がストップしてネットワークづくりが遅れるから、心理面や知力の低下が目立つようになる。インパルスの流れも制限され、乱れてくる。鼻づまりは、カンのひらめきを阻害する、と言えるだろう。一般に鼻《び》中隔《ちゅうかく》は多少なり湾曲しているが、鼻中隔が大きく湾曲しすぎていると、鼻づまりが恒常的になりやすいので、注意が必要である。鼻中隔とは鼻腔の内部を左右に仕切る壁である。

私たちが鼻で呼吸するときには、吸いこまれる空気が鼻腔内の粘液で殺菌されるシステムになっている。I・A・ロポトコというソ連の学者は、何匹かのウサギの鼻に薄いゴム管をつめ、ふつうのウサギとともに、通常の空気よりも細菌の多い部屋で飼育してみた。しばらくすると、ゴム管をつめられたウサギの健康状態が激変し、行動は鈍くなり、なかには死ぬものもいたそうである。

すべての哺乳動物は鼻で殺菌された空気を体内に入れている。人間とて例外ではない。口呼吸により殺菌されていない空気が体内に入ると、細菌が血液中に流れ、全血液の二〇%を集める脳を傷つける確率が高くなる。脳細胞だけが特別に強い免疫を持っているわけではない。さらに、口呼吸は血液中に白血球を増えさせる。

鼻による呼吸をやめると、血流が遅くなるので、リンパ液の流れも遅くなり、その濃度が高まるために血液中の白血球も増えてくるのである。白血球の増加は、体を衰弱させる原因になる。このように、口呼吸は脳の知的活動と身体の健康にかなりの悪影響を与える。

散歩では、呼気も吸気も鼻で行なうようにする。ヨガや坐禅では、鼻で吸気を行ない、口で呼気を行なうこともあるようだが、鼻呼吸によるバイブレーションが脳に与えるメリットを考えれば、呼気も吸気も鼻で行なうべきである。そして、頭脳活動を活発にするには、呼吸に一定のリズムがあった方がよい。リズム呼吸は、神経の興奮を静める効果がある。

鼻呼吸による規則的なバイブレーションが、緊張で部分的にうっ血した血液の循環を改善し、脳静脈系にたまった老廃物を追い出すので、ストレスが解消されてくる。散歩は、脳にもっとも望ましいリズム呼吸を可能にする。

脳の機能を高める呼吸は、速度のはやいものや、深呼吸はよくない。なぜなら、すでに注意したように、これらは脳に〝酸素過剰による酸欠症状〟を引き起こし、目まいや疲労などの原因になる。私が提唱している「カンをよくする散歩」の速度と規則性は、最適のリズム呼吸を自然に生み出すことができる。

つまり、前述のように一分間に一二メートル程度の歩速では、空気を吸い込む圧力を適度に調整できるようになる。二秒に一歩または個人差により三秒に一歩の規則性は呼吸のリズムを歩数でとるようになる。知的活動には、五三〜五六ミリリットルの酸素量が脳にとって最適である。それを実現させる手段としての散歩を、毎日の生活習慣としたい。

二秒に一歩の場合、吸気に一歩〜一・五歩、呼気に一・五歩〜二歩のリズムが繰り返されるようになり、一分間では一二〜一五回のリズム呼吸が行なわれる。この呼吸回数は、安静時よりもやや多く、脳を活性化させる規則的なバイブレーションとしては最適である。

この散歩法を実行すれば、最適のリズム呼吸も可能になり、脳の機能を著しく高めることができる。散歩は、脳力の出力を促すための脳内の知的環境を整えてくれる。

「カンをよくする散歩」の公式

カンをよくする散歩の方法を、公式化すれば、およそ左上のようになる。

P_w は散歩をして得られる脳力の高まりをあらわし、As (t) は一秒間あたりの歩速が空気を吸い込む圧力、R (t/2) は鼻によるリズム呼吸の関数。α線は脳力係数で、現

カンをよくする散歩の公式

$$Pw=\alpha \cdot As(t) \cdot R\left(\frac{t}{2}\right)$$

在の脳力の程度を意味している。したがって、αの数値が高ければそれだけクリエイティブなカンがひらめく計算になる。

「カンをよくする散歩」は、脳全体の機能を高め、大脳―海馬―脳幹の一周回路にインパルスが流れやすいように設計されたものである。これを実行すれば、メディテイションなどと比較にならないほど、すばらしいカンのひらめきを期待できる。身体の微妙な動きは、脳を軽やかに刺激する。その刺激はデリケートでありながら、カン脳力をスパークさせるのに、適切な脳内スイッチとなりうる。

脳力開発は脳全体を鍛えることから行なわれなくてはならない。「カンをよくする散歩」は、これに応えうる実戦的トレーニングであり、私の主張する脳力開発にかなうものである。なおかつ、カン脳力を鍛えていくことは、問題解決脳力を鍛えていくことになる。凡人には見えぬ先を読み、まだ見えぬ事象に対策を立てていくことは、ビジネスそして人生において、またリーダーシップを発揮していくうえで、カン脳力人間になっていくことは極めて重要なのである。

吉田松陰は松下村塾に集った若者たちの才知を、彼らの言動や性質から一瞬にして見抜き、君は政治家になるだろう、君には算術の才能がある、画家の才能がある、君は久坂玄瑞を見習い自分を磨けば世に問える人物になる、などと塾生が秘めた才能の芽を引き出していった。そして、彼らは世に問うリーダーに育っていった。吉田松陰はリーダーたちを育て上げたリーダーなのである。私の著書「リーダーたちを育てたリーダー」にも詳しく書かれてある。人物は多様だが、それぞれの個性が育っていく先を読んでいけると、その人物も啓蒙されて自覚が生まれ、その道のリーダーに育っていくものだ。まさに、吉田松陰のもとに集った幕末の歴史は、カン脳力によって花開いた。

松下村塾の塾生たちは幕末の日本がかかえていた難問を見事に解決して、新しい日本を創作していったのだ。塾生たちの問題解決脳力が、リーダーたちのリーダーたる吉田松陰によって鍛えられていったのである。

今の問題に取り組み結果を出して解決していくことは必要であっても、それは大学入試の解答と変わらない。カン脳力人間は、今の問題を見て、先に生ずる問題を洞察して、一瞬のうちに適切な対策を打ち出していくカン脳力に長けた人間なのである。

第5章　コンブを食べると頭の質がよくなる

カルシウムが不足すると記憶力が退化する
記憶の決め手は〝空白の遺伝子〟
カルシウムイオンが不足すると記憶のデータが漏電する
記憶の引き出しにはカルシウムイオンが必要
記憶力を高めるのにどれくらいのカルシウムを摂取したらよいか
カルシウムにもいろいろな種類がある

カルシウムが不足すると記憶力が退化する

カルシウムが不足しすぎると、記憶力が確実に退化する。つまり、海馬の機能が弱くなってくる。DNA（デオキシリボ核酸）とRNA（リボ核酸）は、カルシウムイオンの働きを借りて、遺伝子の情報を伝達するからだ。先にも述べたように、DNAとRNAは記憶にかかわる遺伝子が組み込まれた物質であり、海馬はこれらの働きによって機能している。

脳の中を浮遊するカルシウムイオンは、ニューロン（脳細胞）の一部を構成するミトコンドリアという小さな胞体によって、その量が調節されている。カルシウムイオンが不足したときには、ミトコンドリアは貯蔵していたカルシウムイオンを放出し、過剰のときにはその胞体の中に集めてしまう。ミトコンドリアは、脳の中のカルシウムイオンを調節しているわけだ。ナトリウムイオンや塩素イオンなどには、その調節を行なってくれるところがない。

カルシウムイオンだけが〝特別扱い〟されているということは、それだけ脳にとって重要な存在であることを物語っている。

カルシウムイオンには、インパルスの伝達を助ける作用もあり、これが不足すると、シナプスにおける伝達物質が効果的に働かなくなる。カルシウムは骨格も作っていくし、その活躍する場が幅広いため、体内ではいつも不足ぎみの状態である。そのため、ミトコンドリアが貯蔵するカルシウムイオンは底をつきがちだ。もし、ミトコンドリアからカルシウムイオンが出つくしてしまえば、どうなるか。インパルスの伝達の補助はカリウムイオンがある程度まで代行するだろう。しかし、ＤＮＡとＲＮＡはカルシウムイオン不足の直撃を受けることになる。つまり、遺伝子の操作ができなくなるわけだ。

記憶の決め手は〝空白の遺伝子〟

ｉＰＳ細胞（Induced pluripotent stem cells＝人工多能性幹細胞）が日本人学者により作成された。「Oct3/4」・「Sox2」・「Klf4」・「c−Myc」と名づけられた、四つの遺伝子コードをセルに組み込み操作して、初期化された細胞を作り出せる。細胞の空白化である。その中に必要とされる遺伝子を、ベクターを使用して取り込み培養する。このメカニズムを利用すれば、さまざまな細胞を作り出せる。ニューロンと呼ばれる脳細胞に四つの塩基を縫合して、まだ動き方を知らない空白の遺伝子「Oct3/4」・「Sox2」・「Klf4」・「c−Myc」の四つには、応用の利く各種の情報が汲み入れられる。

こうして各種のｉＰＳ細胞が芽を出し、ネットワークを張りつめていくわけだ。脳にもｉＰＳ細胞は有効に働きかけるわけで、脳の機能的な病巣には極めて効果的に健全さを構築していくだろう。

iPS細胞は空白の遺伝子であるから、すでに述べたが脳力の向上を目的にしなびた脳細胞をとり出して埋め込んだとしても、ただそれだけで秀才になったりはしないのである。学習や環境からビビッドな情報を取り入れて、まずは個別回路を作り、他の個別回路と接合しながら、一周回路網を編み上げていくと、たぐいまれな秀才や天才も人類史上に誕生していくだろう。画期的なiPS細胞とは思うが、やはり発見されたばかりであって、遺伝子の改良も必要である。

iPS細胞の遺伝子コードのひとつであるc−Mycについては、ガン化の可能性があるとされているが、タンパク質を利用したり、残りの三つの遺伝子で、初期化する改良型のiPS細胞も開発された。通常、DNAをコピーしたRNAが増殖するのが普通だが、RNAからDNAを作り出すc−Mycには、あらかじめ、その遺伝子にRNAが入り込んでいる。そうすると、RNAからDNAを作り出し、様々なバリエーションのある遺伝子が増殖する可能性がある。このへんのカラクリが、ガン化の原因になっているのではないか、と思う。万能細胞のiPS細胞であるだけに、つぎに続く研究のステップが安全宣言にも寄与しなければならない。ガンに強いiPS細胞を創作しなければならない。薬学にも応用できるようになれば、夢のガン特効薬ができる筈だ。

いずれ不老長寿の人生も理論上、可能になるし、自分と同じ人間をiPS細胞により作り出せる。さらに人生で悩み続けてきた欠点を補正する遺伝子操作により、自分よりも優れた自分を創作できる。脳組織を改善できる。いわば不具合の細胞を同等の細胞として入れ替える。遺伝子もパーツになりうるのである。DNAを改良していけば、役立たずの悪玉DNAと交換して、善玉DNAを組み込んでいくこともできる。人間は神の手から離れて、脳力も自己も改造できることになる。ラセン状に並んだ鎖の帯に組み込まれている遺伝子の並び方を精査して、コードを改良していく。そういう現実の可能性がiPS細胞にはある。そして学習や環境、トレーニングにより、脳内に良質なネットワークを張り巡らせていくとき、カン脳力は冴えわたっていくだろう。

DNAもRNAも、基本的にはラセン状の鎖である。この鎖の中にコード化された遺伝子が組み込まれている。DNAは二本の鎖からできているが、その一本を複製してRNAをつくる。

つまり、DNAは自分と同じかたちのRNAを生産するわけだが、誕生したばかりのRNAには何のデータも組み込まれていない。型は親と同じだが、私がその存在を提唱する「空白の遺伝子（Blank gene）」なのである。こうして、RNAはDNAと同じコード（符号）を持つが、どのようなデータにそのコードを使うかは、RNA自身が決める。RNAは親のDNAに似ていても、より具体的で応用のきくデータを、席順が決まっていない〝空白の特別席〟にはめこむことができる。人間が自分の意志で記憶できるメカニズムはここにある。空白の遺伝子は初期化された四つの塩基を内包しているが、塩基配列情報を知らないRNAである。

大脳から送られてきたデータは、すべてＲＮＡの中にストックされ、ＲＮＡはしだいに安定した記憶の遺伝物質になっていく。記憶をため込んだＲＮＡは、ニューロンの中にあるリボソームという小粒子の中から指令を出す。

ＲＮＡの記憶コードを解読するのは、特殊な酵素だが、解読されたデータは電気的作用によってリボソームから外に出される。この電気的作用にかかわっているのがカルシウムイオンなのだ。つまり、インパルスの〝波のかたち〟をつくる。音波や電波が、その波のかたちによって情報を伝えるのと同じように、インパルスも波によって伝達される。たとえば、Ｇというデータがから引き出されると、カルシウムイオンはＧのかたちの波をつくり、情報伝達の準備をする。

先にも述べたが、インパルスをつくり出すのはナトリウムイオンである。電源のもとはナトリウムイオンだが、カルシウムイオンは電気信号のかたちをつくりあげる。つまり、ナトリウンイオンとカルシウムイオンが合体してインパルスがつくられ、神経線維の回路に流れていく。

ＲＮＡが記憶のデータを引き出すのは、「指令インパルス」によって行なわれる。ニューロンはインパルスを発信させるとともに、他のニューロンからのインパルスも受信し、その信号にもとづいてＲＮＡから必要なデータを引き出すのである。

指令インパルスがニューロンの中に入ってくると、ＲＮＡの酵素は、指令インパルスの波のかたちを分析し、それを受信すべきかどうかを決定する。自分に送られてきた信号だと判断した酵素は、ＲＮＡの鎖に打ちこまれたコードの解読を行ない、発信すべきデータの鋳型をつくり、その中に陽イオンのカルシウムイオンCa^{+}が入りこむ。こうしてデータの波のかたちができあがるのである。ＲＮＡは受信と発信を行なう通信機とも言えるだろう。

ちなみに、ＤＮＡは生まれながらに持っている遺伝子の物質だが、ＲＮＡはＤＮＡのコピーから製造される複製品である。ＤＮＡは四個の塩基からできており、この組み合わせ方によってデータがコード化されている。ＤＮＡの非常に長いラセン状の鎖には、四個の塩基が二個ずつペアになり、一定の配列順序に従ってデータをコード化している。（注・１４９ページ）

こうして、ＤＮＡは非常に多くのデータを記憶できるのである。そのデータは人間の一生を決定づける基本的な記憶の部分であり、ＤＮＡは自分をコピーすることにより、ＲＮＡを増やしていく。ＲＮＡはＤＮＡの規則を守りつつも、新しいデータを「空白の遺伝子」に覚えさせていく。空白の特別席に席順を決めていくのである。四つの席が用意されているが、席の中は空っぽである。その四つの席に四個の塩基が、どう配列されていくかをＤＮＡがその決定権を持ち、席順を決めていく。

つまり、ＤＮＡは自分の鋳型をつくり、鋳型のＲＮＡはその中に必要なデータを入れて自己完成する、と言えるだろう。人間が一生のうちにさまざまな記憶をストックできるシステムは、まさにここにある。また、人にはそれぞれ個性というものがあるが、それはDNAの作り出した〝鋳型のかたち〟と関係している。何をどのように記憶するかは、DNAの指示に従わなければならないから、RNAによるデータのストックにはDNAのクセがでる。DNAのクセは、個性を表現する特徴と言ってもよい。

RNAが貯蔵しているデータは、人間の本質にかかわる全てのことであり、データのクセは個性となってあらわれてくる。

※　右図は参考の図式、塩基の並び方はランダムであり、そういう組み合わせがあるわ

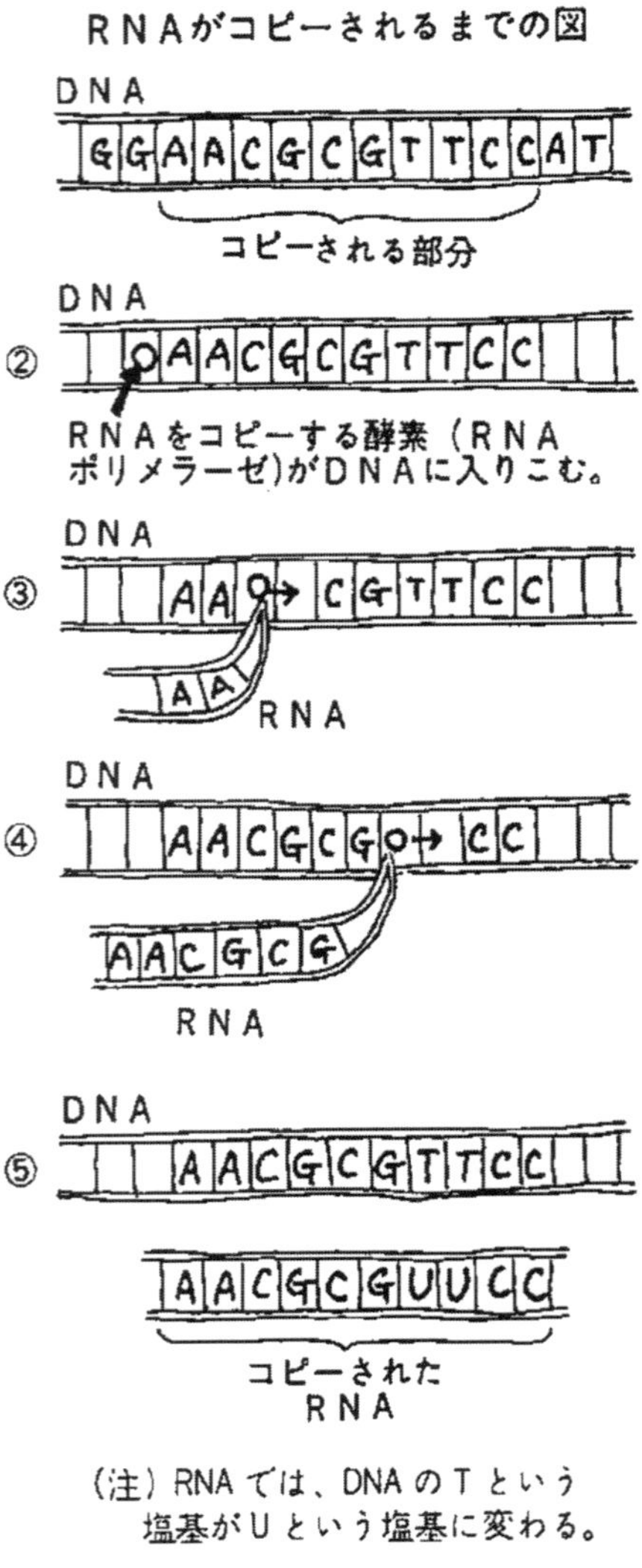
RNAがコピーされるまでの図
DNA
GGAACGCGTTCCAT
コピーされる部分
DNA
②
AACGCGTTCC
RNAをコピーする酵素（RNAポリメラーゼ）がDNAに入りこむ。
DNA
③
AA
CGTTCC
AA
RNA
DNA
④
AACGCG
CC
AACGCG
RNA
DNA
⑤
AACGCGTTCC
AACGCGUUCC
コピーされたRNA
（注）RNAでは、DNAのTという塩基がUという塩基に変わる。

けではない。

記憶力がしっかりしていないと、カンはひらめかない。いくら直感力が冴えていても、データが不足していれば、大脳の働きはムダになってしまう。直感力は潜在能力だが、記憶力を高めるためにはＲＮＡをうまくコントロールしていかなければならない。そのカギを握っているのが、カルシウムなのだ。

カルシウムイオンが不足すると記憶のデータが漏電する

先にも述べたように、カルシウムイオンが不足すると、シナプスにおけるプラスのイオンが減少し、インパルスの流れに支障がでてくる。シナプスに存在するカルシウムイオンは、インパルスを他の回路に移動させる役目を負っているから、これが不足すると、インパルスがシナプスで〝漏電〟しやすくなる。貴重なデータも伝達の途中で消失して、予定のコースをはずれてしまうわけだ。

たとえ、ＲＮＡから記憶のデータが引き出されたとしても、予定の回路を伝わらないと、人間は記憶の意識を持たない。海馬の中のＲＮＡを出発した記憶のデータは、まず脳幹において他のデータとともに合理的な情報処理がなされ、〝個別回路〟を使って大

記憶が再現されないシステム

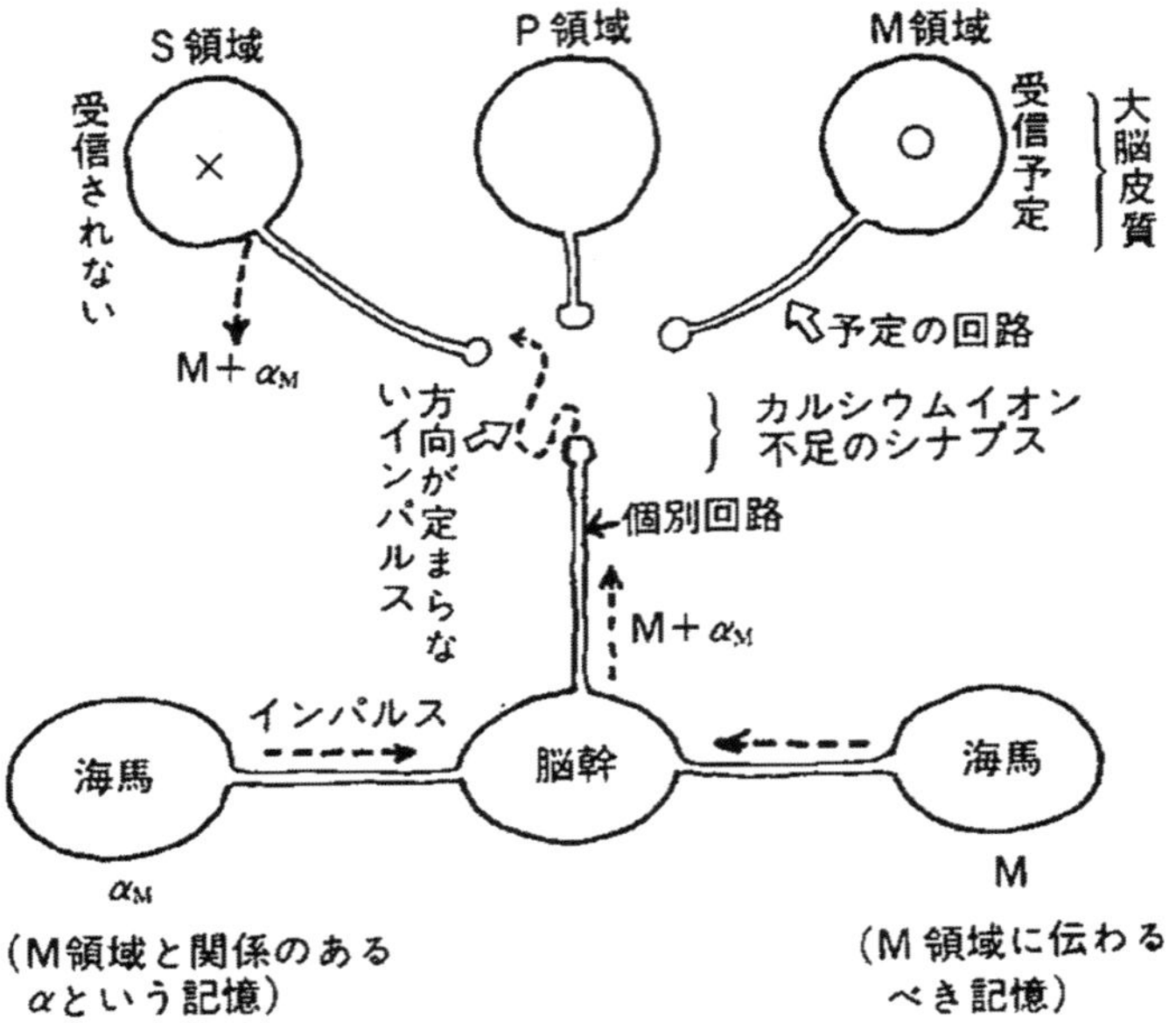

脳皮質にある五二個の領域のいずれかに入っていく。大脳皮質のＲＮＡは海馬から電送されてきたデータを受信するわけだが、自分のテリトリーに属さないデータは受けとれない。

つまり、予定外のデータは解読できないから、記憶が再現されないわけだ。記憶が再現されるためには、海馬からの特定のデータを乗せたインパルスが予定の回路を伝わり、そのデータを待つ大脳の領域に入っていく必要がある。たとえば、言語のデータをもつインパルスが「言語領」に入

ＲＮＡから記憶が引き出される図

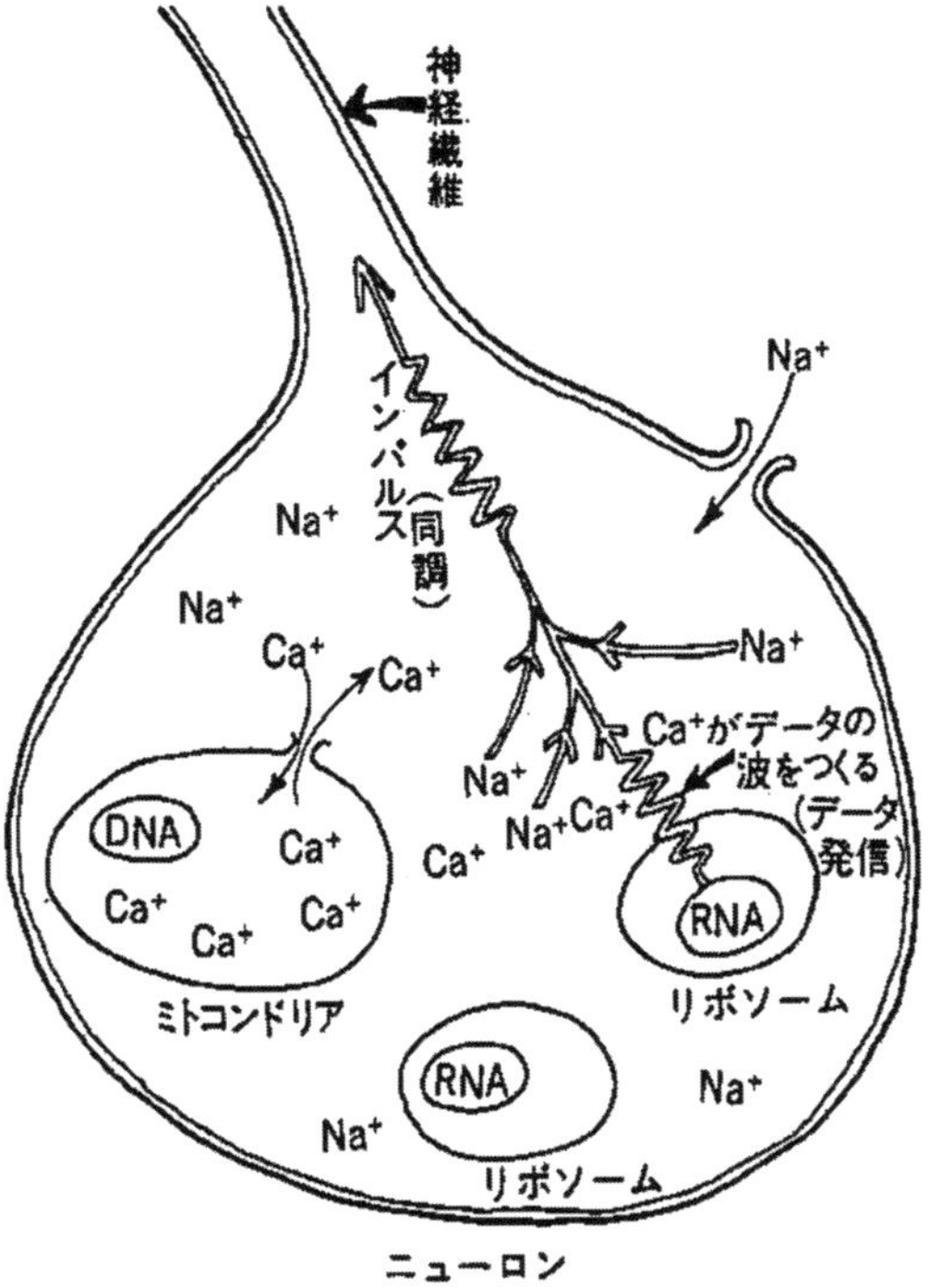

ニューロン

図では、リボソームの中にＲＮＡが１個だけ描かれているが、実際は多くのＲＮＡが入っており、記憶データの発信基地となっている。ニューロンの中のリボソームも、数百以上あると言われている。したがって、ＲＮＡの数も非常に多くなる。またＲＮＡ１個は、コードの組み替えによって、ほぼ無限の記憶がストックできる。ＲＮＡには、ニューロンの酸素呼吸を調節する機能もある。散歩時の56ミリリットルの酸素は、ＲＮＡによって吸収された、と考えてよい。なお、Ca^+はデータの波をつくり、Na^+はインパルスの圧力をつくる。ＲＮＡは、自身で同じ型のＲＮＡを複製しながら増えていく。ＤＮＡは主としてミトコンドリアの中にあり、ＲＮＡを複製する。複製されたＲＮＡは、リボソームの中に移動していく。

らずに「運動領」に入ってしまえば、運動領のRNAはデータを解読できないから、記憶の再現は不可能になる。

先にも述べたが、このような大脳の脳力発生の領域は、現在まで五二個ほど確認されているが、研究がすすむにつれて、もっと増えていくにちがいない。

ペンフィールドによると、人間が意識を傾けた事象はすべて海馬に記録されるが、無視したものは記録されない、と言う。つまり、思考も感覚情報とともに記録されるから、論理的思考と非論理的感覚のデータは、遭遇した対象において共通性をもってくる。上図で示したようなMのデータとα_{M}のデータが海馬のRNAにストックされるわけである。

こうして、恐怖とか喜び、そしてさまざまな思考の解釈などが、一定の規則に従って、海馬にある驚くべき記録のシステムによって貯蔵されていく。人間は、ある対象に意識を傾けることによって、記憶のデータは豊かになり関連性のあるデータとの結びつきを強めていく。好奇心の高い人ほど、記憶のデータも海馬貯蔵庫にストックされていくのだ。種に関わる記憶のデータを保存し続けているのがミトコンドリアで、その中に情報源のDNAが保存されている。

記憶の引き出しにはカルシウムイオンが必要

カルシウムイオンは、記憶の引き出しに関して、非常に重要な存在と言えるだろう。脳の中がナトリウムイオンで充満していても、カルシウムイオンが不足していれば、インパルスはただの微電流にすぎない。有益な情報をＲＮＡから引き出すには、カルシウムイオンがぜひとも必要なのである。私たちの食生活は塩分を調味料の中心にしているため、ナトリウムイオンは体内に充分すぎるほどあるが、カルシウムは意識的に摂取しないと、どうしても不足してしまう。

私たちは、昔ほど小ザカナやコンブなど、カルシウムを豊富に含む食品を口にしなくなった。食生活が欧米化されたとはいえ、カルシウムの多いチーズや乳製品の消費量はたかが知れている。そのうえ、カルシウムイオンを破壊する甘いものは好んで食べる。これでは、クリエイティブなカンがひらめかないのも当然だろう。

独創力が湧いてこないと悩む人は、能力開発教室に通う前に、自分の食生活を考えなおしてみないか。〝健全なる脳力は、健全なる食生活に宿る〟のである。カンをひらめかすことは、なにもむずかしいことではない。不足している脳力に気づき、鍛えて、その脳力の機能を強化すればよいのだ。バランスをとることこそ、カンの養成に必要とされる。食生活をふりかえって、カルシウムが不足していれば、それを補えばよい。

インパルスが記憶のデータを伝えるシステム

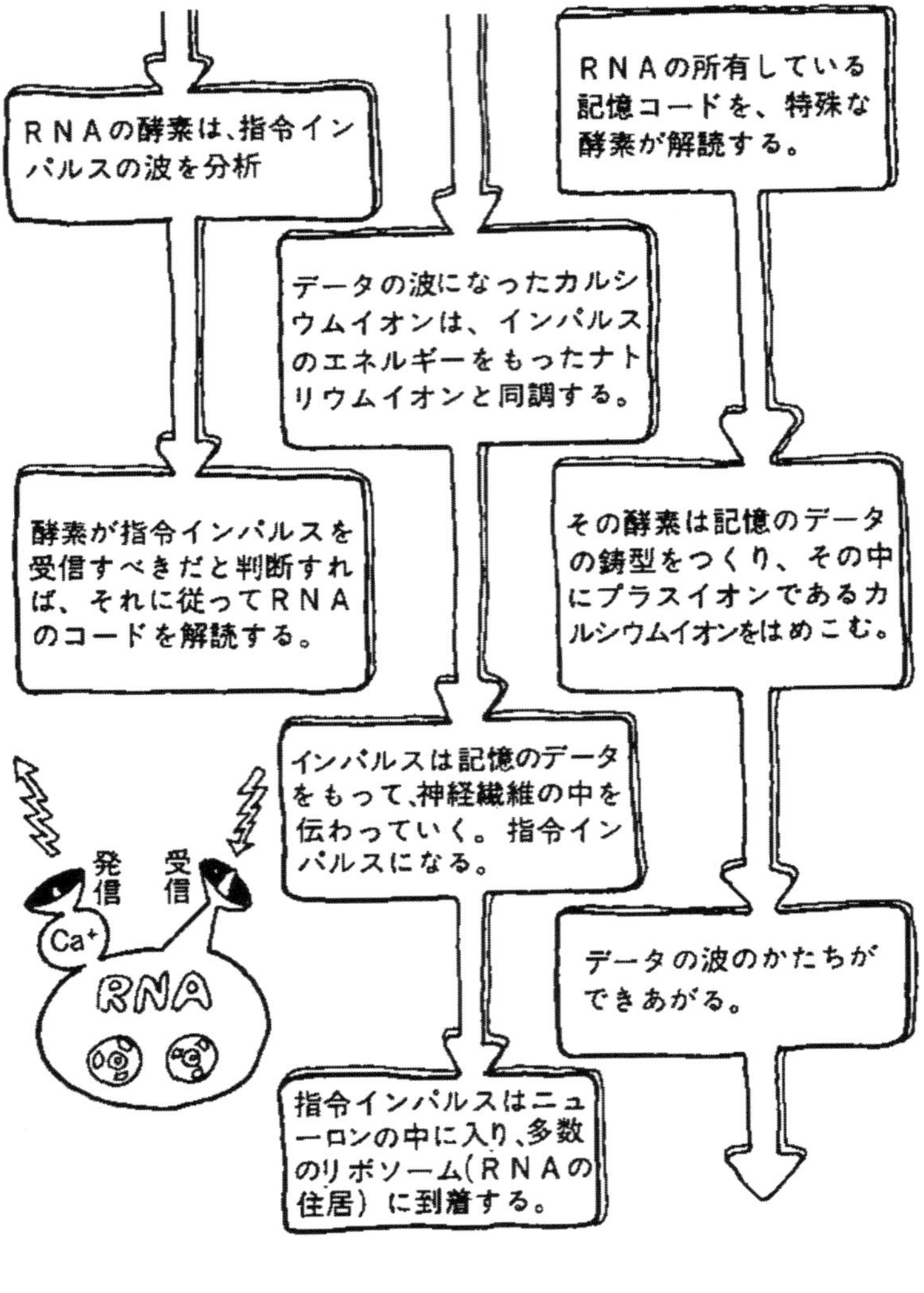

RNAの酵素は、指令インパルスの波を分析
酵素が指令インパルスを受信すべきだと判断すれば、それに従ってRNAのコードを解読する。
発信
受信
Ca+
RNA
データの波になったカルシウムイオンは、インパルスのエネルギーをもったナトリウムイオンと同調する。
インパルスは記憶のデータをもって、神経繊維の中を伝わっていく。指令インパルスになる。
指令インパルスはニューロンの中に入り、多数のリボソーム（RNAの住居）に到着する。
RNAの所有している記憶コードを、特殊な酵素が解読する。
その酵素は記憶のデータの鋳型をつくり、その中にプラスイオンであるカルシウムイオンをはめこむ。
データの波のかたちができあがる。

記憶力を高めるのにどれくらいのカルシウムを摂取したらよいか

では、記憶力を高めるために必要なカルシウムの摂取量は、いったいどのくらいであろうか。健康の維持を目的とした一日のカルシウム摂取量は、成人の場合、体重一キログラムにつきミリグラムでよい、とされている。つまり、体重が六五キログラムの人は六五〇ミリグラムのカルシウムが必要になってくる。

私は、記憶力を高めるために必要なカルシウム量も、体重一キログラムにつき一〇ミリグラムで充分だと考えている。なぜなら、これだけの摂取量で血液中のカルシウムイオンが飽和状態に達するからである。

カルシウムを摂取するときには、ビタミンDやビタミンCも同時にとりたい。ビタミンDはカルシウムの吸収をよくし、ビタミンCはカルシウムのイオン化を助ける。のちほど述べるが、ビタミンCには、ニューロン（脳細胞）の中にあるミトコンドリアやリボソームの働きを強化する作用がある。カルシウムは必要以上に摂取することはないが、不足しないように注意することが大切である。カルシウムの吸収は、血液中にカルシウムイオンが不足しているときにはよく行なわれるが、飽和状態にあるときには、吸収されずに排泄されてしまうので、必要以上にカルシウムを摂取する理由はない。

カルシウムがカンをひらめかすまでの構図

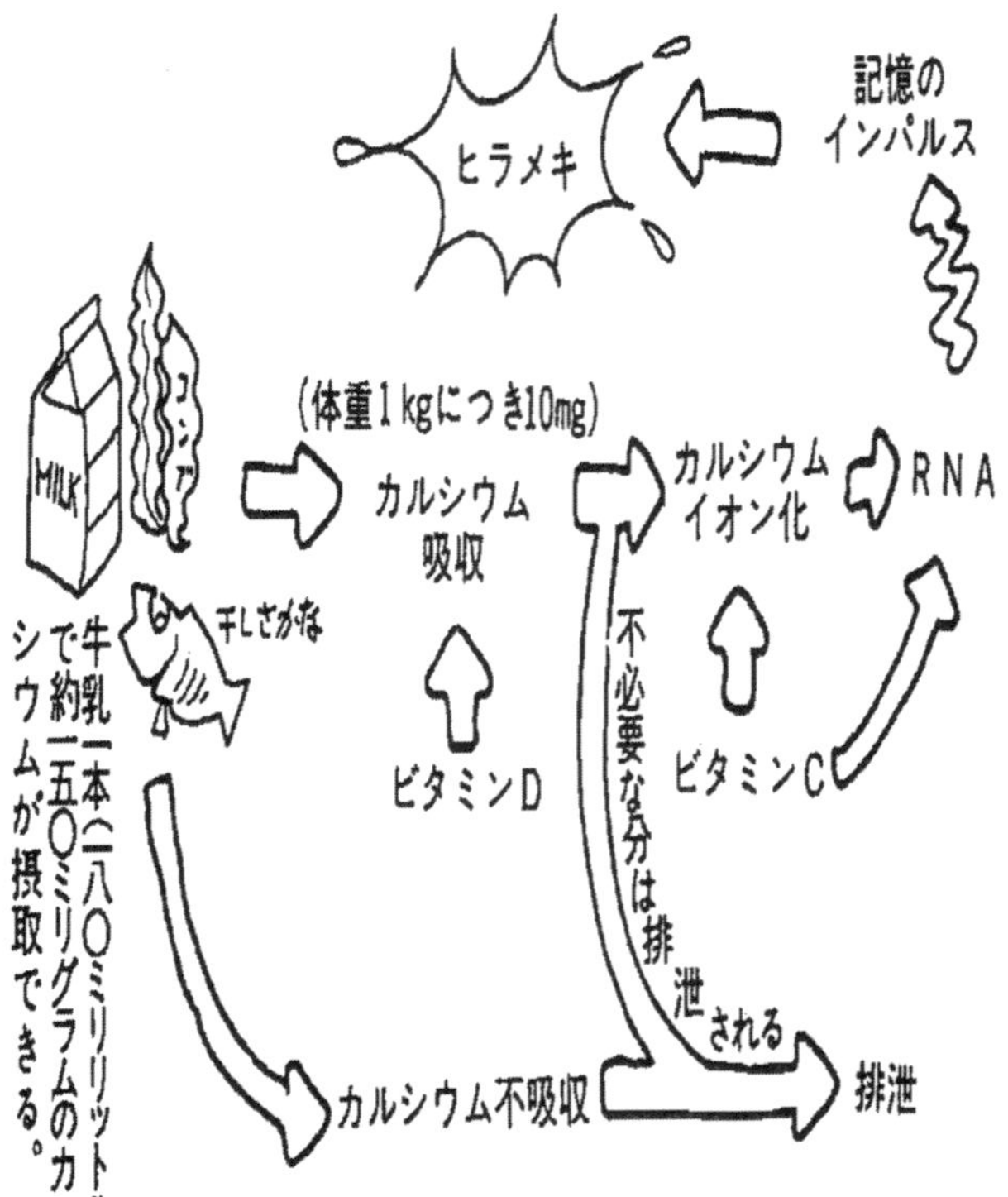

ビタミンDは干しサカナや魚肉、卵黄、バターなどに多く含まれている。ビタミンDが欠乏もしくは不足すると、カルシウムは吸収されないで尿の中に排泄されていく。
体重65キログラムの人は、1日650ミリグラムのカルシウムが必要。

カルシウムにもいろいろな種類がある

カルシウムにも、いろいろな種類がある。カルシウムイオンになりやすいのは燐酸《りんさん》カルシウムであり、コンブや小ザカナの骨、チーズ、牛乳などに多く含まれている。カルシウム剤が燐酸カルシウムを成分の主体にしているのは、それがもっともイオン化されやすいからだ。カルシウム剤は牛乳や食事とともに服用すると、腸から吸収されやすくなる。一錠あたり〇・二グラムのものを、一日二錠ぐらいで充分である。あとは、つとめて自然食品からカルシウムをとりたい。

そこで、ひと押し、したいのがコンブなのである。

コンブにはカルシウムが豊富であるうえに、脳の神経線維をつくっていくグルタミン酸も多く含まれている。やせ細った回路では、有益なデータも充分に伝わらない。グルタミン酸は神経線維の肉をつくり、長く伸ばしていく栄養素なのだ。以前、化学調味料が頭によい、と言われていたことがあった。しかし、それはまちがいだ。

頭脳を活動的にさせるのはグルタミン酸であって、化学調味料に含まれるグルタミン酸ソーダではない。グルタミン酸はやや酸味のある化学物質なので、調味料として広範囲に使うには、やや不適当である。そこでグルタミン酸からナトリウム原子をひとつ取り去り、酸味のないグルタミン酸ソーダを商品化した。

つまり、グルタミン酸ソーダは化学物質として不安定な物質なので、体内に入ると容易に化学反応を引き起こし、分解してしまう。神経線維の肉にならない理由はここにある。グルタミン酸ソーダを多く摂取すると頭痛の原因にもなる、とされている。

一方、グルタミン酸は安定した物質なので、他のアミノ酸と関係を強めながら神経線維をつくっていく。そのグルタミン酸がコンブに多く含まれているのだ。記憶のデータが神経線維の回路を伝わっていく、ということを考えれば、グルタミン酸の存在は無視できないものとなる。

グルタミン酸はシナプスでの伝達効率を変化させる可塑性の役割もあり、記憶力（情報集積脳力）や情報処理脳力をはじめ、その他の脳力に影響を及ぼす。さらに、グルタミン酸はアンモニアの酸度を調整して、グルタミン酸とは別のグルタミンに変化して、脳細胞のエネルギー源となる。そういう重要な働きをしてくれるのが、グルタミン酸なのである。

化学調味料をいくらたくさん食べても頭は良くならないが、グルタミン酸の多く含まれている自然食品は、つとめて食生活の中に取り入れるようにしたい。コンブを食べる。食生活に、その習慣を加えるだけでも、脳力を高めるための、食の環境をつくる。

グルタミン酸の豊富な食品としては、コンブをはじめ、チーズ、緑茶、大豆、カツオ節などが代表的である。カルシウム＋グルタミン酸による記憶力増進の効果を求めるのであれば、コンブが最適と言えるだろう。コンブをそのままかじるわけにはいかないので、おでんのコンブやとろろコンブで代用するか、乳製品や大豆食品などの組み合わせで、カルシウム＋グルタミン酸を体内に摂取すべきであろう。

（注）ＤＮＡ　左図は参考図。

ＤＮＡの塩基にはアデニン（Ａ）、グアニン（Ｇ）、チミン（Ｔ）、シトシン（Ｃ）の四種類があり、ＲＮＡでは、ＤＮＡのコピーのさいに、チミン（Ｔ）はウラシル（Ｕ）になる（カッコ内は、各塩基の一文字略称）。ＤＮＡの場合、一文字略称で塩基配列を表すと、例えばＧＡＡＴＴＣ…のように端から順に塩基配列を帯状に記述できる。

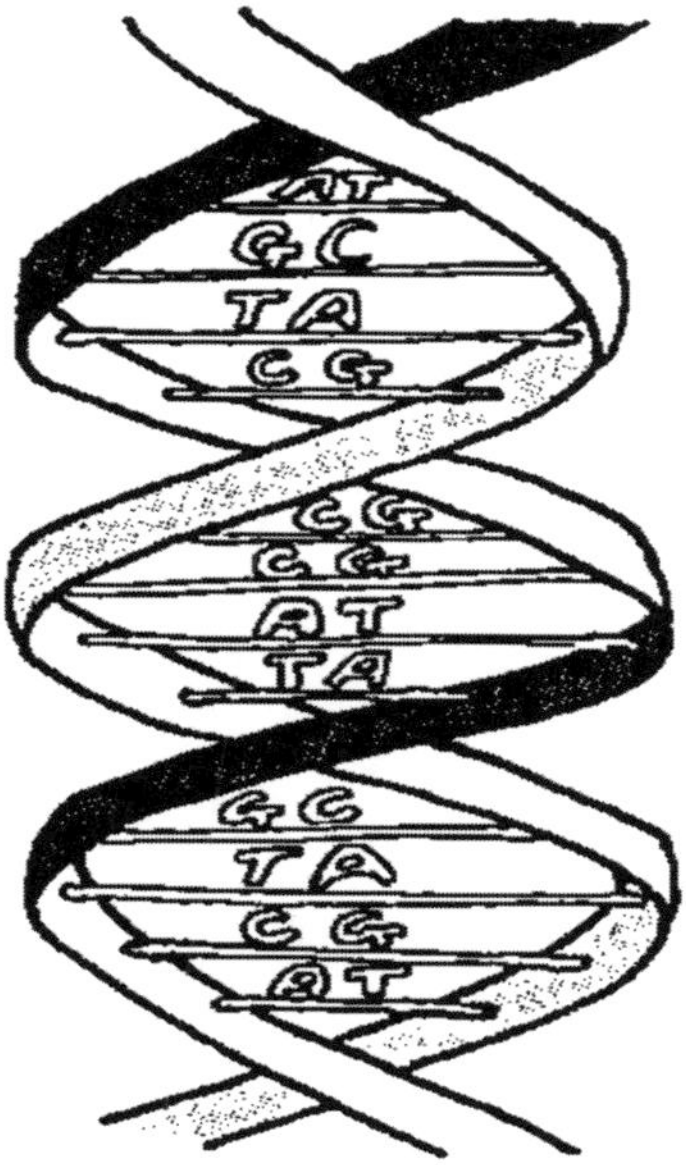

塩基にはA、T、C、Gという4種があり、塩基の結びつきは、必ずAとT、CとGのペアになっている。4種の塩基の並び方と数で、さまざまな記憶のデータがストックされている。1個のDNAを10万倍に拡大して0.2ミリの太さの糸にすると、その長さは約70キロにもなる。RNAはそのコピーである。

ＤＮＡは主に核の中で情報の蓄積と保存とを任務とし、ＲＮＡはその情報の一時的な処理を担うが、ＤＮＡと比べて、必要に応じて合成・分解される頻度が多い。ＤＮＡとのＲＮＡ性質の違いは「ＲＮＡはＤＮＡに比べて不安定である」ということだ。ＲＮＡはＤＮＡのコピーだが、ときどき塩基の情報を間違えてペーストすることもあるのだ。それは安定性の確率の問題でもある。

つまり両者の違いは、ＤＮＡは安定してＲＮＡは活動する。ひらたく言えばＲＮＡはＤＮＡをコピー＆ペーストを繰り返しながら、一定の役割を終えたら分解される。逆説的にいえば、ＤＮＡはＲＮＡの活動のために安定的でいなければならない。

第6章　ビタミンCは脳力を高める

記憶を読みとる酵素をつくる
紫外線の害を防ぐ
北緯三五度から北緯五二度までの知能線
どのくらいビタミンCをとればよいか
ビタミンCと知能指数の相関関係
人間とサルだけがビタミンCを合成できない
タバコはビタミンCの大敵
タバコ一本が大脳を酸欠状態にする
モヤシはビタミンCの宝庫
ストレスのたまった脳
砂糖のとりすぎがカンを鈍らせる

記憶を読みとる酵素をつくる

努力をしないで頭をよくしようと思うのは早計だが、脳力を引き出しやすい脳にしておくことは、きわめて重要である。カンをひらめかすには、脳全体のパワー・アップが求められるが、なかでも記憶力の占める位置づけは大きい。前章でも、カルシウムと記憶力の関係を述べてきたが、本章でも、記憶力をもうひとつの角度から眺めてみよう。あなたは、新たな〝脳力全開法〟を発見することだろう。

記憶力を高めるために、もうひとつ重要な化学物質がある。アスコルビン酸というのがそれである。通称ではビタミンCと言う。DNAやRNAのコードを解読し、DNAからRNAをコピーする役目を負っているのが酵素なのだが、この酵素づくりにかかわっているのがビタミンCなのである。「一遺伝子一酵素の法則（ビードル・テータムの法則）」というのがあり、記憶をストックさせているひとつひとつの遺伝子に対し、専用の酵素がコードの解読を受けもっている。したがって遺伝子の数と同じだけの酵素がつくられ、それぞれ異なったかたちをしている。人間の記憶のシステムが、いかに緻密にできているか、理解できるだろう。

酵素の主成分はタンパク質だが、ビタミンCは〝酵素のかたち〟をつくるのに重要な働きをしており、タンパク質とビタミンCが合体してコードを読みとる酵素ができあがる。遺伝子には、思考や感情などの記憶とともに、生命維持のために必要なデータも全てストックされている。もしビタミンCが不足すれば、酵素は不完全なかたちにつくられてしまうから、コードの解読も不充分になる。

ビタミンCの不足は、知的パワーの低下につながるだけでなく、健康のバランスまで崩してしまうわけだ。さらに、ビタミンCには、RNAの貯蔵庫であるリボソームと、カルシウムイオンの調節機能を持つミトコンドリア（前出）の膜を間接的に強化する働きがある。これらの膜は、不必要な物質の侵入を防ぐ防波堤であり、内部に収納している大切な物質が傷をつけられたり変型されるのを阻止している。

紫外線の害を防ぐ

リボソームやミトコンドリアの膜を執ように攻撃する物質は多い。とくに、紫外線や放射線は、体内の水（H_2O）を分解して、水素イオンH^+と水酸イオンOH^-をつくり、これらのイオンが体内に増えてくると、リボソームやミトコンドリアへの攻撃がはじまる。細胞の核まで破壊してしまう。海水浴や日光浴などで皮膚が赤くなるのは、皮膚の細胞内にあるリボソームがH^+やOH^-の攻撃を受けたことを示している。外敵の攻撃を防ぎきれなかったリボソームは、酵素の組み立てを誤り、自己の原形質まで分解するため、細胞は人類の英知は、北緯35度以上の地に住む人間の脳からひらめいてきた。この事実は、紫外線との関係が大きいと、私は思う。とくに、イギリス人によって独創的な発明や発見が行なわれたのは、イギリスが位置する緯度と気候によるものである。北海道よりさらに北緯が高く、年中ほとんど曇り空に覆われているイギリスでは、太陽の光に含まれた紫外線によるＲＮＡの機能防害が少ない、と考えられる。その結果、ＲＮＡが活発に働いて、クリエイティブな発想を生みだすことができたのである。いつも太陽の真下におかれ、年中青空という地から、科学史を塗りかえるような独創的なヒントは、これからもあまり期待できないだろう。

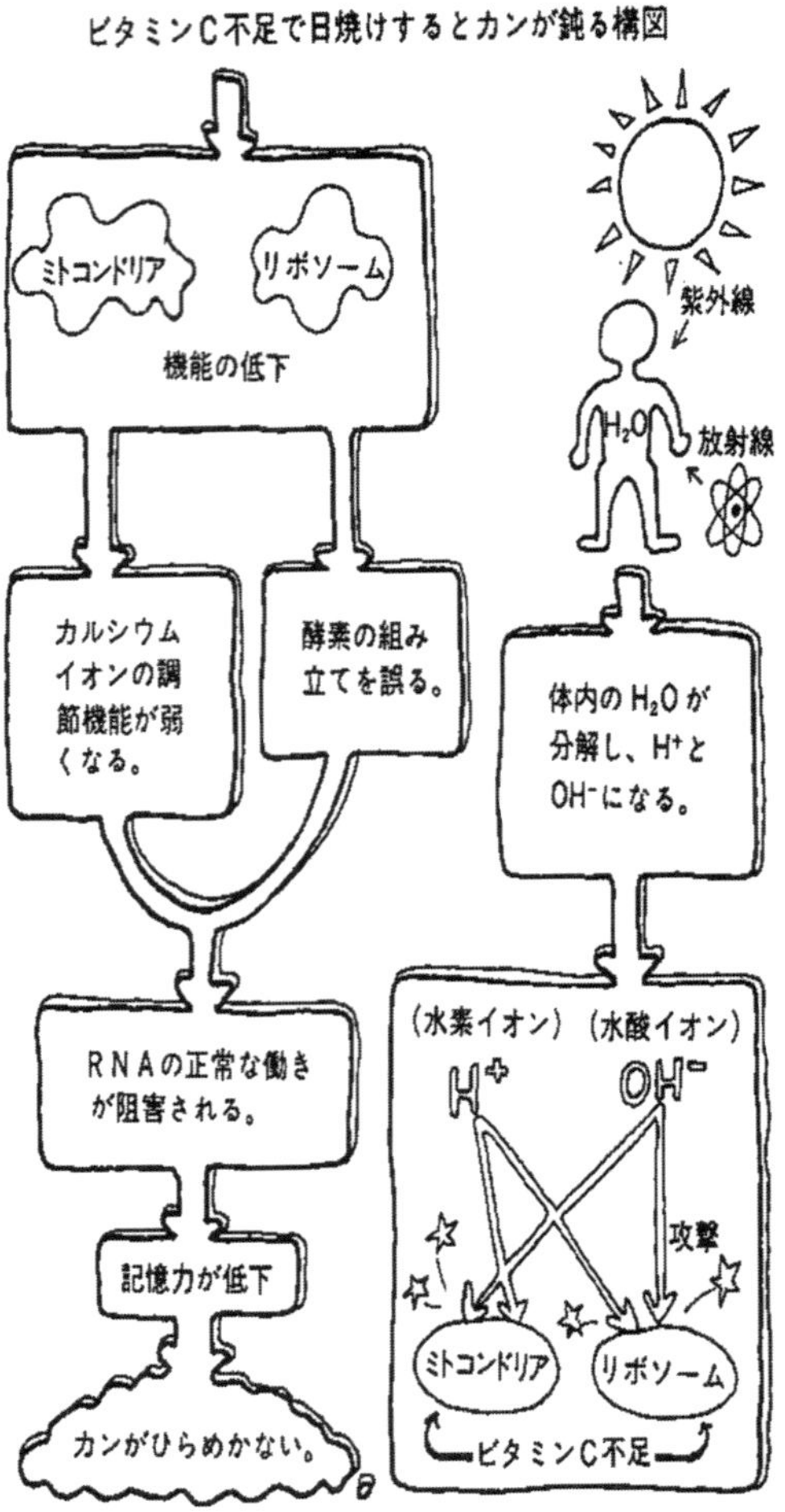
ビタミンC不足で日焼けするとカンが鈍る構図
ミトコンドリア
リボソーム
機能の低下
カルシウムイオンの調節機能が弱くなる。
酵素の組み立てを誤る。
ＲＮＡの正常な働きが阻害される。
記憶力が低下
カンがひらめかない。
紫外線
H_2O
放射線
体内の H_2O が分解し、H^+ と OH^- になる。
（水素イオン）（水酸イオン）
H^+
OH^-
攻撃
ミトコンドリア
リボソーム
ビタミンC不足

これが原因で炎症を引き起こす。ミトコンドリアの場合も、カルシウムイオンの調節機能が弱くなる。

日光浴によって直接的な攻撃を受けるのは皮膚の細胞だが、ニューロンのリボソームやミトコンドリアが影響を受けないとは言いきれない。皮膚近くの水分は紫外線の働きでイオン化し、それらは血液に流れて脳に入る。全血液の二〇％が脳に集まっているのだから、これによりカンも鈍ってくる。

北緯三五度から北緯五二度までの知能線

独創的な知性の発祥地を考えるとき、北緯三五度を下限としているのは、人類の古代より現代にいたるまで、多くの偉大な文明を発祥させた緯度の下限であり、それよりさらに下限になると、しだいに文明を生み出す脳力が遠ざかっていく確固たる歴史上の証拠があるからである。

北緯三五度は、日本では京都府京都市、滋賀県湖南市、兵庫県西脇市、島根県江津市、東では富士山、神奈川県鎌倉市、千葉県房総半島を東に通る緯度、アジアでは中国山東省を横切り、さらに北緯五二度までの帯を描きながら、北緯三五度線は、ヨーロッパでは、イタリア、ギリシャを通って地中海に入り、スペイン、ポルトガル、エジプト北部などを通る。アメリカではカリフォルニア州を横切りテネシー州などを通り大西洋に抜けていく。

エーゲ海のクレタ島の北側にできた地域は北緯三五度に位置しており、とりわけこの地域は人類発祥の地として注目できるのだ。

人類が他の動物と違って毛深くなくなり、ノッペリとした肌に覆われるようになる。ヨーロッパ人の肌色が色白になったのは、人類誕生の時期においてクレタ地域は暖流や偏西風のおかげで温暖でありながらも、紫外線が少なかったからだ。暖流は海域から水分を発生させ、偏西風は湿気の多い大気を作り、霧となって紫外線を防ぐ。その影響のもとで、ノッペリとした肌と白い地肌が現れたのだ。そしてジブラルタル海峡の水門からクレタ湖あたりで発生する高い酸素濃度が脳の活動を活発にして、更に、紫外線強度も低い環境下にあった。加えてクレタ島付近では、脳の栄養であるビタミンCが豊富な果物や野菜類も育って収穫され人類の祖先はそれらの果実類を食し、ビタミンCを体内に摂りいれ、脳も活性化していったのだ。クレタ島の北部地域では、メラミン色素も極端に少ない生き物が誕生する科学的な条件は整っていた。

したがって地肌の白色が紫外線に攻撃されにくく、白色系人種がクレタ島の北部あたりから現れた。ゆえに、紫外線の影響が少なく酸素の多いクレタ島付近から白色系の人類は誕生し、紫外線の害悪を受けないことにより、肌から体毛が必要な部分のみを残して抜け落ちて、ノッペリとしたメラミン色素が極端に少ない白い肌に移り変わり、人間の頭脳は優れた環境において、脳力をはじめ人間がその環境で生きていくための知恵を育んでいったのだ。

白色系人種としてのヨーロッパ人のルーツは七種の群に分けられるが、人種の家系を調査していくためのミトコンドリアDNAからヨーロッパ人のルーツを探り続けていくと、DNAの塩基配列は解析結果として、行き着くところに一種の群を指し示した。しかもその群の中に一人の女性が原点にいるという。ヨーロッパ人は、ある一人の女性から始まった。

それ以前は、空白の遺伝子に組み込まれていった塩基配列が生命体を形成した。オス♂、メス♀の区別はなかった。生殖による生命体の誕生は認められず、生命体は空白の遺伝子に配列された塩基の組み立てにより、生命を得た。ES細胞を経ずに生命体は誕生したのである。iPS細胞のセオリーに似た空白の遺伝子が、人間の生命体に関与したのである。神が生命体に息を吹き込んだのではなくても、生命体は誕生できたことになる。そうすると、銀河系ならびにこの大宇宙に、空白の遺伝子により組み立てられた生命体が存在し、わが地球と同じ知性のある活動を実現している。

インド人やアフリカ人にも同様のDNAが存在し、想像を巡らせるとクレタ島の地域にいた一人の女性から白色系人種が生まれ広がって、インドやアジア地域、アフリカ大陸にも伝播していった。ただし気候や紫外線、北緯三五度を下ったところの環境がDNAを長年にわたって影響を与えつづけ、微妙に配列を変えて、ヨーロッパ人の種や群を各地域別に変化させていった。ＤＮＡは環境とともに時間をかけて塩基配列を書き替えていくものだ。

ちなみに人類発生時の人類は、一説だが、外敵もなく気候条件も優れており、九〇〇年も生き延びたとも言われている。今の人類はせいぜい長生きしても九〇年くらいだとすれば、その一〇倍にあたる長寿であるが、平均で九〇〇年だとすれば、どういう生き方をしたのか想像がふくらむ。ところが、現代の人間は体内のＤＮＡの記録を解析すると、一二〇歳くらいが長寿の限度だとされている。大隈重信は人生一二五年説をとなえたが、人生五十年と言われていた幕末に生まれた人間は、カン脳力が鋭かったのであろう。それが今では九〇年は当たり前の時代に突入した。ＤＮＡも次第に記録の書き換えが行われて、さらに長寿を実現していく可能性はある。さらに平均寿命が一二〇歳という時代もやってくるに違いない。そうすると環境に適合したＤＮＡは過去の記録を捨て去り新たなデータを塩基配列に書き込んでいく。そうした書き換えが進むと、人生二〇〇年の時代がやってくるだろう。

ちなみに、どう猛で有名なホオジロザメは長生きで五〇〇年も生き延びる種もいると言う。体躯が強くて外敵が少なく、どう猛と言われるほど気性も激しく、向かってくる敵なし、病気にも強い体であれば、サメのような長生きできる動物もなれるのだ。

人間も知恵がある。先にも述べたように、人体のＤＮＡが長寿を可能とするように記録が書き替えられていくと、次第に老化を防ぐ長寿の秘訣が科学的に開発され、五五〇歳以上は平均寿命と言われるほど生き延びる時代が来るかもしれない。平安時代の人が今の時代にまだ生きている。和歌の教室がその時代の人によって指導されている。和歌を教授する講師の年齢は今や最年長クラスの八五〇歳だが、教室は大変にぎわって盛況であるとか、そういう時代錯誤的な現代が現実にあってもよい。

人間の場合には、体ではなく脳力も健康に稼働しなければならない。風貌もよぼよぼで生きる屍では、自分も困るのだ。ただ長生きを更新しているのではなく、自分でカン脳力を発揮して、クリエイトな仕事や趣味の世界を広げ、自ら生きる価値を堪能できる人生でなくてはならない。人間だけが自殺できる動物である。犬や猫が自殺したと言う話は聞いたことが無い。人間はカン脳力で自らを助ける人生プログラムを構築していく必要があるのだ。

ところで黒人はなぜ肌色が黒いのか、といえば、人類の種が紫外線の降り注ぐアフリカ大陸に移り渡り、紫外線を何億年以上も浴び続けた結果、DNA遺伝子は書き換えられて黒い肌の人種がアフリカやインドに定着した。赤道近くの諸国に住む人種も、肌色が黒いのは長年にわたる紫外線の影響により、DNA遺伝子配列が肌色を黒色に刻み定着させたからに他ならないのだ。DNA遺伝子だから、いくら化粧をしても、そう簡単には白色人種のように肌色が白くはならない。

DNAは遺伝子情報の基礎になっているから、代々と受け継がれて塩基配列にほとんど変化はないが、一定の気候環境や紫外線の影響が徐々にだが長期にわたっていくと、

ＤＮＡは種の塩基配列を組み直して、過去から現代に向かって記録を書き替えていくものだ。

緯度はさらに上がって北緯五二度は、ベルリン、一度下がって北緯五一度はロンドンなどを通過していく。かつて、エジプトではピラミッドを建設し、イギリスでは産業革命を起し、ドイツではナチスを台頭させ、イタリアとかギリシャでは地中海文明やルネサンスを興し、スペインやポルトガルでは大航海時を生み出し、日本では他のアジアにはない元禄文化など日本独自の文化を創作した。まさに世界に冠たる文明は、この北緯三五度線から北緯五二度までの幅で地球を一周するベルトゾーンを描いて発祥している。クレタ島からドイツ北部までのベルトゾーンが、ぐるりと地球を一周して人類の発展に影響しているのが分かる。この発見の事実は人類にとって重大である。

この北緯三五度から北緯五二度までの帯を動かして地球を一周させると、現代ではノーベル賞の授賞者が多く点在し、世界的に、きわめて優秀な頭脳を生み出す可能性が高い独創性あふれる「知のベルトゾーン（Belt zone of the intellect）」が現れる。とりわけ自然科学のカン脳力のひらめきであり、続いて社会科学の知性である。北緯三五度は、人類の知能線を見極めるときの重要な下限でありスタート地点なのである。

私は、この北緯三五度を『人類の知能線（Intelligence line of the human）』と名づけている。北緯三三度以下になると、知のベルトゾーンは薄れ、やがてその輪郭も見えなくなる。

赤道直下に近づくほど、とりわけ自然科学の知的資産は何も生まれないのである。何かの平和賞くらいは、緯度の低い地域からも見えてくるかもしれないが。

それには気候および紫外線の照射量が、影響していると、私は考えている。世界の極めて優れた知性は、知のベルトゾーンに集中しており、日本においても同様である。紫外線は人の知性を形作っているＤＮＡを傷つける。とりわけ脳細胞の中に保護されているミトコンドリアの膜を攻撃するのが紫外線なのである。ミトコンドリアの中には、ＤＮＡが貯蔵されているのだ。知性を動かす原資とも言える脳細胞のＤＮＡが紫外線によってミトコンドリアの膜を破り捨てて侵入し、ミトコンドリアの中に潜んでいた遺伝子を破壊していく。

ニューロンという脳細胞は１４０億個あるとされているが、生まれたときのワンセットであり、日々減少していく運命にあるのだ。脳細胞は枝葉を伸ばしてネットワークを形成するのだが、壊された脳細胞からはネットワークの回路網は作れなくなる。既存の回路網で代替する。それでも紫外線によるミトコンドリア攻撃が恒常化すると、やはり独創的な知性を生み出す脳力が弱まるのは明白である。恐怖である。脳細胞のＤＮＡへの攻撃が毎日のように続き、長期間にわたり恒常的、環境的、歴史的に継続されていれば、知性は遺伝的にも劣化して、後世に引き継がれていく。すなわち、紫外線を浴びやすいエリアから知性は育みにくくなるのだ。「知のベルトゾーン」と名づけた北緯三五度から北緯五二度までの地球を巻き込む帯には、それ以外のエリアと比べて紫外線の害悪を受けにくい頭脳環境が少なからず整っている。世界の中でもとりわけ頭脳環境が良好なのはイギリスなのだ。

さらにメキシコ湾あたりで暖められた海流はヨーロッパの西側に向かう北大西洋海流という暖流となり、地球の自転によりイギリスからノルウェーの近くまで流れていく。イギリスは北極に近い緯度の割には気候が比較的温暖なのだ。暖かくて湿った偏西風は、イギリス東部の冷たい空気で冷やされて霧の発生する原因となる。こうしてロンドンなどの都市部では有名な霧が発生しやすい。霧の水分は鼻腔を通過して脳を軽やかに刺激してくれる。霧の大気は紫外線が脳細胞に差し込む悪影響を和らげてくれる。ロンドンの緯度は北緯五一度で、日本にはその緯度と同一のエリアはないけれども、ロンドンと同じ緯度はサハリン（樺太）になる。札幌は北緯四三度である。暖かなフランスも北海道のあたりに位置している。北太平洋海流がヨーロッパを温めているともいえる。こうして、乗合馬車に足を掛けたとき、リンゴの果実が枝から落ちたとき、フッとカン脳力がひらめくのは理にかなっている。イギリスが世界に先駆けて独創的な文明を築いていったのは、地球の自転がもたらした恩恵であり、その知恵の育みは、霧の発生と比較的温暖な気候が関わり合っているのだ。

しかし、イギリスも産業革命時には霧ならぬ工業廃棄物のスモッグが充満して国民を苦しめたのは皮肉である。まさに湿った黒い霧であった。イギリスの産業革命は１７６０年代から１８３０年代のころまでであるから、産業革命がすでに終わろうとするときには、日本では幕末期に入る時代に当たる。日本から派遣された長州の五人の若者たちは、その産業革命の結果や産物を現地のイギリスで見た。煙突の立ち並ぶイギリスの光景を見たはずだ。五層六層の建物（高層ビル）が立ち並び、ギヤマン（ガラス）の街灯と電気が輝いて、まるで昼のようだ、との印象を彼らは語っている。その当時のロンドンには、すでに地下鉄も走っていたそうだが、蒸気機関車だったので、煤《すす》だらけの地下鉄構内であった。今は中国で発生したＰＭ２・５という浮遊粒子状物質が日本の大気までを汚している。自然に発生する霧は工業廃棄で発生するスモッグとは区分けなければならない。日本でも公害としてスモッグは国民を苦しめた。自然の白い霧によって育まれた知恵が黒いスモッグを発生させた。

遺伝子は与えられた環境に適応していくために、その順列を変遷させていく。人類の歴史を観察しても、地球上のさまざまな地域や場所で生き抜くための、環境適応の動きを見ることができる。同時に、さまざまな人種も作られていったのである。ダーウィンの進化論も、環境適応のための遺伝子が、その組み換えを自然に行い、ＤＮＡの順列を長い時間とともに変えていった。進化論は、その事実を提示したのである。ＤＮＡを作っている四つの塩基が外的な刺激により、適応のための組み換えに従って、人種を作り出したのだ。

アジア人、ヨーロッパ人、アフリカ人にしても、それぞれ違っている。科学的にとらえれば、人類は、ひとつではないのだ。哲学、道徳的、宗教的には、ひとつと捉えられても、ＤＮＡが創生していく脳力の作られ方、環境適応の脳力は、さまざまに異なってくる。だから人類の種が、この地球では、いくつも存在するのだ。紫外線と環境適応の影響は、脳力の進化とも、相当かかわっていることは事実なのである。

知のベルトゾーンにある人間の頭脳は、紫外線の影響が少なく、脳細胞の物理的な破壊も抑えられ、ニューロンがシナプスを作りやすい頭脳環境が生じやすい、といえる。前にも述べたところだが、多くのシナプスで頭脳のネットワークも良質になりやすい。カン脳力もひらめき、独創的な発見とか人類史上に大きな軌跡を残すような理論、芸術、その他の独創的な創作活動が誕生してきた。気象現象として小雨降りと霧とアンブレラで有名なイギリスは、紫外線も少なく、頭脳活動には適した環境があったわけだ。北緯三五度から北緯五二度までの地球をぐるりと一周する地理上の帯は、人類に独創的な恩恵を与え続けてきた「知のベルトゾーン」といえるのだ。紫外線が少なく酸素の多い地域で過ごすことの多かった白色人種から人類最初の英知は育まれていった。

太陽光の当たる場所に住んでいる人たちは、日ごろから紫外線の影響を避け、ビタミンＣを摂取しておくことが、頭脳にカン脳力をひらめかすめ努力が必要である。たとえば日本で大学受験を目の当たりして、気分転換のためとはいえ、戸外で長時間の日光浴はタブーなのである。

受験前のパン食もあまりお勧めではない。その理由はグルテン効果について述べたところだ。運動部所属で屋外スポーツに励み日頃から体力は満点だが、超難関大学をすんなり一発勝負で合格できたという例は、推薦入学以外にあまり聞かない。日光浴は出来る限り短く、ビタミンCは積極的に摂取して、脳の栄養である青魚などに含まれているDHA（ドコサヘキサエン酸・Docosahexaenoic acid）を含む食品を摂ることが、少なからず大学合格への道のりを短縮する。

どのくらいビタミンCをとればよいか

ビタミンCには、傷つけられた細胞膜を修正し、酵素の機能を回復する働きもあるが、大切なことは、H^+やOH^-の攻撃を受けにくい膜に鍛えておくことである。そのためには、日頃からビタミンCを積極的に摂取し、リボソームとミトコンドリアの膜を強化しておかなければならない。

では、どれだけのビタミンCが必要かといえば、正常な健康状態を維持するためだけなら、一日に六〇ミリグラムで充分である。モヤシなら、ひとつかみの分量（約一五〇グラム）に含まれている。ホウレンソウなら三分の一束（約七〇グラム）、ピーマンなら三個（約五〇グラム）でたりる。安価なことと食べやすさを考えれば、モヤシはビタミンCをとるには最適の材料と言えるだろう。一日あたり六〇ミリグラムのビタミンCは、リボソームとミトコンドリアの膜をH^+やOH^-の攻撃から保護するには充分だが、RN

Ａの酵素の働きを強化し、記憶力と脳力を高めるためには、一日に一〇〇ミリグラム以上のビタミンＣが必要である。これに関して、つぎのような興味ある実験報告がなされている。

ビタミンＣと知能指数の相関関係

クバラとカッツという大脳生理学者は、血液中のビタミンＣ濃度と知能指数との相関関係を調査した。その結果、ビタミンＣの摂取量と頭の良さは比例する、ということが、実験であきらかになった。知能指数（ＩＱ）がそのまま脳力の目安になるわけではないが、おおよその基準としてみるには便利であろう。高値のＩＱが即、カン脳力のアップにつながるわけではないが、低いよりも高いほうがよいのかもしれない。ただし高値をつけたＩＱは、カン脳力とのかかわりで、参考とすべきだろう。

クバラとカッツの調査は学生六四人を対象に行なわれたもので、一年六ヵ月の間に四回のテストが実施された。その期間中はオレンジジュースを与え、ビタミンＣの含有量を上げていった。

上図によると、血液中のビタミンＣ濃度が五〇％増えると、知能指数が三・六ほどアップするのがわかる。私が先に、記憶力と脳力を高めるビタミンＣ摂取量を最低で一日

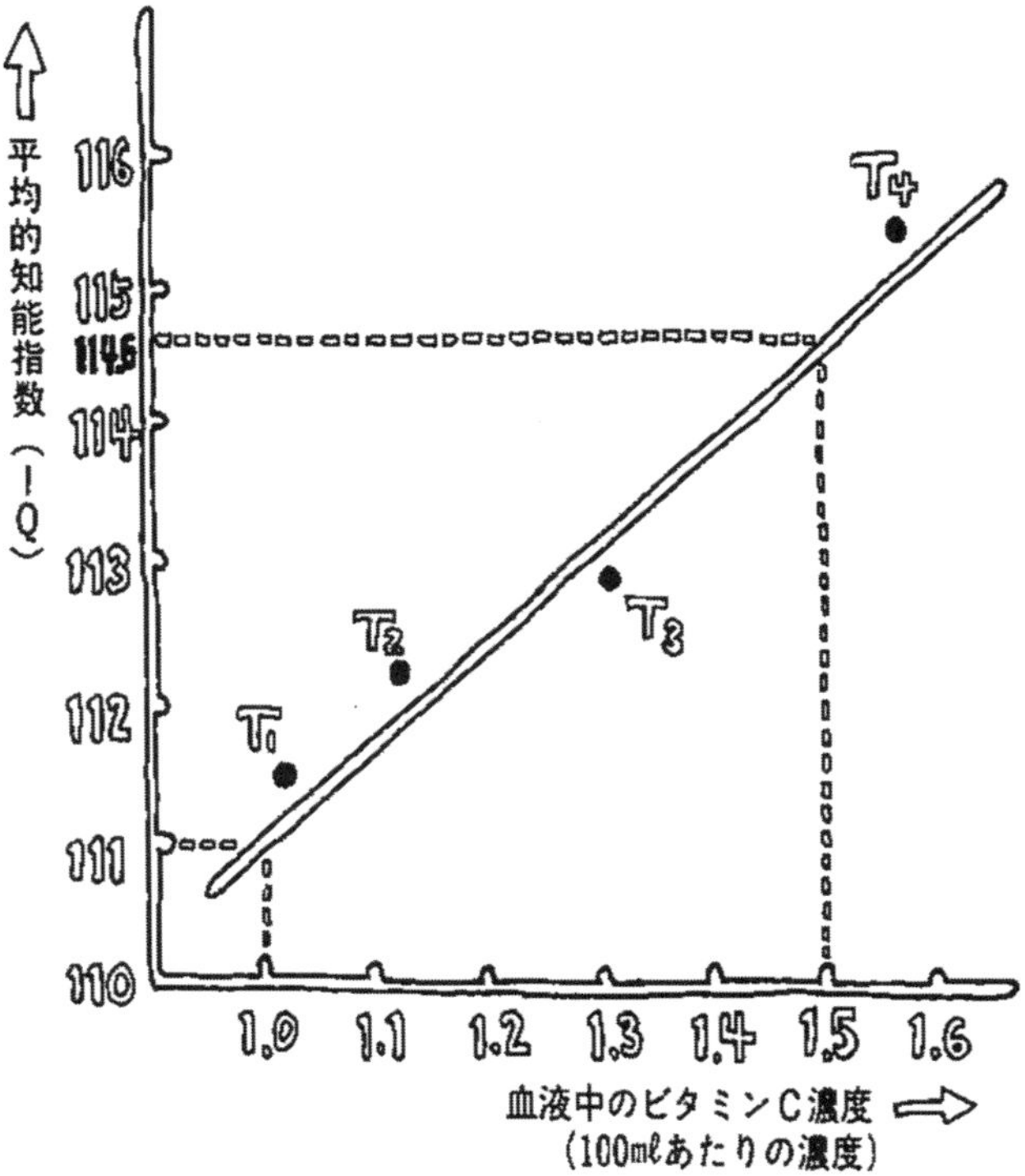

あたり一〇〇ミリグラムとした理由は、これにある。平常時の一日の摂取量六〇ミリグラムを五〇％以上増やした一〇〇ミリグラムを、脳力アップに必要な最低限度のビタミンC摂取量とするわけである。

カン脳力と記憶力をそのまま結びつけることはできないが、ビタミンCが記憶力を高めるのはあきらかだし、記憶力もカン脳力の一部を構成する脳力と考えれば、脳力開発を試みる人の食生活には、少なくとも一日一〇〇ミリグラムのビタミンCが必要、と考えられるだろう。

人間とサルだけがビタミンCを合成できない

一般に哺乳動物は、肝臓で血糖からビタミンCを合成している。しかし、人間とサルだけがビタミンCの合成機能を持たない。これは、進化の過程における突然変異だと考えられている。私たち人間は、生後一〇ヵ月の間だけ、ビタミンCを体内で合成できるが、その後はまったく不可能となる。したがって、ビタミンCは外から体内に取り入れなければならない。一〇〇ミリグラムといえば、モヤシでひとつかみ半である。キャベツなら中玉の五分の一程度で充分。キャベツとモヤシの野菜いためだけで、充分すぎるほどのビタミンCが摂取できるのだ。毎日の食事に生野菜が出てくるのも、野菜嫌いには苦痛になるが、体内のビタミンCを欠乏させないように努力することも大事である。

成人の場合、一日のビタミンC摂取量が一四〇ミリグラムを超えると、血液中に入った過剰分の六二％が尿として排泄されることがわかっている。つまり、一日に一四〇ミリグラムという量が、体内で必要とされる一応の上限ということができるだろう。脳も体を構成する組織なのだから、一日に一四〇ミリグラムという量は、脳にとっても上限と考えられる。

したがって、記憶力を高めるためには、一日のビタミンC摂取量が最低で一〇〇ミリグラム、最高で一四〇ミリグラムほど必要となってくる。

実験では、一日あたり一四〇ミリグラムを超えても記憶力という脳力はほとんど高くならないが、一〇〇ミリグラムから一四〇ミリグラムの間にあるときは、ビタミンC摂取量が増えるにつれて、脳力も高くなることがわかっている。ビタミンCが頭によいからといって、必要以上にとりすぎるのも考えものだ。

タバコはビタミンCの大敵

注意しなければならないのは、タバコによる脳への害である。タバコ一本で吸い込むニコチンは、体内のビタミンCを一〇〇ミリグラムも失わせてしまう。たとえ、一日に一四〇ミリグラムのビタミンCが体内に供給されていても、タバコを二本吸えば、すべて帳消しになり、ビタミンCが六〇ミリグラムほど赤字になってしまう。一日にタバコ二〇本を吸う人は、体内からじつに二〇〇〇ミリグラムのビタミンCを消失させてしまう計算になる。

先にも述べたように、私たちの体はビタミンCを合成することができない。したがって食品から取り入れるほかないのだが、二〇〇〇ミリグラムのビタミンCを食品から摂取することは大変である。ホウレンソウなら二キログラムも食べなくてはならない。タバコはプカプカ吸って、野菜類は食べないというのでは、カンのひらめきはおろか、健康維持にも危険である。

ヘビー・スモーカーに顔色の冴えない人が多いのは、ビタミンC不足により、ミトコンドリアとリボソームの機能が弱まり、健康維持のデータを持つRNAが、コードの解読力を低下させているからである。ヘビー・スモーカーが海水浴などで多くの紫外線にあたるのは、さらに危険である。ビタミンCの不足と紫外線による脳力への悪影響については、先に述べた。

RNAは知識や経験だけのデータだけでなく、生命や健康を維持させるためのデータも数多くストックさせている。したがって、ビタミンC不足は、脳全体の働きを鈍化させ、全般的な脳力のダウンと体力の低下をもたらす。大量のビタミンC不足を引き起こすタバコのニコチンは、脳にとって最大の敵と言うことができるだろう。

タバコ一本が大脳を酸欠状態にする

ニコチンには、脳動脈系の毛細血管を一時的に縮めてしまう作用がある。つまり、脳への酸素供給量を少なくしてしまうわけだ。タバコ一本を吸うと、右脳の機能が約三〇分間弱くなる、と言われる。脳は酸素不足にきわめて敏感だから、デリケートな感性をつかさどる右脳がやられる、という意味だろう。しかし、私の考え方はこれとは別で、以上のような理由から、タバコを吸うと脳全体の働きが鈍くなる、と考えている。

一時的にも、脳動脈系毛細血管の収縮から酸欠状態となり、右脳だけでなく左脳も同時に稼働力を失うのは当然のことだ。野菜を食べないヘビー・スモーカーは、ＲＮＡもやられている。とくに、海馬の機能が著しく低下しているから、大脳―海馬―脳幹の連

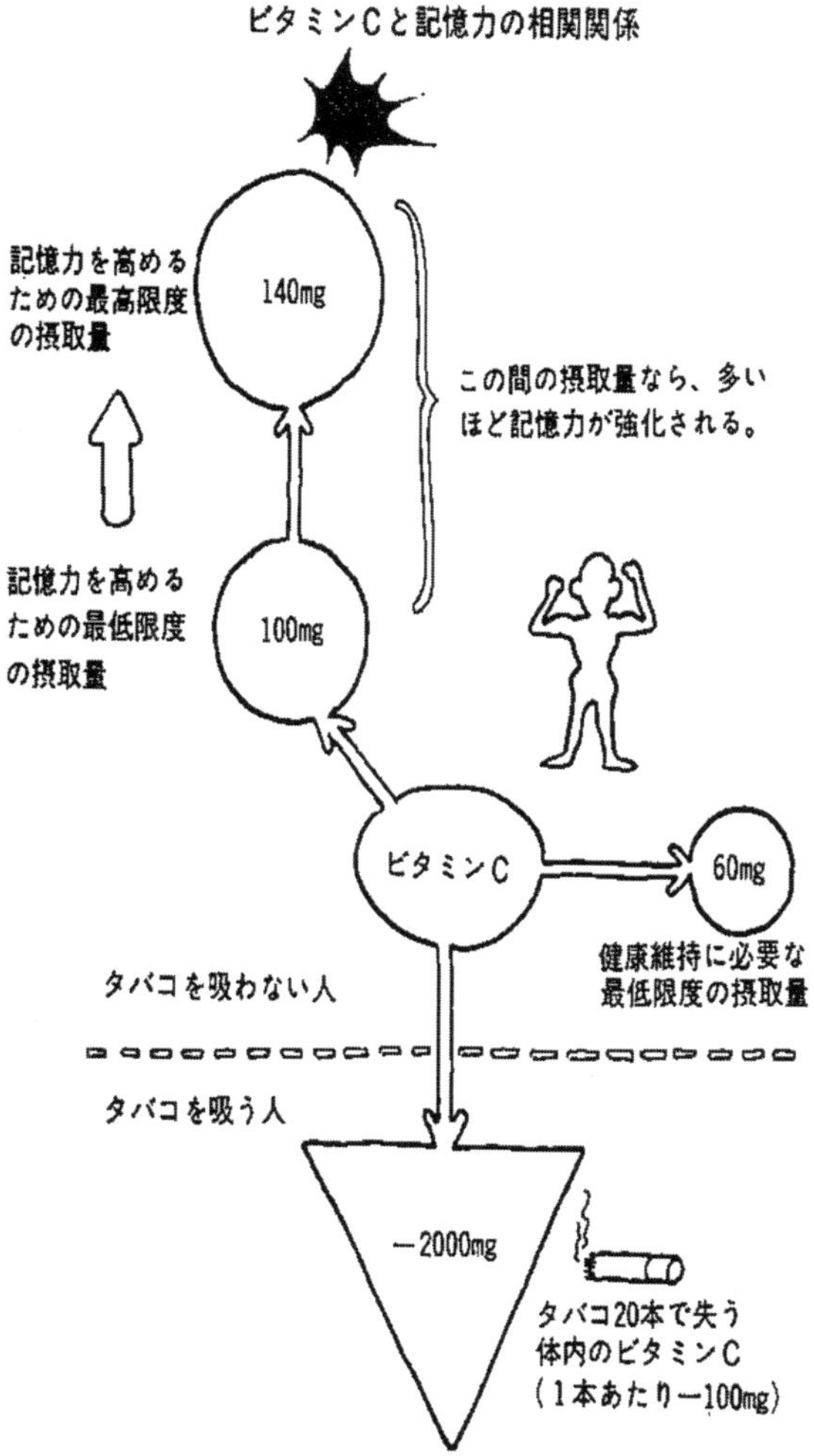

(参考＝カゼをひいたときにはタバコを必ずやめ、ビタミンC剤などで1日に500～1000ミリグラムをとるようにする。)

携プレーは期待できない。つまり、直感力も湧かなければ、カンもひらめかない、ということである。

脳力を全開させるために必要なビタミンCを一日あたり一〇〇〜一四〇ミリグラムとしたが、これはタバコを吸わない人を基準にしている。したがって、一四〇ミリグラムを超えるビタミンCが体内に入っても、それが必要とされていれば、尿から排泄されずに吸収される。ビタミンCは必要とされる分量だけ体内に吸収される、という特徴があるのだ。

ビタミンCには副作用がないと言われており、それが定説である。ヘビー・スモーカーは、ビタミンCの錠剤によって、ビタミンCの補給をする必要があるだろう。野菜を何キロも食べるわけにはいかないので、やむをえないが、知性と健康のためにビタミンCを市販の錠剤によってフォローするしかない。みちがえるくらいに、活力が生まれてくるだろう。

きっぱりタバコを止めればよいのだが、それでも止められないのであれば、ビタミンCがいかに脳に効果的かを記憶にとどめておくとよいだろう。ニコチンが脳内の毛細血管を劣化させて酸素量を減少させているのだから、ビタミンC効果が脳全体の働きを活性化することは、確かな事実だ。

ビタミンC錠を服用するときに注意したいことは、食品との組み合わせによってビタミンCをとる、ということである。二〇〇〇ミリグラム不足しているからといって、その全てを錠剤に頼るのは、方法論としては好ましいことではない。錠剤はあくまで補助用でありたい。

ビタミンCには解毒作用や細菌攻撃力があるため、しっかりこれをとっているとカゼもひきにくい。もしカゼをひいてしまったなら、錠剤で一日あたり五〇〇〇ミリグラムから一〇〇〇〇ミリグラムほど摂取するのがよいだろう。カゼ薬などとちがって副作用の心配がなく、ビタミンCはアスコルビン酸という弱酸の化学物質なので、一〇〇〇〇ミリグラム以下なら、胃を痛めることもない。胃液の方が強酸なので、アスコルビン酸によって胃壁を傷つけることはない、というわけだ。それ以上をガバガバと胃の中に放り込むのは考え物ではある。弱酸といえども酸であるからだ。

ビタミンCは、人に対して一日あたり三五〇、〇〇〇ミリグラムを投与しつづけても、なんら中毒症状はあらわれない、とされている。それほど安全なのである。私は、〝脳力と健康とカゼのためにビタミンCを用いよ！〟と言いたい。受験生にとっては、まさに〝神様、仏様、ビタミンC様〟なのである。ポパイのホウレンソウは、たんなるつくり話ではない、と言えるだろう。

モヤシはビタミンCの宝庫

古い話にはなるが、日本はなぜ日露戦争に勝ち進んだのか。それにはビタミンCの効果が、勝利を導く原因のひとつにあった。

一九〇四年（明治三七年）二月、日露戦争が火ぶたを切り、日本軍は鴨緑江《おうりょくこう》をわたって満州に進撃した。とくに大きな戦闘といわれる旅順攻撃で、日本軍は乃木希典を総司令官に、五九、〇〇〇人もの犠牲者を出しながらも、翌年の一月、ついに旅順開城に成功した。日本軍の総兵力二五万人、ロシア軍三二万人であった。数のうえでは、ロシア軍が優勢だったが、ロシア軍の犠牲者は日本軍の倍を超えている。その原因に、兵隊が厳寒の地でトリデを守るとき、新鮮な野菜の不足からビタミンCが不足し、つぎつぎと壊血病に倒れていったことがあげられている。健康を維持するために必要な一日あたり六〇ミリグラムのビタミンCが不足していたのである。

ところが日本軍にはモヤシがあった。というよりは、日本人は、大豆からモヤシをつくって、それを食べる習慣があった。モヤシがビタミンCの宝庫であることは、当時のだれも知らなかった。そのモヤシひとつかみは、ビタミンC注射一本分に相当する。いまだからこそ、私たちはビタミンCの栄養価を知っているが、モヤシは兵隊の体調を整える結果になったのである。

幕末のとき、咸臨丸でアメリカに渡った勝海舟や福沢諭吉らの日本人がいた。彼らもまた、船の中にモヤシを作れる小さな農場を設けた。殺菌を施した樽には新鮮な水を入れ、大嵐にも見舞われた太平洋を渡りきったのである。モヤシを船内で作るという発想があったからこそ、ビタミンC不足にならず、大きな偉業を成し遂げたともいえる。咸臨丸は、日本人の考え付いたハイテク船であったのだ。モヤシが裏方で日本史を動かしていったのである。

モヤシは、原料の大豆と水さえあれば、いつどこでも簡単に製造することができる。大豆は、いわばビタミンCのインスタント食品と言えるだろう。水をかければ、三日後にはビタミンCをいっぱい含んだモヤシができあがる。モヤシといえば〝モヤシっ子〟のイメージに代表されるように、いかにも弱々しい。その軟弱そうなモヤシが、世界史そして日本史を動かしたとなれば、歴史辞典の一ページにモヤシの項目をつけ加えておいてもよいだろう。

ストレスのたまった脳

ストレスのたまった脳は、その機能を著しく低下させる。先に述べたように（第三章）、ストレスの原因は、精神的な刺激が強まることにより、脳のネットワークを流れるインパルスが正常なコースを逸脱することからはじまる。脳幹はデータの処理がうまくできなくなり、脳下垂体の方向にむかってインパルスを乱発する。これによって、脳下垂体はＡＣＴＨという化学物質を分泌し、この化学物質は副腎皮質ホルモンの一種であるコルチゾンを血液中に流す作用をする。

コルチゾンは動脈系の血管を通じて脳に入り、脳の中にある糖分の濃度を引き上げる。ニューロンが酸素と糖分を消費して新陳代謝を行なっていることはすでに説明したが、糖分の濃度が上昇すると、それに比例して酸素も多く脳の中に入ってこなければならない。しかし、安静時における脳への酸素供給量は、一分間に約四六ミリリットルである。急激な糖分の上昇に脳は対処しきれず、呼吸の圧力を高めて酸素を脳に取り入れようとする。イライラしはじめると心臓の鼓動が早まり、動脈が波打つのは、この理由による。本章の紫外線の害を防ぐの項を参照いただきたいが、人間の脳は紫外線と酸素不足により、脳力を減退させる。

しかし、血中酸素量が適量をオーバーすると、脳動脈は収縮し、いわゆる〝脳の酸欠状態〟が引き起こされる。それにもかかわらず、コルチゾンは脳の中にある糖分の濃度を上昇させていく。酸素不足と糖分の濃度は反比例しながら進行するため、ニューロンと神経線維のネットワークはストライキ状態になり、脳の中は老廃物が充満する。これがストレスとなって、脳を疲れさせるのである。

副腎皮質がコルチゾンを分泌するときには、ビタミンＣの大量消費を行なう。つま

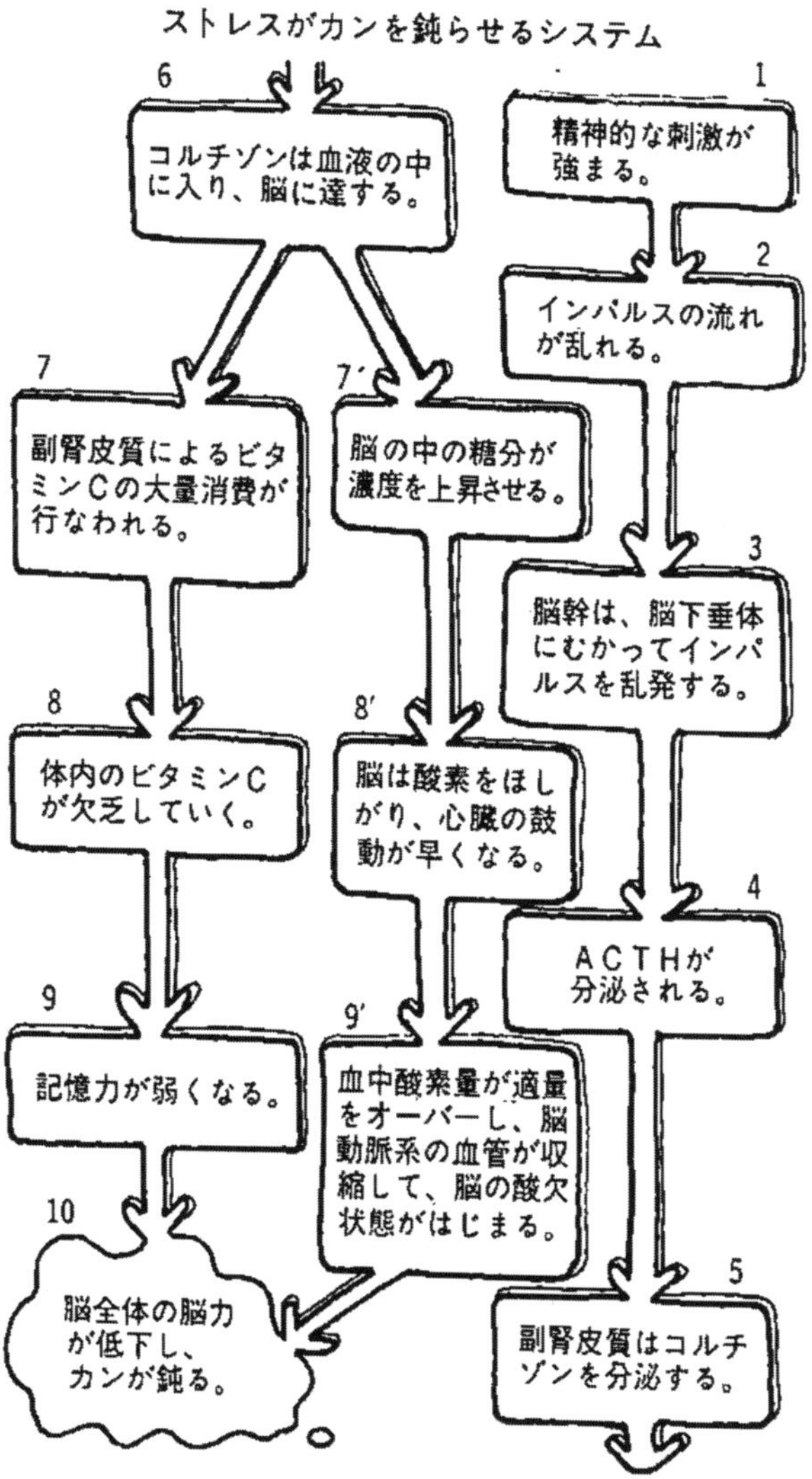
ストレスがカンを鈍らせるシステム
1
精神的な刺激が強まる。
2
インパルスの流れが乱れる。
3
脳幹は、脳下垂体にむかってインパルスを乱発する。
4
ACTHが分泌される。
5
副腎皮質はコルチゾンを分泌する。
6
コルチゾンは血液の中に入り、脳に達する。
7
副腎皮質によるビタミンCの大量消費が行なわれる。
7′
脳の中の糖分が濃度を上昇させる。
8
体内のビタミンCが欠乏していく。
8′
脳は酸素をほしがり、心臓の鼓動が早くなる。
9
記憶力が弱くなる。
9′
血中酸素量が適量をオーバーし、脳動脈系の血管が収縮して、脳の酸欠状態がはじまる。
10
脳全体の脳力が低下し、カンが鈍る。

り、ストレスがたまりやすい人はビタミンＣが欠乏しやすく、記憶力も弱くなるから、クリエイティブなカンもひらめかない。脳力を高めるために、ストレスはできるだけ避けるようにしたい。やむをえず、ストレスの多い環境の中にいる人は、タバコはやめ、ビタミンCの補給につとめるべきである。イライラするとタバコを吸いたくなる人が多いが、体内のビタミンCは加速度的に少なくなっていくだろう。いつもイライラしてタバコを吸っている人には、必ず〝脳力の減退症状〟がある、と断言してもよい。こういう人に、クリエイティブな仕事をまかせるのは危険である。

以上のように、ビタミンCとカルシウムは記憶力を高め、クリエイティブなカンを引き出すための原動力となる。記憶力のしっかりした人ほど、豊富なデータを海馬にストックできるから、脳幹もデータの選択の余地が広がり、優れたひらめきを作りあげることができるのである。

ちなみにビタミンCは体内の細胞をも強化して老化を予防している。皮膚の機能をも強めていく。美容液にビタミンCが使用されたり、服用されているが、肌のハリを保ち、皮膚を健康にする事実を考えれば、人間の頭皮にも良い効果を与えているのであって、ビタミンC効果は毛根の抜けなど、ハゲ予防にもなる。ストレスとハゲに効くビタミンがビタミンCでもある、というわけだ。人間は大人になるとビタミンCを体内で合成できなくなるのだから、脳力のために、またハゲを気にする人には頭皮のためにも、つとめてビタミンCを摂取しなければならない。

砂糖のとりすぎがカンを鈍らせる

この章において、補足として付け加えておきたいことがいくつかある。

①脳にとって糖分は必要不可欠なものだが、多すぎるのもよくない。脳一〇〇グラムに対し、脳が一分間働くのに必要な糖分は五・四ミリグラムであり、一四〇〇グラムの脳とすれば、脳全体で一分間に七三ミリグラムの糖分で充分だとされている。つまり、脳が健康に働くには、この量が最適であると言えよう。しかし、甘いものを食べすぎると最適量の糖分を超えてしまい、脳がオーバー・ワークになる。同時に脳の酸欠状態が引き起こされやすくなり、イライラや精神不安定症状があらわれる。甘いものには、ストレスの原因が含まれている、と考えてもよい。かつてより「砂糖消費量は文明のバロメーター」などと言われるが、「砂糖消費量はカンを鈍らせるバロメーター」と置きかえてもよい。糖分は体のエネルギー源でもあるから体力をつける栄養素だが、最適量を超えた糖分は、最初に脳を攻撃する。

脳の中の糖分は、最適量をやや下まわるくらいがよいだろう。脳にとっては、少しハングリーにさせておいた方が、よく働いてくれる。体を安静にしている状態では、ほぼ一定して一分間に約四六ミリリットルの酸素が脳に供給されてくる。つまり、脳が腹をすかしているときには、酸素の吸収がスムーズに行なわれ、ニューロンが活性化する。

ニューロンの働きが活発になると、脳全体の機能が高められ、知的パワーがひらめきやすくなる。人間のカンが冴えるのは、午後三時～五時ごろである。脳の〝腹ぐあい〟は、この時間帯のときに適度なハングリー状態となり、脳力を全開させやすくなる。先に述べた「カンをよくする散歩」も、この時間帯に行なうと、さらに効果的だろう。

注意したいのは、酒を飲みすぎないことである。酒は体の中で糖分に変わり、甘いものを食べたのと同じ状態になってしまう。酒を飲むときには、デンプン類などの糖質に変わりやすい食品をなるべくメニューからはずし、血液中の糖分を増やさないように心がけるべきだ。たらふく酒を飲んだ後に最後はラーメンで締めるというのも、いかがなものだろうか。たまには良いとしても、呑兵衛たちの習慣としないことだ。これからカン脳力を鍛えようとする人にはマイナスである。

②脳の神経線維がグリア細胞という絶縁体物質で覆われており、絶縁がしっかりしているほどインパルスが流れやすい、ということは、先に説明した通りである。回路の絶縁が不充分だと、インパルスが漏電しやすくなり、データが予定の領域に伝達されなくなる。脳幹がせっかく貴重なデータを発信しても、伝わっていくべきインパルスが途中で行方不明になり、受信予定外の領域に入ってしまえば、大脳はデータを解読できないから、良い案も浮かばない。

神経線維の回路はよく絶縁されていなければならないが、グリア細胞は不飽和脂肪酸によってつくられる。不飽和脂肪酸は植物性油脂のことで、ゴマ油、大豆油などに多く含まれている。グリア細胞は、これがないと細胞を増殖できない。したがって、私たちは食品から不飽和脂肪酸をとることを忘れてはならない。

人間の脳は、脂肪が全重量の六〇～六五％を占めており、神経線維が油に浸たされたような状態になっている。神経線維は均等に絶縁されているわけではなく、ある部分は薄く、他の部分は厚くカバーされている。さらに問題なのはシナプスで、ここではさらに絶縁が不充分だから、しっかり連結していないとインパルスが漏れやすい。インパルスによって伝わっていく情報が漏れやすくなるのだ。そのような〝事故〟をなるべく阻止しようとしているのが、脳の中にある油なのである。この油も不飽和脂肪酸を原料にしてつくられている。不飽和脂肪酸は神経線維のネットワークを保護する役を負っている、と言えるだろう。

同じ脂肪でも、悪性のコレステロールは脳の毛細血管をつまらせ、酸素が脳のすみずみに供給されるのを妨害する。したがって、血液中のコレステロール濃度の高い人は、慢性的な脳の酸欠状態があると考えられ、ニューロンの破壊もすすむ。悪性のコレステロールは牛やブタなどの動物性油脂に多く、これが人間の体内に入ってエネルギー化されないと、血管の内側に付着して、毛細血管などは血液を通しにくくなる。悪性のコレステロールが脳の毛細血管を攻撃すると、脳全体の機能が低下し、カンのひらめきも期待できなくなる。

ところが、ビタミンCにはコレステロールの血管付着を防止する効果がある。まさ

脳力全開のためのバランスシート

↑脳力を全開させる	脳力を閉鎖させる↓
ビタミンC、カルシウム ― カンをよくする2大栄養素	タバコのニコチン、ストレスによって分秘されるコルチゾン ― カンを鈍らせる2大有毒物質
コンブや大豆に含まれているグルタミン酸	甘いもの、酒、コメなどの食べすぎと飲みすぎ
干しサカナに含まれているビタミンD	日焼けによる紫外線の浴びすぎ、放射線
牛乳に含まれているトリプトファン(前出)※	ストレスによる副腎皮質のビタミンCの大量消費
大豆油に含まれている不飽和脂肪酸	動物性油脂に含まれている悪性のコレステロール
小麦の胚芽や大豆油に含まれているビタミンE (注①)	
ビタミンB_1、B_2、B_6、B_{12}(注②)	

(注①)　ビタミンE は、ビタミンCとともにリボソームの膜を強化させる効果がある。したがって、記憶力を高めることと関係している。

(注②)　ビタミンB群は血行をよくするので、脳への酸素供給を助ける。さらに動脈硬化を予防すると言われている。B_1はトマトや卵黄、B_2はホウレンソウ、B_6は米ヌカにつけたツケモノ、B_{12}は動物の肝臓(ヤキトリのキモなど)に含まれている。

※トリプトファンは、シナプスで放出される〝電気信号伝達物質〟セロトニンの合成に不可欠なものである。したがって、これが不足すると回路間の連絡ができなくなり、カンはおろか、生命の維持さえ危なくなる。トリプトファンには、脳の老廃物を追い出す作用もある。

に、ビタミンCは脳力を高めるための〝救いの神〟と言えるだろう。私たちは積極的にビタミンCをとるかとらないかによって、脳力に大きな差が出てくる。

私が、カンをひらめかす二大栄養素として、ビタミンCとカルシウムをあげたのは、それらが脳全体の機能を高め、大脳―海馬―脳幹の連携プレーを可能にする、と考えるからである。とくに、ビタミンCとカルシウムは記憶にかかわるRNAの働きを活発にするから、海馬の機能はこれらの栄養素によって著しく高められるであろう。海馬はカンの材料を提供するところである。

うまい料理をつくるには、材料が豊富にそろっていた方がよい。何を材料に選ぶかは料理人の決めることだが、選べる材料が多いほど、個性的でうまい料理ができるだろう。そして味わいのハーモニーにはレシピが必要になってくる。カンのひらめきを〝作る〟ことも、基本的には料理と同じである。おいしい料理を味わうことは、脳力の活性化にも役立つ。その料理に感動があれば、カンのひらめきを得たのとストーリーは似ている。また味わってみたい感動の料理。そういう出会いも脳力開発には必要である。そして、感動の料理を期待して味わう時にはアルコールは控える。アルコールは、脳の味覚領を麻痺させるから、どうしても飲みたいのであれば、料理を味わった後に飲むとよい。食前酒という習わしはあるけれども、料理に込められた味のハーモニーを発見するためには、控えたほうがよい。脳力開発を意識しているのであれば、飲みながら食べるのは、もっての外である。料理そのものの味わいが得られるように、脳力開発と思えば、酒なし、ビールなしでは左党には酷かもしれないが、たまには江戸前寿司をしらふで味わうのも良い。私は、たまにそうしている。しらふ寿司は板前の腕はもちろん、握り寿司の奥深い味が分かるのだ。

第7章 味覚を鋭くすると先見力が湧いてくる

カンのひらめくコンピューターはつくれない
先見力は大脳・海馬・脳幹の連携プレーから生まれる
先見力は思考の飛躍を一瞬に行なう
脳幹によるデータ処理は立体的だ
精神活動の神秘にメスを入れたデカルト
思考と精神の座は脳幹である
脳幹を鍛えるＳＥＮ法
〝開運〟のカギは脳幹がにぎっている

カンのひらめくコンピューターはつくれない

アメリカの未来科学者によると、この数十年の内に人間より遥かに卓越した人工頭脳が誕生するという。現在の人間が、平均値の一単位として1ヒューマンと名づけて、その脳力を持ち合わせているとすれば、その100億倍の人工頭脳が現れるというのだ。10000000000(100億)ヒューマンの頭脳が機械知能として誕生するというのだが、ビックデータに対する一瞬による解析、記憶、計算など特定分野では可能であろう。現代でも目新しい現象ではない。特定分野では人間の頭脳を超えてほしいニーズがあるから、これらの人工知能はむしろ人類に貢献すべき宿命にある。

産業革命の隆盛時代には、機械に職を脅かされた労働者たちが、機械打ち壊し運動(ラダイト運動)を行ったが、さほど広がらなかった。便利で作業の速い機械の導入で生産性が向上した結果、社会がより豊かになり、労働者には、危険でつらい肉体労働を軽減した新しい職種がつぎつぎと現れたからだ。その分、工場からオフィスに知的な労働が増えて、労働者はそこに吸収された。特定分野で働く人工知能は特定分野で技術の進化を求めていくしかない。これからも1ヒューマンが100億ヒューマンになれるよう、人工知能の高速化が求められていくだろう。

産業革命の機械化に不満をいだいたのは、トップとボトムの間に位置する中間労働者であった。会社やオフィスにおいて、トップ層でもなく、一番下でもない、つまり中間層の職種が機械化により脅かされた結果なのだ。かつての機械打ち壊し運動など、物理的な破壊運動は現代では起きにくいだろうが、現代社会の労働者に深層心理として、機械の打ち壊しに類似した感情は潜んでいる。不快感を表に出しきれないから、心理的な圧迫感がのしかかり、メンタル面での病が表出しやすくなる。

現在進行している人工知能産業革命は、そのオフィス労働者の地位を危うくするかもしれない。人工知能を搭載した人間の形をしたロボットたちがサッカーゲームをやっても、ちっとも面白くもない。茶道をたとえ高度な人工知能を搭載したロボットがしても味気ない。技術開発が進み数年後に高度なシュートを放つようになっても、観客は集まらないだろう。将棋やチェスで人工知能が連勝したとしても、勝負よりも、勝負に奮戦する額に汗する人間の表情を見ているほうが面白い。これらの知的な仕事、独創的でクリエイティブな仕事は安泰である。人工知能は人間の創造的な脳力を弾き出せないのだ。永遠に、と言っても良い。

将来に求められている知能は研ぎ澄まされたカン脳力なのである。独創力のあるヒラメキが、血の通う頭脳から弾けだす瞬間が面白い世界を描いていく。電気と金属類で動く設計された人工知能は、数十年、研究開発されようともカン脳力をひらめかすことができないのである。高度な設計に基づくサイボーグが誕生しても、人間のようなオリジナルな独創はできない。サイボーグは本書のような原稿は書けない。サイボーグの中身を支配している人工頭脳は、人間の頭脳が思案しながら人工知能の回路を設計して埋め込むからだ。

ところが、狭い計算組織にすぎない人工知能は人間のような意識を持っておらず、哲学的な観点から弱い人工知能と呼ぶこともあるが、特定分野では人間よりはるかに強力なのだ。人工知能の回路からはじき出された指令を組み合わせたものとして表現されても、その表現は計算的であり創作性に欠ける。設計された人工頭脳のはじき出す計算値が人工知能の結果にすぎない。すなわち、人間の被造物であることが人工知能の限界なのだ。

人工知能が人間の脳力を超えていくのではないか、というペシミストたちがいる。その思想は機械打ち壊し運動と、そう変わらない。人工知能が脳力を駆逐することはない。かつての産業革命の時代のように、機械がいかに効率的に進化しようとも、独創力を編み出す人間の頭脳が健全で進化する限り、このサイレントマシンが生身の人類社会の前で営々黙々と稼働しつづける光景は、これからも永遠に変わらない。

前述のように人間のつくったコンピューターは、設計通り自明の理論をバカ正直に追っていくが、脳幹のコンピューターは、ものすごい量のメモリを意識下に沈めて全体を見ていくことができる。しかし、脳幹の働きが柔軟性に欠けると、どうしても〝パターン化による記憶〟にとらわれて全体を見そこなってしまう。

つまり、固定観念にとらわれ、その働きが人間のつくった、バカ正直なコンピューターに似てくる。人造コンピューターの機能は、与えられたデータの範囲内にかぎられ、それ以外のことに注意を向けようとはしない。計算能力は強く早いが、与えられたプログラムに対して、単純に正解を出し続けるだけの事である。

海馬には、ＤＮＡとＲＮＡによる莫大な記憶のデータがストックされているし、脳幹のコンピューターは大脳から送られてきたデータも考慮しながら、きわめて優れた情況判断と〝思考〟を行なっていく。もし、オール・コンピューター化された自動車が現在の道路を走れば、とたんに事故を起こすだろう。人造コンピューターに、脳と同じ情報処理を行なわせることは、とうていムリだし、データのインプットにも限界があるからだ。私たちは、脳幹が人造コンピューターに似てこないように、脳全体を鍛えなければならない。

ＮＡＳＡ（米国の航空宇宙局）の工芸職人は、金属球を磨くのに自分の舌先で曲率を調べるそうだ。コンピューターを使って磨くにも限度があるようで、やはり最後は人間の五感に頼らざるをえない、というのが現状らしい。

人間の脳は、精巧さにおいて、機械に勝るという、ひとつの例だが、これからどんなに機械文明が発達しても、人間の脳を最後のよりどころにしなければならない分野は、非常に多いにちがいない。私たちの脳は酸素と糖分を消費するのに、コンピューターにはその必要がない。コンピューターの機能を脳に近づけようとするなら、コンピューターにも人造血液を流し、酸素と糖分を必要とするくらいに〝進歩〟しなければならないのではないか。

人間の脳とコンピューターとはよく比較されるが、コンピューターは、人間の脳の仕組みを模して作った、金属類と電気で作動する機械なのであって、たとえば人間が神を超えられないのと同じように、人造コンピューターの機能力が人間の脳力をすべて超えることは不可能と言えるだろう。〝コンピューターの脳幹〟とでも表現できるCPU（中央演算処理装置）の計算処理能力を駆使して、特定の部分に特化された便利な機械ではありうる。

現在のコンピューターは、計算処理の分野では人間をはるかに凌駕するだろう。その計算能力に近づいていく人間の脳も創作されていくだろう。機械的な脳力を持った人間が地球上を歩き回る。そうすると計算値の誤りは弾き出されて見向きもされない。しかし、その無駄となった誤りを拾うことは、人間の独創力を育てるだろう。なぜ、間違えたのか。カン脳力はヒントを探すだろう。そして脳力の編み方を変えていく。そこに独創的な作品が現れやすくなるのだ。

しかしコンピューターは極めて専門家でありうるが柔軟性に欠ける、というセオリーは、永遠につづくにちがいない。したがって、どんなに優れたコンピューターができたとしても、カンをひらめかすことは不可能である。もしカンをひらめかすコンピューターができるとすれば、人間の脳と同じ構造を備えていなければならないからだ。コンピューターによる疑似脳が開発されても、感性や独創力は、生み出せない。

先にも述べたが、人間がカン脳力を鍛えなくてはならない理由には、便利な管理された社会環境がある。便利な生活環境があって、人間は不便さや危機に特に気づかなくても、便利さを優先させた管理社会に生きていれば、とくに不便さを厭わずに楽チンな生活を営めるようになった。文明の利器が生み出した便利な社会の中で、常識的にこだわりつづけて安心する鈍感な人間が増えている。カン脳力の退化とは無関係ではない。しかし文明の利器はその宿命として、黙って進化し続ける。社会の機能がオートマチックになっていくのだ。

先見力は大脳・海馬・脳幹の連携プレーから生まれる

将来を予測する先見力は、大脳—海馬—脳幹の連携プレーによるクリエイティブなカンのひらめきによって可能となるのだが、脳幹の情報処理は帰納的に働くため、将来の予測は過去のデータをもとにした確率としてはじき出される。たとえば、現在のAという事象が、将来必ずHという事象になるとの確信がひらめき、それが現実のものになったとすれば、その先見力の確率はほぼ一〇〇％に達していた、と言えるだろう。

AからHへの思考の飛躍が高い確率をもって行なわれるときには、AからHにいたる中間のデータが海馬に記憶されていなければならない。すなわち、B、C、D、E、

F、Gというデータがストックされていなければ、脳幹は一〇〇%の確率で先見力をひらめかすことはできない。カンのひらめきに豊富な雑学的知識や経験が要求されるのは、この理由による。AからHへの飛躍において、CとEというデータを知らなかった

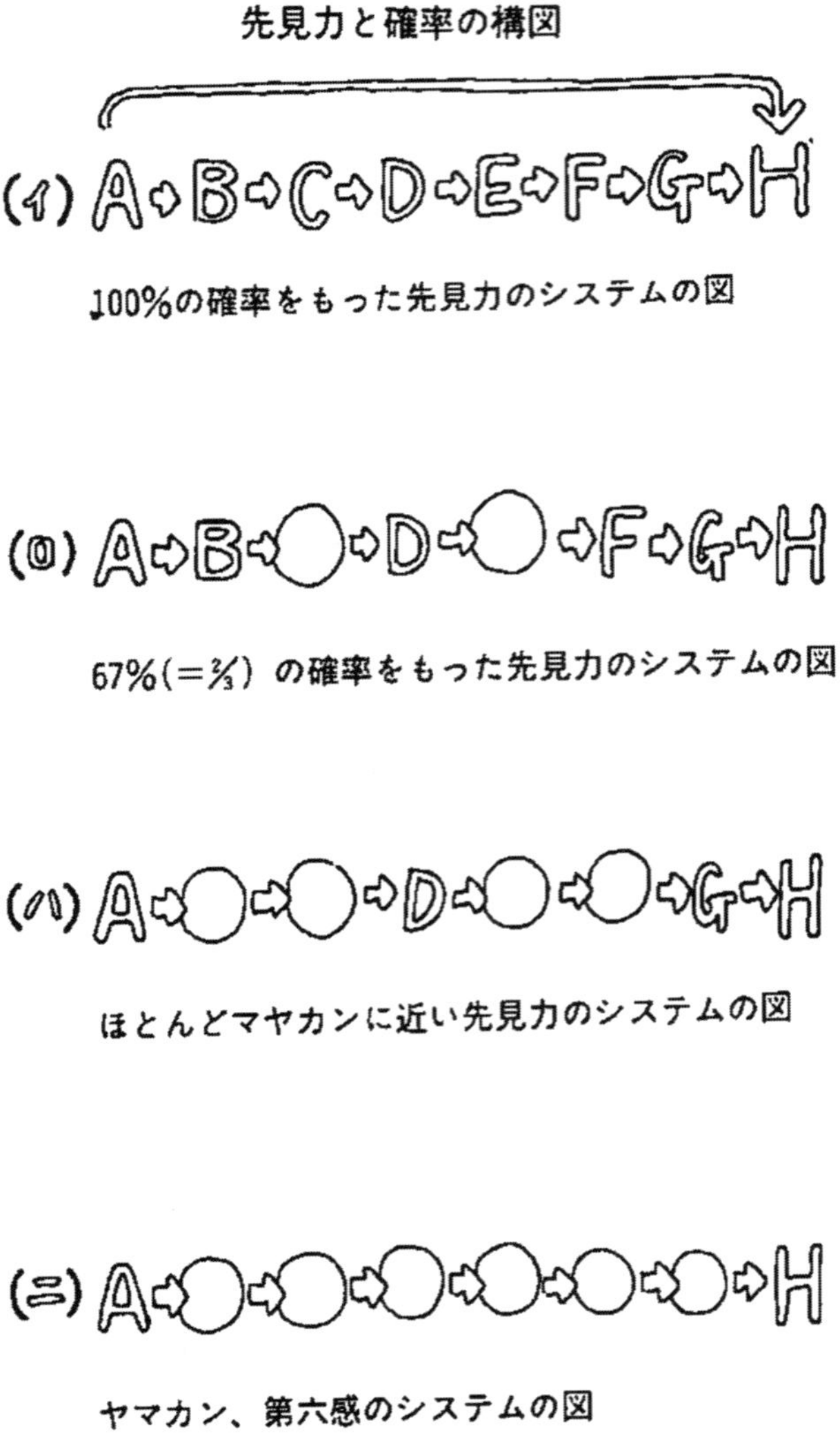

としよう。この場合は、脳幹がＣとＥのデータなしで情報処理を行なわなければならないので、先見力の確率はそれだけ低くなり、およそ六七％（三分の二）の確率になる。また、のようにＤとＧしか知らず、あとは何も知らないというときには、たとえＡからＨへの思考の飛躍が行なわれても、かなりヤマカン的な要素の強い先見力であり、それにもとづいて何かを実行するには、かなりの不安材料がある。

ヤマカンとか第六感と言われるのは、のようなシステム図である。Ａから

Ｈの間には何のデータもない。つまり、ＡからＨへ思考が飛躍する原因が何もないのである。たとえ、ＡからＨへの事実が当たったとしても、それはたんなる偶然にすぎない。先見力の確率としてはゼロである。

先見力は思考の飛躍を一瞬に行なう

先見力は、ＡからＨへの思考の飛躍を一瞬のうちに行なってしまう。それはなぜだろうか。コンピューターなら、どんなに高速なものでも、ＡからＢ、ＢからＣ、ＣからＤ……ＧからＨという順序をそのまま追っていかなければならないし、その順序を、あらかじめ与えてやらなければならない。このような論理的展開は、思考の飛躍とは言えない。思考の飛躍は、Ａから即座にＨという結論を引き出し、論理的展開を省くことであ

脳幹のシステムづくりが優れている図

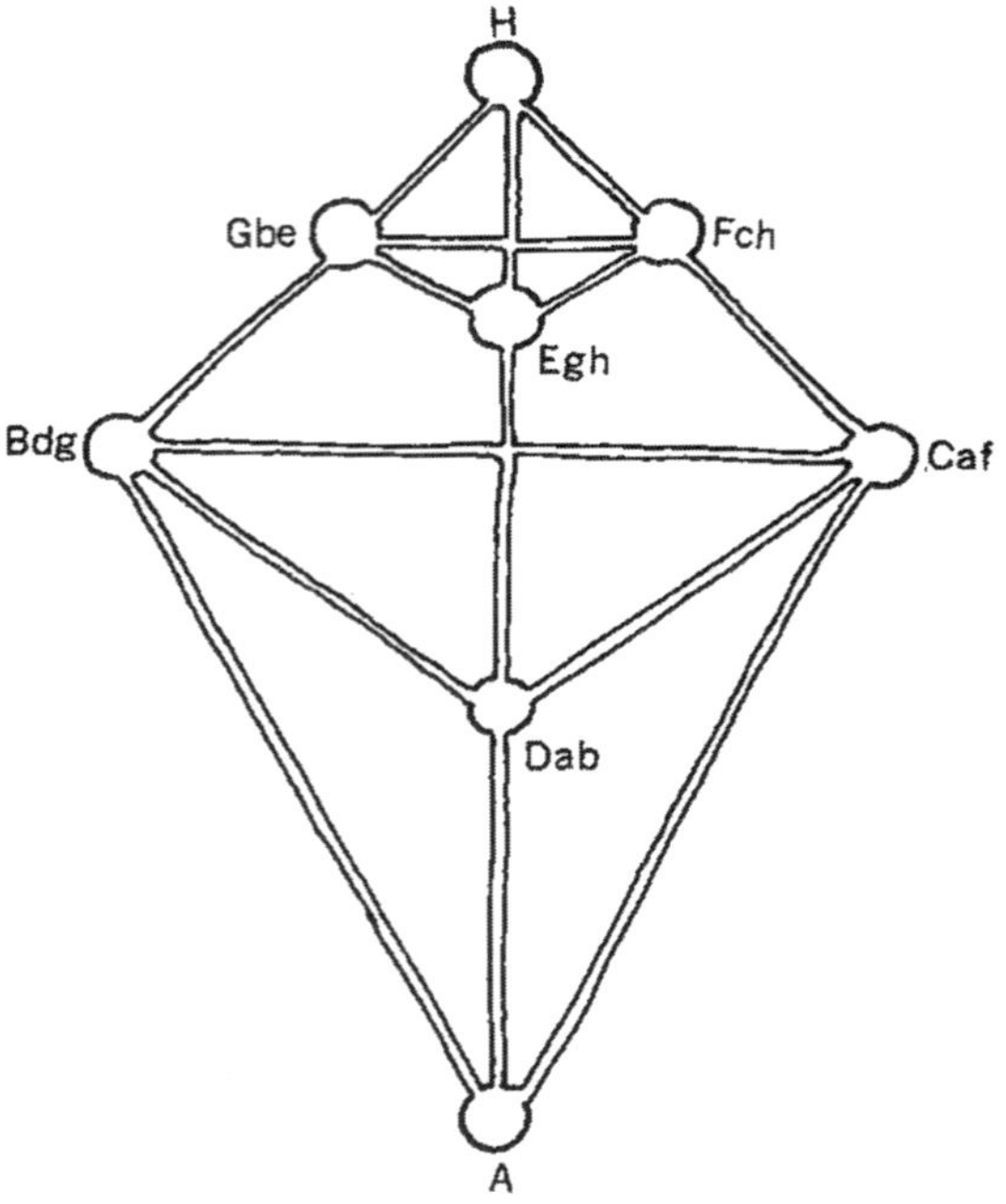

各因子の関連性については、本文を参照のこと。

る。それを可能にするクリエイティブなカンのひらめきが、先見力や独創力といわれるものなのだ。しかし、先見力が論理的展開の手順を省くといっても、データのないところに思考の飛躍はありえない。必要なデータが整っているからこそ、思考が飛躍できるし、その先見力に確信をいだくことができるのだ。

脳幹によるデータ処理は立体的だ

脳幹によるデータの処理は立体的に行なわれる。データの因子はおたがいに関連しあいながら結びつき、立体的なシステムを構成していく。こうして、ひとつのシステムができあがると、直接的にはかかわりのない因子もシステムの中で関連しあう。なぜなら、脳幹は立体的なシステムのかたちを整えようとするからだ。

たとえば、Ｄの因子に関して言えば、ＤとＢ、ＤとＡは論理的な順序を追えば、直接かかわりを持たない因子だが、脳幹のシステムづくりが優れている場合には、システムを整える過程で、ＤとＢ、ＤとＡのかかわりをつくってしまう。コンピューターには、こうした機能力がない。もし、論理的な順序からはずれていれば、解析不能として、Ｄ因子とＢ因子の関連性を拒絶してしまうのだ。ａとかｂ、ｆやｇといった因子を論理の道に合わないと判断するか、または見落とす。

コンピューターは順序を大切にするが、脳幹は立体的なシステムの中で異質な因子の関係をつくっていく。前出の「先見力と確率の構図」における㈺の場合のように、不足した因子があっても、脳幹は立体的なシステムの中で異質な因子を同質な因子として情報処理をしてしまうことが可能なのである。

こうして、脳幹による立体的なシステムは生産的に構成され、Ａという事象をＨという事象に結びつける知的パワーを生み出す。脳幹は、データさえそろっていれば、論理よりも生産的な関係を重視するので、脳幹のシステムづくりが優れていれば、一瞬のうちに情報処理を行なう。先見力がひらめく理由である。

先見力も、クリエイティブなカンのひらめきという点では、独創力と基本的には同じ

脳幹のシステムづくりが劣っている図

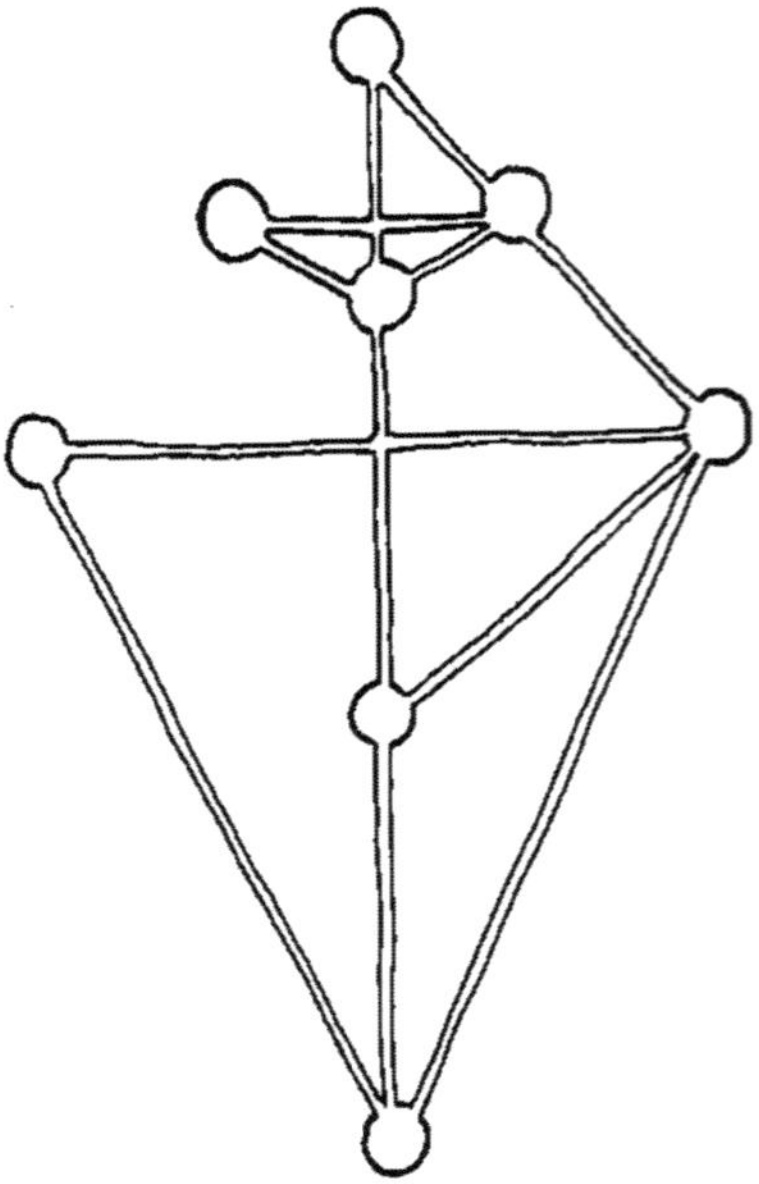

データの因子がそろっていても、脳幹は、それらを見逃しやすいので、先見力を引き出せないことが多い。

脳幹のシステムづくりが優れている図

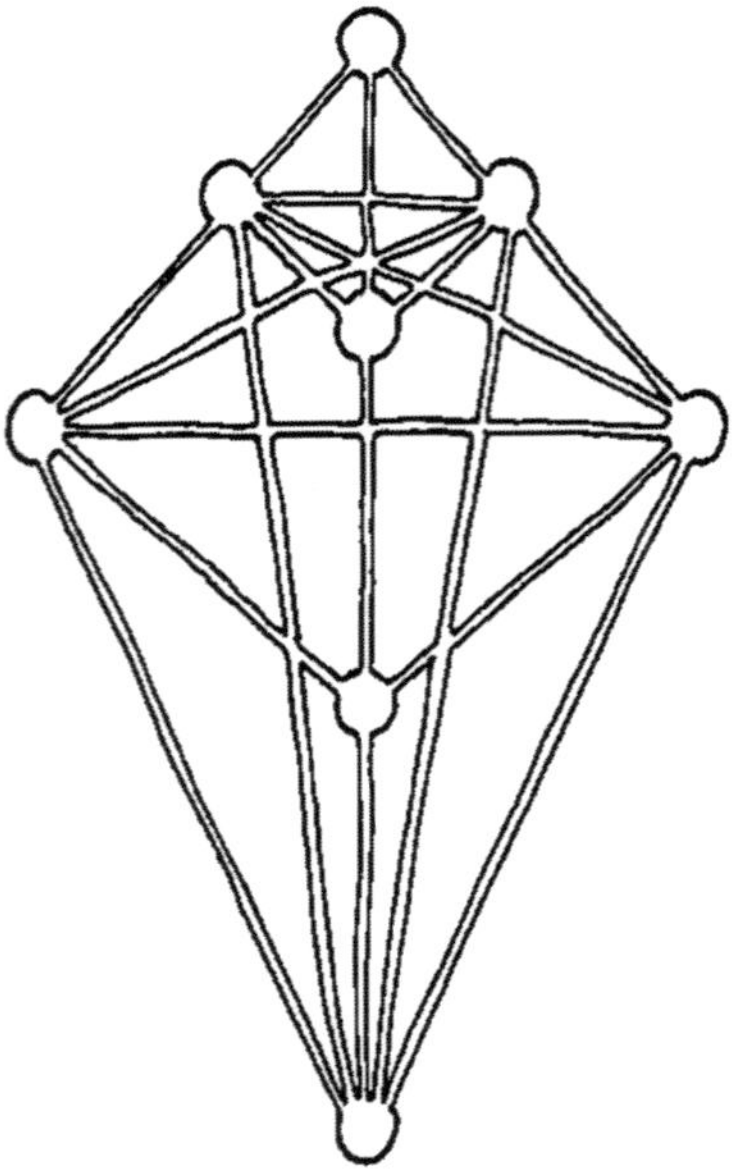

データの因子がそろっていれば、脳幹はそれらを確実にとらえ、必ず先見力をひらめかす。

だが、独創力の場合には、各因子がそれぞれ非常に生産的な要素を含んでいるため、それらがシステムの中で関連しあいながら結びつくと、非常に高度な知的パワーが生み出されるわけである。

独創力のひらめきに必要とされる因子は、学習や経験、環境などによって立体的に得られる。先見力のような先読みの脳力にとどまらず、質の高い因子であるほど、独創力は大きな知的パワーとなり得る。いわば知性の偉大な作品を作り上げるのだ。アインシュタインの科学であったり、モーツァルトの音楽であったり、その作品は後世までにも感動を与え続ける。そして、われわれが独創的な発想をするときにも、同様なデータ処理が脳の中で行われている。よって質の良い因子を海馬に取り込むことが必要であり、一周回路の脳のネットワークを緻密に構築していくことが大切なのである。

精神活動の神秘にメスを入れたデカルト

デカルトは、脳も神経もたんなる機械にすぎない、と考えた。その著作である『人間論』では、「感覚、思考、想像の器官における観念の印象、記憶における観念の保持などは、たんに機械の内部にある器官の配置によって生まれてくる」と述べている。そして、外界から受けた刺激は脳の各器官に対して働きかけ、神経の中を通っている細い糸が各器官の弁を必要に応じて開くと、脳の部屋に貯蔵されている「精神の気」が流れ出し、その〝液体〟は管状の神経回路を伝わり、思考や感覚の装置を動かす、と考えた。

自然科学が発達するにつれ、「精神の気」はインパルスによる電気的作用を意味し、〝弁〟とは神経線維のシナプスであることが確認されていった。

デカルトのこうした発想は、人間の精神活動や魂といった神秘的な領域にメスを入れ、唯物的に解釈していったところに、偉大さが感じられる。独創力や先見力というカ

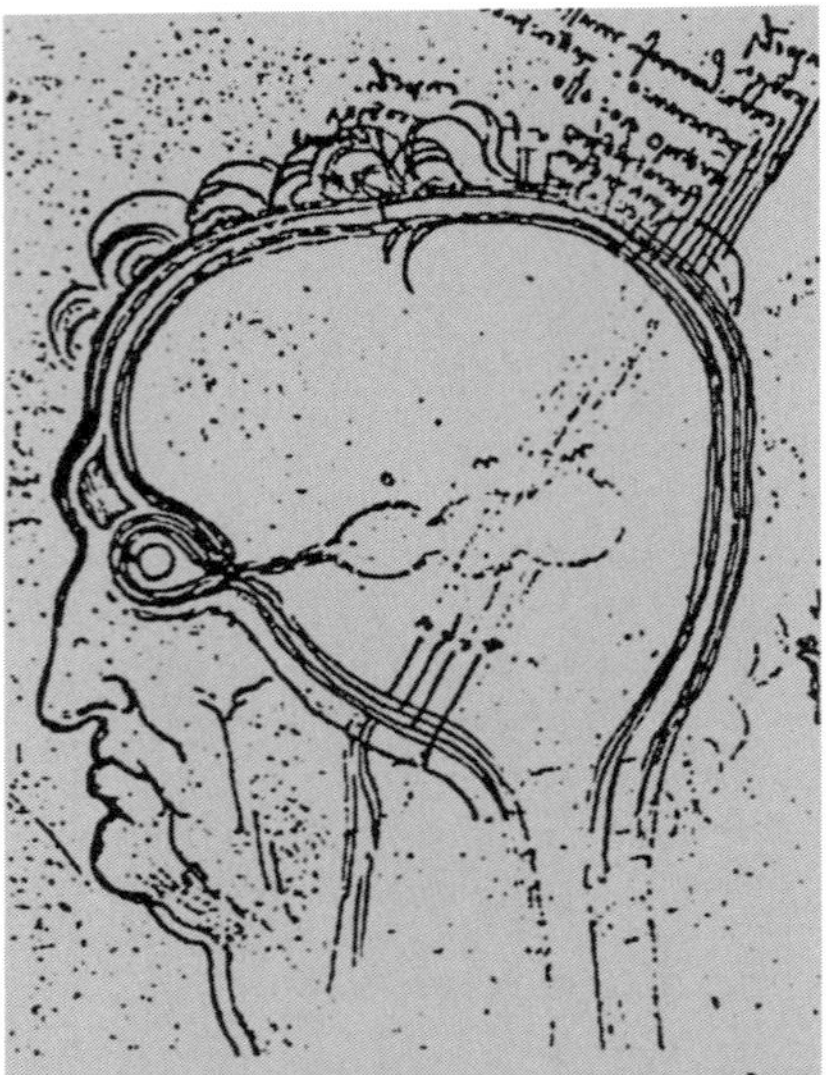

レオナルド・ダ・ヴィンチの作。このスケッチには3つの脳室が描かれている。デカルトも脳室に「精神の気」という液体が入っている、と考えた。

ン脳力の製造も、つまるところ脳による機械的な作用にすぎないのである。人間の心の問題も含めて、すべての精神活動や脳力は、ＤＮＡとＲＮＡ、ニューロン、神経線維のネットワークの共同作業にすぎない、と私は考えている。

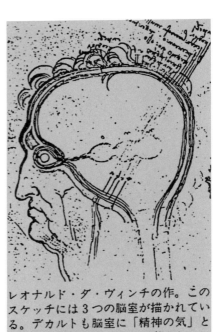

しかし、心の作用がいくら唯物的に行なわれるとは言っても、ＤＮＡやニューロンなどの物質が無から生じたわけではない。時間や空間というものさえ、それが存在している以上、だれかによって作られなければならない。そのクリエイターが神であるかどうかは知らない。人間自身の手で、ＤＮＡや空間が作られたものでないことだけは厳然とした事実なのである。神秘とは、そういう事象を言うのだろう。

先に述べたところだが、人間ついては最初にオス♂やメス♀の区別はなかった。空白の遺伝子が最初にあって、塩基配列が組み込まれて、エーゲ海のクレタ島の付近の海からｉＰＳ細胞のセオリーに近い空白の遺伝子が人間の生命体に関与した。その時にはオスとメスの合体生命体であった。やがてその生命体は男と女に分離して、生殖により子を産むようになったのである。そしてヒトのＤＮＡはゆるやかに進化を遂げていく。

思考と精神の座は脳幹である

思考と精神の座にあるのが、脳幹である。脳幹は、いわば神経機構の統合作用と調整作用を行なう場であり、すべての脳の機関は脳幹との連絡体制を密にしながら活動している。脳幹が、脳のコンピューターといわれる理由はここにある。脳幹によるデータ因子の組み立てしだいで、考え方も変わるし、〝心〟の持ち方も異なってくる。人生は、脳幹の物理的作業によってつくられていく、と言っても過言ではない。

しかし、海馬にストックされているデータ因子の量が少なく、質も悪い、というのでは、人生はそれほど幸せなものとはならないだろう。生産的なデータ因子の不足から、脳幹から発信されるインパルスの波型が、人生に有益な情報を伝えるかたちにならないからである。

個々のインパルスが、伝達しようとする情報の波型を持っていることは、すでに説明した。脳幹の情報処理能力が優れ、インプットされるデータに良質なものが多ければ、その人の人生はおのずと開けていくだろう。〝開運〟は他律的なものではなく、自律的なものなのだ。占い師を信じるより、脳力を全開させるトレーニングを行なう方が、確実に開運をもたらすのである。

　占いと言えるかどうかは不確かだが、姓名判断を調べたことがある。ひと昔前の人を引き合いに姓名を事細かに調べてみたが、当たっている人、当たっていない人様々で、言えることは当たるも八卦当たらぬも八卦、というところだろう。ただし占いは柔らかな思考力を縛る。のめり込むと発想の転換もできなくなる。とことん、のめり込みやすいのが占いの世界でもあるから、脳力開発を目指すなら注意しておくべきだ。占いという常識が脳内を支配してしまうのだ。

　人生を開く脳力で重要なものは、先見力であろう。それをひらめかす主導権をにぎる

脳幹と大脳との連絡体制の図

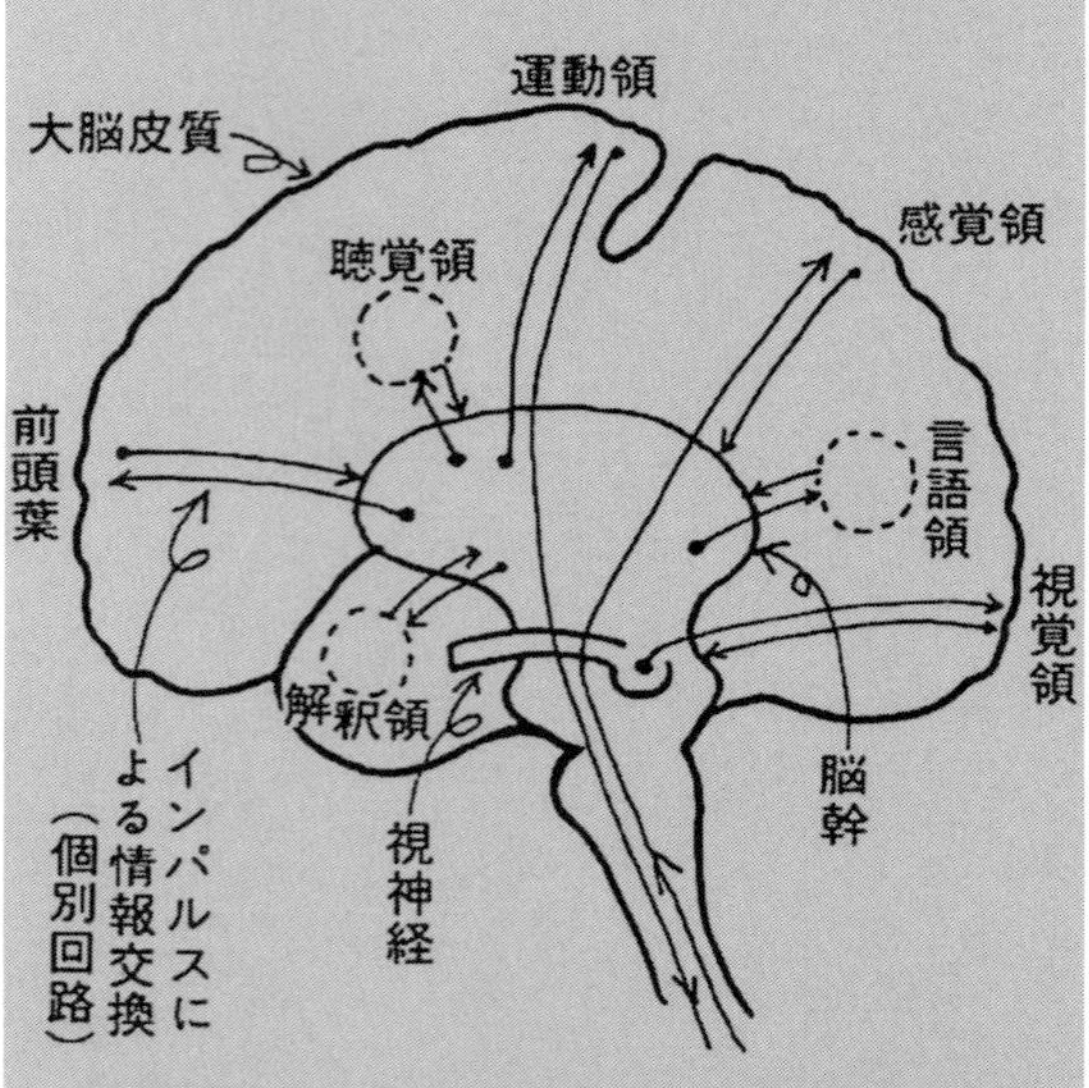
運動領
大脳皮質
感覚領
聴覚領
前頭葉
言語領
視覚領
解釈領
インパルスによる情報交換（個別回路）
視神経
脳幹

上図は、ペンフィールドによる作図をもとに構成した。インパルスの流れは、個別回路を使って行なわれている。

のが脳幹だから、人生をハッピーにしようと思えば、脳幹を鍛えなければならない。つまり、脳幹による神経機構の統合・調整作用を強化し、先見力を引き出すための立体的なシステムが生産的に構成されていく必要がある。

こうして脳幹の情報処理能力は高められ、将来への予測を高い確率ではじき出す頭脳が作られていく。脳の神経回路はすべて脳幹に通じているため、脳幹は脳全体とかかわりを持つことにより、その機能を発揮できる。したがって、大脳のバランスがよくないとか、海馬の記憶力が劣っているという状態では、脳幹は充分に実力を出しきれない。

脳全体を鍛えることは脳幹を鍛える。食生活で、ビタミンCやカルシウムの豊富な食品を摂取するように努力することはもちろんだが、脳幹を鍛えるということにマトを絞った脳全体のトレーニング法として推薦したいのが、「生活をエンジョイすることで脳幹を鍛える法」という方法論である。タイトルが長いので、生活とエンジョイと脳幹の頭文字をアルファベットに置きかえ、ＳＥＮ法《せんぽう》と名づけることにしよう。

脳幹を鍛えるＳＥＮ法

ＳＥＮ法《せんぽう》の骨子は、①うまいものを食べ、②芸術鑑賞を楽しみ、③クラシックを中心した美しい音楽を聴き、④指先を使う趣味を持ち、⑤自然の緑の中を歩き、⑥マンネリ化した生活の中に自由時間を増やしていく、ということである。SEN法の特長は、日常生活の中で無理なく簡単に実行できる、自由で自然な脳力トレーニングである。心がけるだけではなく、実践していくことが大事である。

SEN法の目的は、外界から加えられる感覚のデータを、質と量の面から改善し、脳幹の情報処理能力を外側から鍛えようとするものだ。感覚のデータを最初に受信するのは大脳だから、大脳の機能も向上し、海馬も良質な感覚のデータをストックできる。さらに、良質なシナプスもつくられるから、脳のネットワークも緻密になっていく。SEN法は、いわば感覚面を重視した、〝脳幹を鍛えるためのリハビリテーション〟と言えるだろう。

①うまいものを食べると、頭の回転が早くなる。まことにけっこうな話だが、このトレーニングの狙いは、味覚を鋭くし、脳の感覚に対する判断力を高めることにある。なにも一流レストランに行って高級料理を食する必要はないが、素朴な田舎料理ひとつをとっても、その微妙なうまさを発見できるように、味覚を鍛えるべきである。

味は芸術だと言われる。うまい料理の中には、いろんな味の情報がバランスよく含まれており、情報の協調があるわけだ。その協調をつくり出す脳は、まさに芸術的な感性を持っていると言えるが、その協調を発見し、さまざまな味の情報を分析できる脳も、また非常に優れた感覚的な判断力を持っている。したがって、味にうるさくなるということは、それがわがままな言動にならないかぎり、脳幹の情報処理能力を高めることになるわけだ。

②芸術作品を見て、それに感動することは、とくに独創力にとって必要な〝驚く脳力〟を鍛えることになる。独創力とは人を驚かせる知的パワーと言えるが、人を驚かせる前に、まず自分が驚く能力を備えていなければならない。抽象画などは、ピカソにしてもシャガールにしても、表現しようとする対象のかたちを崩し、見る人を驚かせようとしている。独創性の高い抽象画になるほど、その傾向が強い。芸術作品だけが驚く能力を育てるわけではないが、感動したり驚いたりすることの少なくなった時代において、美しいものや芸術作品に感動できる脳に鍛えることは、これからもっと必要とされてくるだろう。無関心とか、ワンパターンという言葉を最近よく耳にするが、その分だけ頭の回転の悪い人間が増えてきた、と考えてよいだろう。

③クラシック音楽が脳全体の機能を高めるということについては、すでに説明した。音楽も、つまるところは脳が感覚した音に対する感情ということになる。音楽は旋律《メロディー》とリズム、そして音の強弱によって構成されている。音楽をつくる三要素がうまく調和されたとき、その音楽は聴く人の感情を刺激する。これら、三つの要素のうちひとつでも崩れると、その音は、音楽というよりも雑音や騒音に近くなる。名演奏家の弾くショパンは聴く人の心に詩的な感情をいだかせるが、同じショパンの曲でもピアノ教室にかよいはじめて一ヵ月という子どもが弾く場合には、聴くに堪えない、ということもありうるわけだ。五線譜に描かれた音符は音楽の設計図だが、音楽の三要素を脳の機

能を高めるように使って設計されているのは、クラシック音楽をおいてほかにない。私自身の経験として、バッハやモーツァルトを聴くと、脳全体がきれいに洗われる思いがする。

④手は脳幹からの指令を受けて動き、手によって得られた触覚のデータは、まず大脳で反射して脳幹に入る（前図を参照）。さらに、手は脳の知的活動を表現する場でもあり、その知的活動は脳幹を中心に行なわれている。このように、手と脳幹は密接な関係を持っているため、〝手は外部の脳〟と言われている。つまり、手先を使う趣味を持つことは脳幹と手の間で行なわれるデータ通信の量を増やすことになるから、脳幹の情報処理能力も高められる、というわけである。同時に、データ通信のさいには、神経線維のシナプスづくりもすすむから、ネットワークは緻密になっていく。脳が手に命じて作らせた機械に、かつての手の労働であったものが奪われているのだから、私たちは、もっと手を創造的活動に使って、脳を鍛えていくべきだろう。

⑤自然の緑の中を歩くときには、都会生活で麻痺しかけた嗅覚を回復するようにこころがけよう。自然の森や緑には、特有の芳香物質があり、野花はそれぞれに個性的な香りを漂わせている。私たちは、それらを意識的に嗅ぐようにしたい。人間の嗅覚は味覚より優れている。味覚は人間の進化の過程で発達したものだが、嗅覚は、人間が動物であるがゆえに所有しているオリジナルな感覚なのだ。したがって、麻痺しかけた嗅覚を回復させることは、生命あるものとしての感覚を刺激し、心身ともに活力が湧いてく

る。現代人の脳はあまりにも多くの知的活動を強いられているため、生命の座を守る意識や感覚が鈍化している。それらを回復していくことは、脳幹に生命を守るためのデータを増やすことになり、脳幹は情報処理の段階で、それらの因子を脳の回路網システムの中に組み入れていく。こうして、カンのひらめきも人生の設計に対して積極的に働き、運も開けてくる、というわけである。

⑥私たちの一日は、とかくマンネリ化した生活パターンの中で過ぎていきやすい。一日は二四時間で構成されており、その二四時間はいくつかの使用目的によって細分化され、特定の生活パターンをつくっている。毎日はその繰り返しであり、脳に新しい情報が入るスキがない。このようにマンネリ化した生活に安住していると、脳幹のシステムづくりはワンパターンになるし、関連因子の結合ができなくなる。このため、たとえ有益なデータ因子が入ってきても、脳幹はそれを見逃しやすくなる。そこで、マンネリ化した生活に変化を与えることが必要となってくる。どんなに忙しい生活をしていても、自分だけが使える自由時間を設けることが必要だし、できるだけその時間を増やしていく。就寝前の一〇分や二〇分でもよいから、その自由時間の中で〝異質な生活〟を行なってみる。それも、できるだけ創造的なことがよい。天体望遠鏡で星空を見るとか、童心にかえって小学唱歌を聴いたり歌ったりするのもよいだろう。発想や思考の組み立てが貧弱な脳幹は、マンネリ化した生活環境が大きく影響している。クリエイティブな知的パワーを生み出す脳幹に育てるには、異質なデータ因子を排除しない緻密なシステム

を、脳幹の中につくっていかなければならない。そのためには、〝異質な生活〟を慣習化させながら、脳幹の機能を鍛えていくことが必要になるわけだ。

〝開運〟のカギは脳幹がにぎっている

以上が、脳幹を鍛えるための方法論である。独創力や先見力といった高度な知的パワーがひらめくかどうかは、脳幹によるデータ因子の組み立て方しだいで決まる。先にも述べたが、〝開運〟のカギは脳幹がにぎっている。それだけに、脳幹を鍛えることは人生にとって非常に重要である。

ＳＥＮ法では、現在よりも楽しく豊かな感覚にあふれた生活をすることが、脳幹の情報処理能力を高める、と考える。さまざまな種類の感覚データをコントロールできる脳幹に鍛えることは、多くのデータ因子の情報処理を行なえる脳幹に育てる。なぜなら、感覚はパターン化されたデータではないし、微妙な感覚になるほど脳幹は情報処理脳力をアップしなければならないからである。せわしい世の中だけに、ＳＥＮ法を生活の中に取り入れ、ハッピーな人生を築いていただきたい。

ＳＥＮ法を行なうときには、左脳と右脳のバランスや海馬の脳力を高めることも、忘れずに実行してほしい。左脳と右脳のバランスによってひらめいた直感力は左右の海馬

脳幹の機能を高めるSEN法

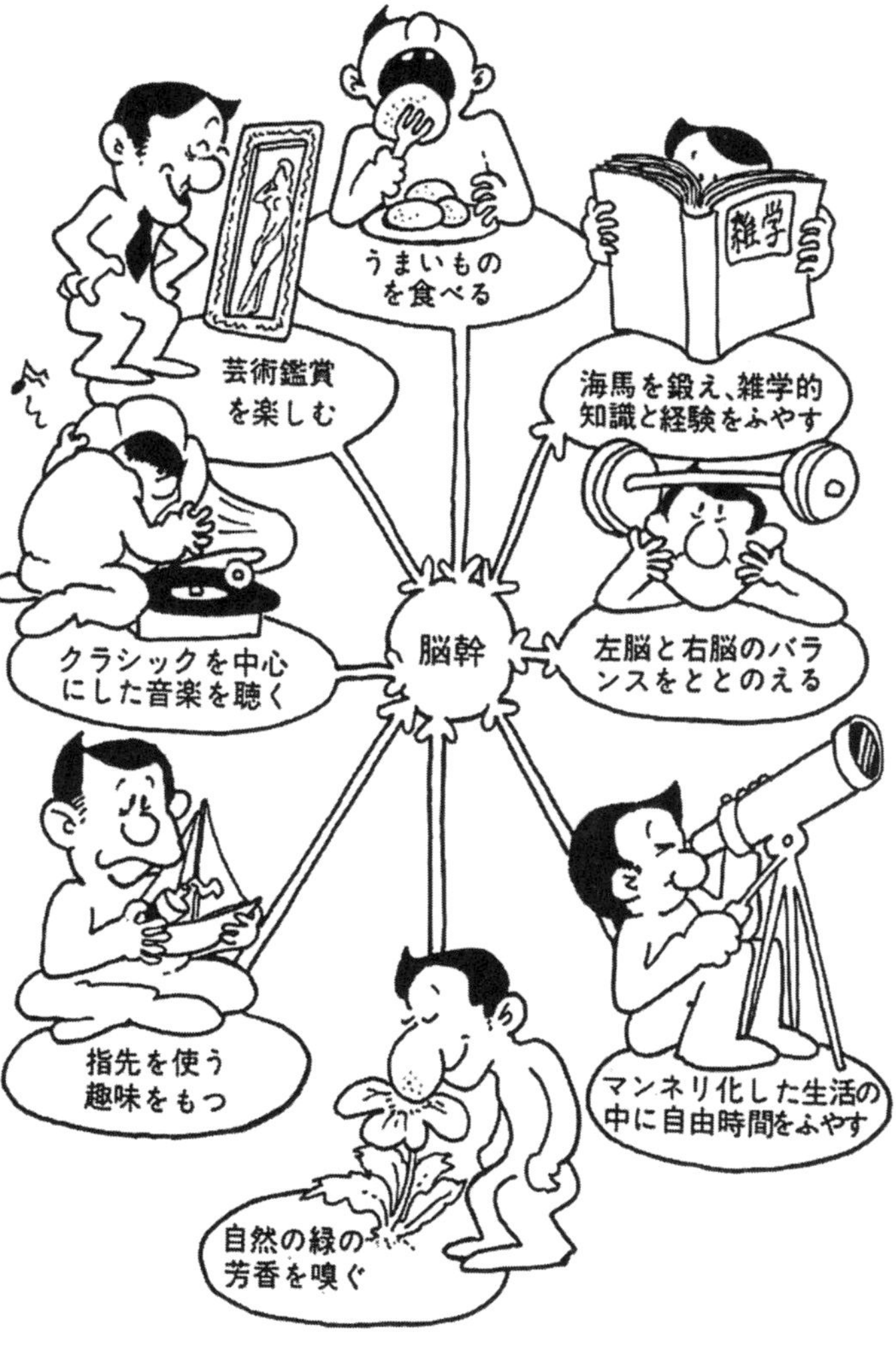

に働きかけ、論理的因子と非論理的因子の複合体を脳幹に送りこむ（第二章参照）。雑学的知識と経験が多いほど、複合体因子は生産的になり、脳幹はいっそうクリエイティブな結論を出す。先にも述べたが、脳幹は大脳や海馬など、脳全体と深くかかわりあいながら機能している。したがって、SEN法を行なうときには、大脳のトレーニングと海馬のトレーニングも同時に行なってほしい。そうすることにより、SEN法《センぽう》の効果はさらに高められ、脳幹はあなたの人生をさらにプラスの方向に導いていくだろう。

第8章　あなたに不足している脳力を発見するテスト

あなたの脳力はどの部分を鍛えればよいか
プレテスト
テストA
テストB
テストC
テストD
テストのまとめ

あなたの脳力はどの部分を鍛えればよいか

脳力を全開させてカンをひらめかせるためには、あなたに不足している脳力を知り、それを補わなければならない。先にも述べたように、人間の脳には、生命維持に関するものも含めて五二個の脳力発生個所がある、と言われている。これらは、研究がすすむにつれてもっと多くなるだろうが、カンのメカニズムに従えば、大脳の管轄する機能と海馬の管轄する機能、脳幹の管轄する機能の三つの脳力分野に分けられるので、テストも、これら三つの脳力分野にスポットを当て、それぞれの機能ぐあいを調べる。カンがひらめくためには、大脳―海馬―脳幹の機能がそれぞれパワー・アップされていなければならない。

これから行なうテストによって、不足している脳力とそのマイナスの程度を正しく知っていただき、それを補うための脳力開発につとめていただきたい。カンにかかわる三つの脳力分野の機関を鍛える方法については、これまでの章で総論として詳しく述べてきたので参考にしていただきたい。各論については終章で述べることにする。

三つの脳力分野の機能ぐあいは、人それぞれによって異なる。最近の能力開発がこの点を無視していることは、すでに述べた。脳力開発は個々に行なわれるべきであり、誰でもできる〝全員一致の能力開発〟は捨て去らなければならない。そのために自分の脳力を知っておく。バランスが取れていないことを見極めてから、バランスが取れるように調整していくのが、本書でいう脳力開発なのだ。弱いところから鍛えていく。そして三つの脳力分野のバランスを取る。その規模は小さくてもよい。しだいに拡大していけば、カン脳力人間になれる。

再度忠告しておくが、メディテイション系の能力開発は真の脳力開発ではなく、脳の前頭葉にα《アルファー》波を出させ、精神をリラックスさせるための手段にすぎない。集中力のない人には、メディテイションは有効だが、脳力の全開を目的とした脳力開発は、大脳—海馬—脳幹をバランスよく鍛えることでなくてはならない。

頭の回転は早くても、非論理的感性に傾きやすい人は、もっと左脳を鍛えるために論理的思考を行なうべきだ。直感力は冴えていても、クリエイティブなカンに結びつかない人は、多くの雑学的知識や経験を記憶して、海馬を鍛えるべきだ。頭の回転の悪い人は、固定観念や専門知識にこだわることをやめ、発想の転換法や連想法により、脳幹を鍛えるべきだ。そして、脳全体の健康に留意し、必要な栄養素を摂取し、脳に有害なタバコなどをなるべく避けるようにしなければならない。不健康な脳からは、いくら努力してもクリエイティブなカンはひらめかない。日頃から元気な脳のコンディションを維持できるように鍛えておくことが大事だ。

脳力が全開することによりカンがひらめくのだから、前頭葉の機能も同時に高められ、集中力も働いている。しかし、逆に前頭葉を鍛えるだけで脳力を全開させるには、どうしても無理がある。前頭葉に、脳力を全開させるシステムが備わっていないからだ。カンのひらめきに前頭葉の機能を無視することはできないが、脳力全開のための補助的な存在にすぎない。

テストには制限時間を設けたが、とにかく全問に答えてほしい。これらのテストにより、あなたにどれだけのカンをひらめかす可能性があるか、ほぼ正確に知ることができるだろう。自分の生き方は自分のカン脳力で作っていける、変えていける。では、はじめよう。

プレテスト

本格的なテストに入る前に、カン脳力の一般常識とでも言うべき事項をいくつか拾いあげ、あなたのカンに対する意識調査を行なってみたい。テストの結果は得点化されるが、それがカンの良さとつながるわけではない。あくまでも、カン脳力を鍛えるときの一応の目安にしてほしい。得点が高ければ、カン脳力を鍛えるときに、それほど努力を要しないだろう。得点が低くければ、相当のトレーニングが必要だと覚悟すべきだろう。

問題

つぎの全ての項目から、あなたにとって、もっともあてはまると思われるものを五つ選択せよ。

①バラよりも野花の方が美しい。
②いつも、右足の靴からダメになる。
③できそうにない仕事は、はじめからやるべきではない。
④散歩は趣味のひとつだ。
⑤クラシック音楽のファンだ。
⑥歌謡曲のファンだ。
⑦抽象画より風景画の方が好きだ。
⑧ドナルド・ダックより、ミッキー・マウスの方が好きだ。
⑨宴会などで、よく芸をやる。
⑩タバコを一日二〇本以上吸う。
⑪サラダや野菜類、くだものなどをよく食べる。
⑫サイコロをふると、望む目が出やすい。
⑬専門的な仕事をしているが、雑学のタイプでもある。

⑭専門的な知識をどんどん吸収しなければ時代の波に乗り遅れるだろうし、知らないとハジをかくにちがいない。
⑮将棋やマージャンなど、ゲームに強い。
⑯反抗的または反骨的な性格である。
⑰はじめて行った場所なのに、以前見たような風景に出会うことがたびたびある。
⑱メモをとらなくても、生活や仕事に、それほど不便は感じない。
⑲再放送されたテレビ番組などを見ながら、つぎの場面や役者のセリフをすぐに思い出せる。
⑳夢には筋書きがあり、目覚めても、それを思い出すことができる。
㉑本などは、最初の一ページから読むことはあまりなく、興味のあるところから先に読んでいくタイプだ。
㉒よくモノを忘れたり、注意力が散まんになりやすいので、ミスをしやすい。
㉓イライラすることは多いが、自分だけの気分転換法をこころえているので、それほど苦にはならない。
㉔旅をするなら、団体で行く方が安心できるし、経済的に楽である。
㉕味にはうるさい方である。
㉖手先は器用な方だし、パチンコなど指先の技術を要求されるゲームに強い。
㉗著名人の考え方や諺などに、必ずしも正当な理由があるとは思えないし、自分の考

え方やポリシーと対立することもある。
㉘理屈をこねる人間と話していると、頭にくる。

採点

①三点　②一点　③一点　④四点　⑤四点　⑥一点　⑦二点　⑧一点　⑨三点　⑩〇点
⑪二点　⑫二点　⑬四点　⑭〇点　⑮二点　⑯三点　⑰二点　⑱四点　⑲三点　⑳一点
㉑二点　㉒〇点　㉓三点　㉔一点　㉕二点　㉖三点　㉗四点　㉘一点

採点方法は、選択した番号の得点を合計する。

一～六点＝カン脳力を鍛えるには、抜本的な環境の改善が必要なようだ。

七～一五点＝多少の苦労は必要だが、要を得たトレーニングに励めば、〝カン度〟も急速によくなる。

一六～一八点＝短期間のうちに、カン脳力をパワー・アップすることができるだろう。カン脳力を鍛えるための条件は、すでに整っている。

一九～二〇点＝カン脳力を鍛えるためには、恵まれた素質を持っている。それを生かしきれるなら、カンの質はさらに向上することだろう。

解説

①　だれもが認める美しさより、目立たなくても小さな美しさに気づく人は、固定観念にとらわれない柔軟な脳幹を持っている、と考えられるだろう。こういう人は、なにげないところで、フッと重要なヒントを思い浮かべる可能性がある。

②　体の右半分の動きは、左脳の〝運動領〟が担当している。右利きの人は右足が利き足だから、靴も右からくたびれてくる。しかし、左の靴はまだ新品同様なのに、右の靴にかぎってすぐダメになる、という場合には、大脳の働きが左に傾いている、と考えられる。

③　昔から、「窮すれば通ず」とか「困まれば知恵は出てくる」と言う。あえて困難な仕事にチャレンジすれば、休眠状態の脳まで目覚めてくるから、脳力はしだいに全開される。気持が追いつめられてくると、ニューロンへの刺激が強くなるから、多量のインパルスが脳のネットワークを走りまわり、それに比例して海馬から引き出される情報も増加する。

④　散歩が脳に最適量の酸素供給を行なうことは、すでに述べた。散歩こそ、脳力を全開させるのにふさわしい運動である。

⑤　クラシック音楽を聴くことは、天才的音楽家たちの感性に直接ふれることでもあ

り、気持をリラックスさせる効果もあるから、脳に活力を与えるには最適と言えるだろう。

⑥　歌謡曲は、以前から頭脳活動を鈍らせる、と言われている。〝ひとつの音〟から歌詩とメロディを分析することは、左脳と右脳を疲れさせる原因になるわけだ。

⑦　かたちがデフォルメされた抽象画を見て、具体的なイメージを引き出す方が、記憶の貯蔵庫である海馬と、感性とかたちのデータを組み立てる脳幹の機能を磨く効果がある。

⑧　旧ソ連（現・ロシア）のある公的調査機関が調べたところによると、ドナルド・ダックが好きな人は反骨型、ミッキー・マウスが好きな人は迎合型が多いそうである。旧ソ連がアメリカ産のマンガまで心理分析しているとは、やや意外だが、その分析結果を正しいものとすれば、ドナルド・ファンの方が〝ひらめきのタイプ〟と言えるだろう。

⑨　一芸に秀でて仕事もできる人は、頭が柔軟な証拠。脳幹がスムーズに機能し、カンも冴える人である。

⑩　タバコが脳全体に悪影響を与えることは、すでに述べた。

⑪　野菜類やくだものに含まれるビタミンCが脳全体を活性化させ、脳力を引き上げる効果があることは、すでに述べた。

⑫　実験してみるとよくわかるが、望む目を念じてサイコロをふると、その通りになる

ことが多い。五〇回、一〇〇回とその回数が増えるにつれ、念じるのと念じないのとではあきらかに差が出てくる。なぜこういう現象が起きるかといえば、心理学でいう「深層心理」に、自分の意志力で、たとえば〝五の目が出る〟という無意識の状態をつくり出しているからである。その無意識はその人の言動を規律し、一種のパターン化を定着させる。勝つと思えば勝ち、負けると思えば負ける。これと同じことがサイコロにも言えるし、自己催眠にも応用されている。最近、このカラクリを取り入れた能力開発事業がさかんだが、私は、これをもって独創力や先見力が引き出されるとは思わない。イメージ・コントロール法という能力開発を考案した保坂氏によると、精神を何らかの方法でリラックスさせて、ある特定のイメージを思い浮かべていくと、訓練しだいでイメージが現実的なものに結びつくと言う。はたしてそうだろうか。その理由づけもはっきりしない。この能力開発法も自己催眠のワクにとどまっており、一種の自己陶酔型のマインドコントロールであり、独創力や先見力を生み出すカンのメカニズムが、その考え方から欠落している。呪縛から醒めると、失望感が残るだけである。

⑬　第二章における「雑学の公式」を参照してほしい。いくら専門的知識が豊富でも、雑学的な知識と経験がなければ、クリエイティブな発想は不可能になる。

⑭　専門的知識も必要だが、それに固執しようとする気持は捨てなければならない。固定観念から、新たな知識は生まれてこない。キラキラした知識は、いったん疑ってみ

る。外見で引き寄せられると、後で損をすることが多い。いわゆる専門家とか、マニアックなタイプの人は、知識の見極め方に対しては一方通行になりやすいので、要注意だ。

⑮ 情況判断の能力に優れている。混沌とした情況の中で的確な判断を下せる人は、自分に有利なデータを引き出して、それを組み立てることに優れている。つまり、脳幹の機能が冴えている、と言えるだろう。

⑯ 反抗的な態度は、必ずしも良いものとは受けとられていないが、反骨精神にあふれる人ほど自己に特有な経験をつみ、それをデータとして海馬にストックさせるから、オリジナルな思考とカンのひらめきが可能となる。迎合主義の頭脳からは、良い発想は湧いてこないものだ。

⑰ 先にも述べたが、ペンフィールドによると、私たちが意識して見たり聞いたりしたことは、すべて記憶としてストックされる。忘れてしまうとか、思い出せないという現象が起きるのは、それらを引き出す回路にシナプスが不足して、インパルスが通りにくくなっているからである（前出）。ところが、海馬に近い側頭葉の部分に電気的刺激を加えると、何年か前に経験したことが見えたり聞こえたりする、という実験報告がなされている（ペンフィールド著、『脳と心の正体』）。ときに、私たちは行ったことのない場所で、ふと以前見たことのあるような風景に出会うことがあるのも、これは、何年も前、または何十年も前に、すでに私たちはどこかでこれと同じような風

景を見ているのだ。かつて見た風景は、データとして海馬にストックされている。しかし、似たような風景に出会うと、その刺激がインパルスとなって、かつて作られた〝見慣れた回路〟に入り、シナプスをふやしながら海馬に入っていく。海馬では、かつて見た風景から伝達されてきたデータにもっとも近い記憶のデータをストックしているＲＮＡが受信して、そのデータ因子のコードを解読し、〝本物のデータ〟を発信する。このインパルスが太くなった回路を伝わって大脳に入り、記憶が〝再現〟されるわけである。いわゆる既視感の構図である。

だれにでも、こういう経験はあるが、脳のネットワークとＲＮＡの機能が健全であることを意味している。

⑱ 必要なことをきちんと記憶できる人は、電気抵抗の少ない回路を持っているから、電気信号であるインパルスがスムーズに伝わりやすい。つまり、海馬におけるインパルスの受信と発信が順調に行なわれるので、脳幹に対してより多くのデータを提供できる。脳幹はデータを選択する余地が広がり、情報処理能力が高まる、というわけである。

⑲ テレビ番組における劇映画などの筋書きと視覚的なシーンをよく覚えている人は、左脳と右脳の機能がバランスよく発達している。左脳は筋書きのデータを左の海馬にストックさせ、右脳は視覚的なシーンを右の海馬にストックさせる。データのストックが一方に傾いていないため、再放送の番組を見ると記憶がリアルに再現されるわけ

である。

⑳カンの冴えている人ほど、夢を見ない。これについては、すでに説明した。筋書きまでもはっきり覚えている人は、やや左脳人間のタイプと言えるだろう。

㉑興味は秩序より優先する、と考える人は、固定観念にとらわれにくい。

㉒モノを忘れるタイプには、二つある。ひとつは、何かはかのことに精神を集中させることがあって、それ以外のことに意識を向けないので忘れるタイプ。他のひとつは、とにかく注意力が散まんになるタイプ。問題なのはあとのタイプと言えよう。精神が集中すると前頭葉に血液が集まってくる。脳の活動情況を映像化して見ることができるＰＥＴスキャナーで調べれば、その現象がすぐにわかる。反対に、注意力が散まんな人の脳は、血液の集まり方も〝散まん〟で流動的である。

㉓頭の回転の早い人は、多分に神経質である。脳幹から発信される〝指令インパルス〟が多量なために、大脳のネットワークは飛びかうインパルスで充満している。そんなとき、目や耳などから〝不必要なインパルス〟が入ってくると、指令インパルスが攪乱《かくらん》されてしまい、イライラするというわけである。イライラが脳のために悪影響を与えることは、すでに述べた通りだが、イライラを鎮めるための防御策をこころえていれば、脳への衝撃は未然に防げるだろう。

㉔〝寄らば大樹の陰〟式の気持があるところには、クリエイティブな発想はありえない。欧米人は個人的に旅を楽しむ傾向があるのに、日本人の旅には団体行動がつきも

のだ。日本人は欧米人に比べて、独創力が不足していると言われるが、こうした生活様式にも原因があるのかもしれない。

㉕ 視覚・聴覚・嗅覚・味覚・触覚の五感に優れる者は、頭の回転が早い。感覚というものは、パターン化されたデータとして処理できないだけに、いかなる名文家も、五感を文章で描写するときには、かなり頭を悩ますようだ。甘い味といっても、いろいろある。かぎりなくハチミツに近い甘さもあれば、横丁の駄菓子屋で売っている自家製まんじゅうの甘さもあるだろう。非常に多くの情報量をもつ五感の情報処理を行なうのは脳幹であり、味にうるさい人は脳幹の働きも活発だから、頭の回転も早い、と言えるのである。

㉖ 脳の老化を防ぐためには、手の運動をするのがよい、と言われる。脳の活動は手の動きと直結しており、大脳からの命令で手は文字を書き、料理をつくり、窓を開ける。手は、いわば脳の〝おもて舞台〟なのであり、手先が器用だとか、パチンコが強いのは、神経線維のシナプスづくりがさかんに行なわれている証拠だ。手の運動により脳の老化を防ぐのは、シナプスづくりをすすめることを目的としている。

㉗ 諺などは人生に役立つことも多いが、一種のパターン認識を脳に強制させることであろう。科学の分野にかぎらず、独創的なカンをひらめかすときには、自分の考え方がパターン認識を超えなければならない。

㉘ 理屈をこねる人は左脳人間のタイプだが、それにいちいち腹をたてる人も、頭が堅

いと言えるだろう。

以上の採点と解説から得た結果は、あなたの脳力分布および傾向として参考に知っておきたい。それをふまえて、次のテストにチャレンジしよう。各テストの得点は、さほど気にしなくてもよい。低得点であろうと、本章の最後に記載した「脳力分布図の作成」で、あなたの脳力傾向を知ることができる。その結果を、あなたの脳力開発に活用すればよいのだ。

テストA

つぎの全問に答えよ。（四〇分）

問題

(1) △と⊕が対になる関係において、□と対になるのはつぎの五つのうちどれが適当か。

① A　② E　③ H　④ G　⑤ O

(2) つぎの五つの図形のうち、他の四つともっとも異なるのはどれか。

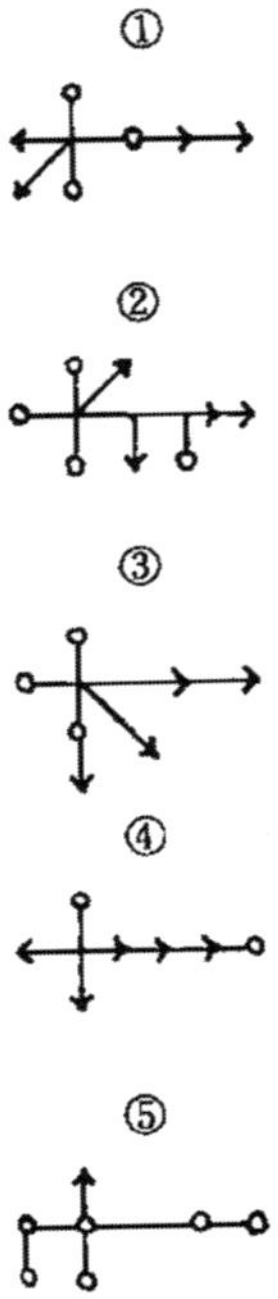

(3) つぎの五つの文字のうち、かたちから判断して、他の四つともっとも異なるのはどれ

か。

① P　② S　③ O　④ B　⑤ D

(4)つぎの五つの図形のうち、かたちから判断して、他の四つともっとも異なるのはどれか。

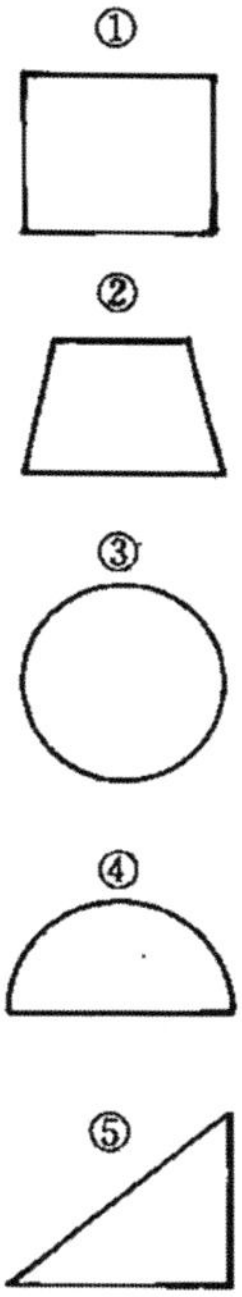

(5)つぎの五つの文字を、ある方法に従って分類したいが、ひとつだけ除外されるものがある。それはどの文字か。

① A　② C　③ H　④ O　⑤ M

(6)つぎの五つのうち、他の四つともっとも異なるのは何か。

① コップ　② 花びん　③ フライパン　④ 帽子　⑤ 紙袋

(7)G＝7なら、E＝何か。

①　1　②　2　③　3　④　4　⑤　5

(8)つぎの計算式は、ある一定の規則に従っている。つぎの五つのうち、もっとも誤っているのはどれか。

①　1＋1＝2　②　3＋2＝5　③　5＋6＝1　④　5＋1＝6　⑤　1＋3＝5

(9)キ＝22、サ＝31なら、テ＝何か。

①　12　②　15　③　20　④　34　⑤　44

(10)つぎの五つの文字のうち、かたちから判断して、他の四つともっとも異なるのはどれか。

①　イ　②　ニ　③　ハ　④　ト　⑤　コ

(11)牛とステーキが対になる関係において、木と対になるのはつぎの五つのうち、どれが適当か。

① 机　② 材木　③ ノコギリ　④ 森林　⑤ 板

(12) 326＝659なら、432＝何か。

① 956　② 569　③ 765　④ 267　⑤ 234

(13) つぎの八個の数字のうち、他の七個の仲間に入らないのはどれか。

1　3　5　8　11　13　17　23

(14) つぎの数字は、ある規則のもとにならんでいる。○の中に入る数字は何か。

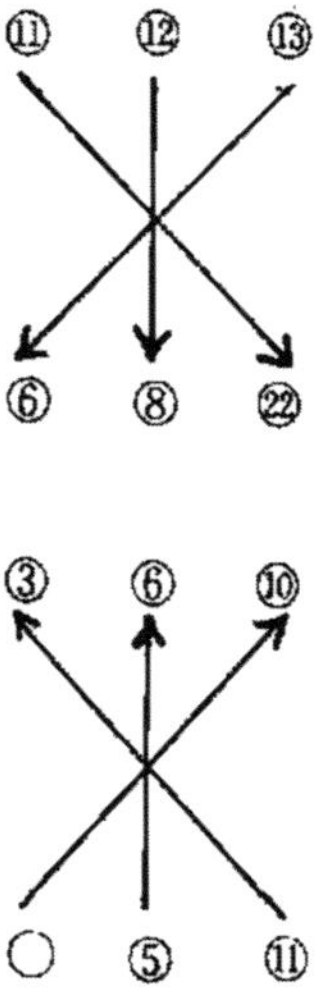

① 3　② 5　③ 6　④ 9　⑤ 10

(15) 左の図は、正方形Aと同じ大きさの紙を重ねたものである。いちばん下になっている紙は、つぎのうちどれか。

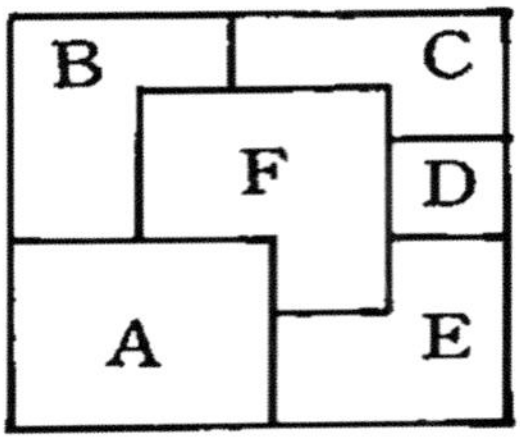

① B

② C

③ D

④ E

⑤ F

⒃つぎの計算式は、ある一定の規則に従っている。A式とB式から判断して、C式の答えは何か。

(A) $3 \times 6 + 1 \times 4 = 28$

(B) $2 \times 4 + 1 \times 3 = 12$

(C) $x = 3 + 6$

① 3

② 9

③ 10

④ 15

⑤ 21

⒄図形の変化からみて、論理的に誤っているのはどれか。

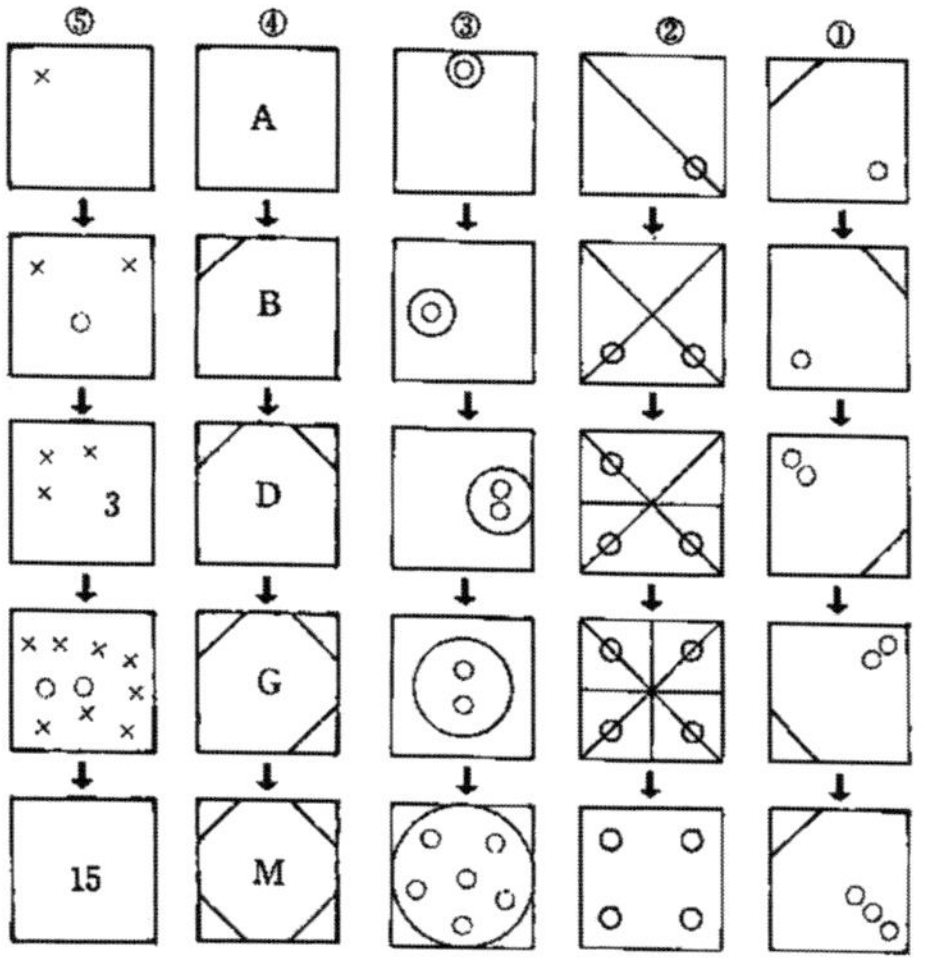

⒅富士山から連想を行ない、論理的に「ゴルフ」を導くには、つぎの語群をどのようにならべたらよいか。

富士山→（　）→（　）→（　）→（　）→（　）→（　）→（　）→（　）→ゴルフ

① 釣　② 雲　③ 川　④ 海　⑤ 高い山　⑥ 雨　⑦ 趣味　⑧ サカナ

⒆つぎの図形は、ある一定の規則に従って描かれている。その規則からはずれる図形はどれか。

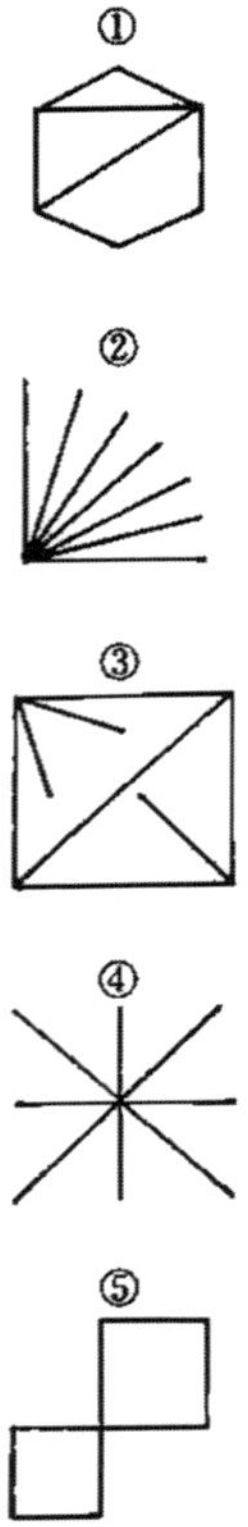

⒇図形Aを回転させた場合、つぎの五つのうち誤っているのがひとつある。それはどれか。

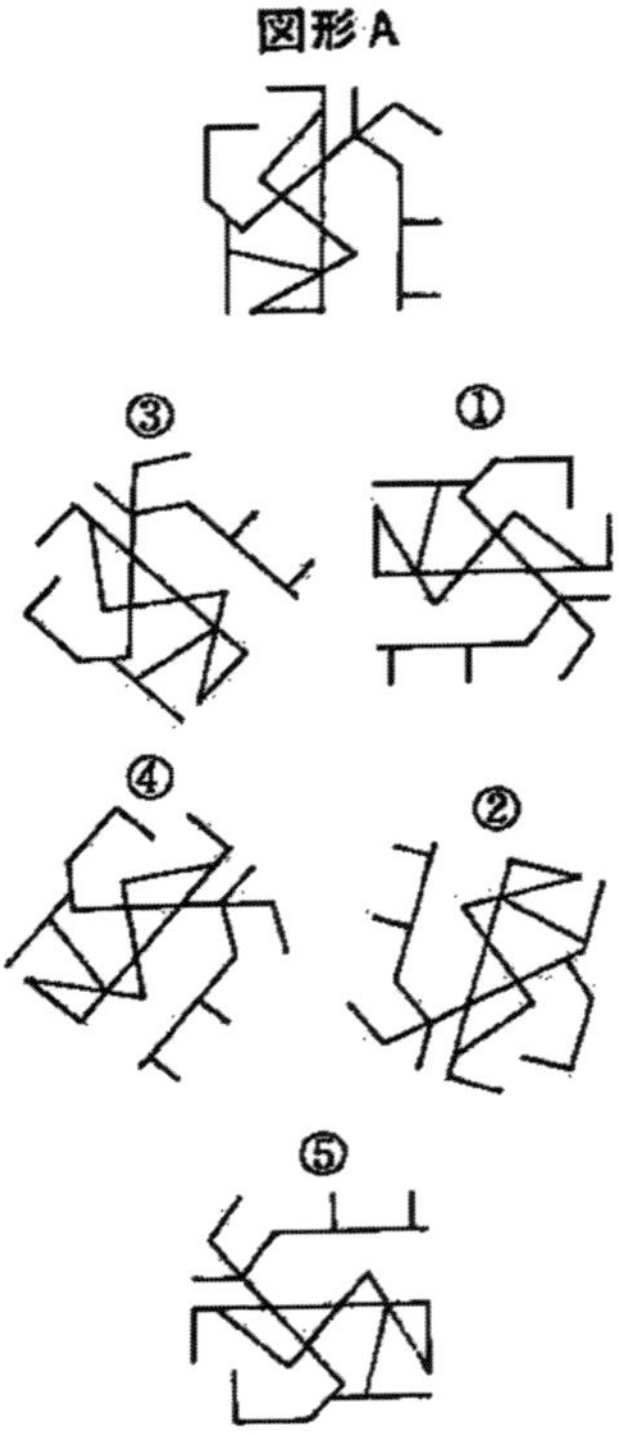

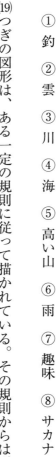

解答と解説

(1) ④　直線だけでできている図形と、直線と曲線でできている図形の対比である。Gを図形としてみると、直接と曲線で構成されている。

(2) ②　○と↑の数は、それぞれ七個づつだが、②だけが八個ある。

(3) ①　アルファベットの文字を、上下に分けた図形にしてみると、Pだけ下部が直線である。その他の文字は、すべて上下とも曲線が含まれている。

(4) ③　他の図形には、すべて直線が含まれているが、③のみ直線がない。

(5) ②　Cのみ左右対称ではない。

(6) ④　帽子以外は、すべて上から何かを入れることを使用目的にしている。

(7) ⑤　A＝1、B＝2、C＝3、D＝4、E＝5、F＝6、G＝7となる。

(8) ⑤　＋（プラス）を＝（イコール）に、＝（イコール）を−（マイナス）に置きかえ絶対値を求める。そうすると、9数字を左から、A、B、Cの項に分ければ、$A=|(B-C)|$という関係がある。つまり、②を例にとるとすれば、$3=|(2-5)|$となり、⑤のみが$1\neq|(3-5)|$となるので、誤っている。$||$の記号は絶対値を意味する。

(9) ⑤　つぎのような図表をつくれば、おのずとわかる。

5	4	3	2	1	
ナ	タ	サ	カ	ア	1
ニ	チ	シ	キ	イ	2
ヌ	ツ	ス	ク	ウ	3
ネ	テ	セ	ケ	エ	4
ノ	ト	ソ	コ	オ	5

この図表から、キ＝22、サ＝31、テ＝44となる。

(10) ⑤ コのみが三本の直線でできているが、他は二本である。

(11) ① 牛→牛肉→ステーキという関係は、木→材木→机という関係と一致する。

(12) ③ 326は、個々の数字に3を加えると659になる。したがって、同様に432に3を加えると765となる。

(13) 8 8以外の数字は、1とそれ自身でしか割りきれないが、8は2と4でも割りきれる。

(14)　①　上の合計と下の合計が一致している、という関係がある。

$11+12+13=36$

$6+8+22=36$

$3+6+10=19$

$x+5+11=19$

$\therefore x=3$

(15)　①　AFEDCBの順に重ねられている。

(16)　③　3は記号化されている。3をtと書きかえれば、つぎのようになる。（3が重複して使用されていることに気づくこと。それが、本問を解く鍵である）

$t\times 6+1\times 4=28$

$2\times 4+1\times t=12$

$\therefore t=4$

よって

$x=t+6$

$=4+6$

$=10$

(17)　④　①について。

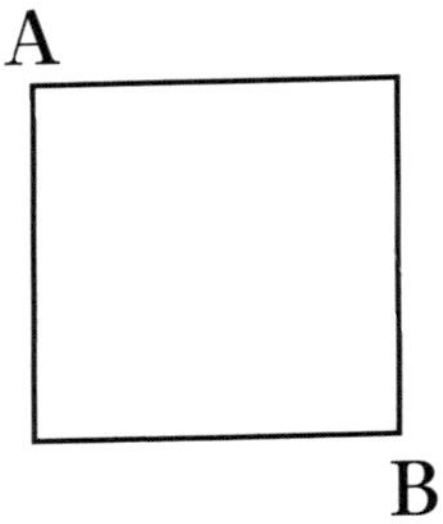

AとBのところに斜線がくれば、◯がひとつ増えるシステムになっている。論理的に正しい。

②について。

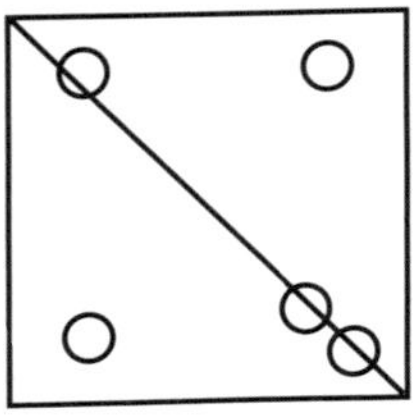

直線が加わるたびに◯が対角線上にあらわれる。第六段階は、上図のようになる。

論理的に正しい。

③について。

円はしだいに大きくなりつつ、正方形の辺に接したとき、○をひとつ増殖している。論理的に正しい。

④について。

1～A
2～B
3～C
4～D
5～E
6～F
7～G
8～H
9～I
10～J
11～K
12～L
13～M
14～N
15～O
……　……

B－A＝
2－1＝1

D－B＝
4－2＝2

G－D＝
7－4＝3

M－G＝

13－7＝5

正方形内の斜線の数は、右の式で得られた数値をあらわしている。第五段階のみ、その規則性からはずれる。論理的に正しくない。したがって、誤り。

⑤について。

×＝1

××○＝3

×××3＝6

××××××××○○＝10

15＝15

×と○と数字を、同時に数量化して考える。第一段階から第五段階までは、2、3、4、5を加えながら増えている。論理的に正しい。

⒅ ⑤②⑥③④⑧①⑦

富士山は「高い山」である。「高い山」には「雲」がかかっており、「雲」は「雨」をふらせる。「雨」は川となって、「海」に流れる。「海」には「サカナ」がおり、「サカナ」は「釣」の対象である。「釣」は「趣味」の一部であり、ゴルフも同様である。

中世末期の巨匠、レオナルド・ダ・ヴィンチは、連想法によるカンの鍛え方について、つぎのように語っている。

「空に浮かぶ雲を見て、そのかたちが何に似ているかを連想せよ。サカナに似ているか、それともゾウか。壁のシミでもよいから、このような連想を行なっていると、自然に頭が冴え、直感力や独創力などが養われてくるだろう」。

カンというものは、富士山すなわちゴルフというような、一見して異質なものを一瞬のうちに同質なものにしてしまう脳の働きと言えるだろう。論理的な思考の積み上げは左脳の機能の範囲だが、論理的な飛躍は、脳力の全開によるカンのひらめきによって可能となる。

⒆ ② ②を除いて、すべて八本の直線でつくられた図形である。

⒇ ② 点線で囲んだ部分が誤っている。

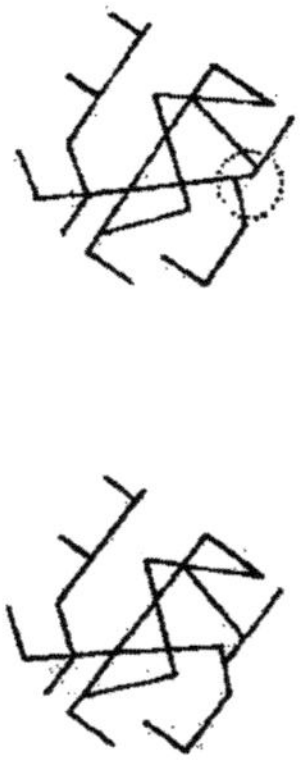

（正しい図形）

採点

このテストは、左脳用テストと右脳用テストに分けられている。

左脳用テストは、(6)(7)(8)(9)(11)(12)(13)(14)(17)(18)

右脳用テストは、(1)(2)(3)(4)(5)(10)(15)(16)(19)(20)

まず、左右あわせた正解数を数えよ。それに五点をかけたのが、大脳全体の総合得点である。一〇個の正解数なら五〇点となる。

つぎに、左脳と右脳の正解数を各別に数えよ。左が七個で右が四個なら、あなたは約二七％ほど左脳人間である。右が七個で左が五個なら、あなたは約一七％ほど右脳人間のタイプである。計算法は、

$$U=\frac{|L-R|}{L+R}$$

（LRバランス公式）

〝LRバランス公式〟により行なう。Lは左の正解数、Rは右の正解数、Uはアンバランス度をあらわしている。Uの値がゼロなら、左脳と右脳のバランスが充分とれていることを意味している。しかし、第一章でも述べたように、パワー不足の大脳から直感力はひらめかない。左脳と右脳のバランスがとれて、なおかつ左脳も右脳もパワフルに働いていることが必要なのである（第一章参照）。

そこで、あなたの直感度はつぎのように計算される。P_d式において、P_dは直感度、Tは問題数、テストAでは二〇問あるから、$T=20$となる。P_d式において、Lが七個でRが四個の正解数とすれば、$U=3/11$となるから、$P_d=2/5=0.4$である。すなわち、四〇％の直感度ということになる。ただし、この場合、大脳の総合得点は、$(7+4)\times5=55$だから、五五点ということになる。テストAの結果、Uの値が〇・一以下の場合と、P_dの値が〇・五以上の場合、あなたは直感力をひらめかす可能性がある、と考えら

$$P_d = \frac{(L+R)(1-U)}{T}$$

（直感度公式）

$U \leqq 0.1$ …… ①

$P_d \geqq 0.5$ …… ②

（直感力をひらめかす最低条件）

れる。もし直感力をひらめかす最低条件をはずれるようであれば、そのアンバランスの程度と不足ぎみの直感度をよく認識し、バランスのとれた大脳に鍛えていくべきである。また、もし左脳人間のタイプなら、右脳の機能アップを中心にしながらも、同時に左脳も鍛え、全体にバランスのとれた大脳にしていくべきである。$U=0$、$P_d=1.0$となれば、あなたは、ほぼパーフェクトな直感力の持ち主と言えるだろう。それらの数値に近づくように、左脳と右脳をバランスよく鍛えなければならない。

先にも述べたところだが、右脳と左脳とを、機能として対称的に分けることはできないのであり、双方の大脳はお互いに補完し合って機能している。右脳人間または左脳人間という表現はタイプとしての分け方である。ロジャー・W・スペリーが発見した、大脳の左脳は論理、右脳は非論理を主な機能として稼働している。その事実に基づいていている。

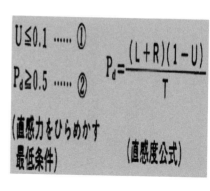

テストB

問題

まず、原稿用紙などを利用して、一〇〇個分の数字を書き入れるためのマス目を用意する。

0~9までの数字を使って、そのマス目の中に、できるだけ早く、かつランダムに書き入れよ。つまり、5、6、7といった数の順序を崩しながら、数字をならべていく。一〇〇個分書き入れたら、それに要した時間(秒単位)をはかれ。

採点方法と解説

あなたの書き入れた数字の中から、順序の続いた数字群と同じ繰り返しの数字群をチェックして、〇で囲む。〇で囲む数字群の例は、左図に示した。

つぎに、〇で囲んだ数字群を一個とし、ランダムに書き入れられた数字の個数を出す。その個数をSとする。八五個なら、S=八五となる。つぎに、数字一〇〇個をマス目に書き入れるのに要した時間（秒）をｔとする。九〇秒なら、ｔ＝九〇となる。これらの値を、私が開発したランダム公式に代入する。これによって得られた数値ｆが、脳幹の機能力をあらわしている。数値の計算は、小数点以下二ケタまでとし、三ケタ目は四捨五入して繰りあげる。

このテストではじき出されるｆの値は、左脳の論理的思考や右脳の非論理的感性とは直接関係せず、脳幹の情報処理能力がスムーズかどうか、その程度を数値化したものである。ｆの値は、固定観念を排しながらデータの量的処理を行なう脳幹の稼働力をあらわしている。

$$f = \frac{S}{100} \times \frac{70}{t}$$

（ランダム公式）

S：ランダムに書き入れた数字の個数。

t：100個の数字を書き入れるのに要した時間（秒）。

チェックされる数字群の例

23、32、55、00、90、01、345、765、232、5858、1212、19571957、13579など。

つまり、ｆの値が高いほど、頭は柔軟だし回転も早い。しかし、ｆの値が低いからといってガンコな頭ときめつけるわけにはいかない。ガンコな頭は大脳のネットワークにセットされている特定の〝太い回路〟が関係しているのであって、脳幹の機能とは直接かかわりがない。事実、ガンコな人にも頭の回転の早い人はいくらでもいる。

ところで、私たちの脳は、一のつぎは二、二のつぎは三というように、数字を順序だてて覚えている。一二三四五六……と書くのは、〝パターン化による記憶〟の反射なので早い。しかし、七三五一八〇四九六……という順序は記憶のデータの中にないので、どうしても遅くなる。できるだけランダムに、そしてなるべく早くという二つの条件をみたしながら、数字を書きつらねていくときには、どうしても既成の順序がじゃましてしまう。fの値を高めるためには、脳幹の情報処理能力が固定観念に勝っていかなければならないのだ。パターン化されている記憶のデータは、すぐに海馬から出てきて脳幹に伝えられる。しかし、脳幹の情報処理能力が優れているなら、反射的な固定観念を必要なデータとして受けとらず、できるだけデタラメに数字を組み替えて配列する。デタラメなことができる脳ほど、じつはデタラメではない、と言えるのだ。

〇～〇・二**五**＝頭の堅さは抜群。固定観念にとらわれやすい人は情況判断が弱いので、ミスをしやすい。クリエイティブな仕事には不向きである。また、不注意でケガをしやすいから、自動車の運転などには用心が必要。なぜなら、大脳が危険物を感知しても、脳幹はいつもの慣れた行動の記憶にまどわされやすいからである。運転免許試験でも、このランダム・テストを実施してほしいものだ。

〇・二**六**～〇・**四五**＝あなたの脳幹は、まだ固定観念に誘惑されやすい。脳幹のコンピューターは、例えば真空管式の旧型である。カンの知的パワーをコントロールするには、性能の面でやや問題あり、というところか。

○・**四六〜○・六○**＝頭の柔らかさは平均的なレベルか、それ以上というところ。脳幹のコンピューターは、まだ、ひと昔のタイプの真空管式だが、どうにか、まにあわせている。ただ、高度な知的パワーを働かせるには精度が追いつかず、ときどき部品交換をしながら性能アップをはかる必要がある。

○・**六一〜○・七五**＝かなり回転率の高い頭脳の持ち主である。脳幹が発信するインパルスの量も多く、脳のネットワークを飛び交う情報量も多い。脳幹のコンピューターは、例えばＩＣを搭載しメモリも増設されて、一応、なみのカンを働かせるには不自由しないだけの情報処理能力がある。

○・**七六〜一・○○**＝大脳—海馬—脳幹の連携プレーが行なわれるチャンスがあれば、かなりクリエイティブなカンがひらめき、独創力や先見力を引き出す可能性がある。脳幹のコンピューターは、もっとも新しい集積回路を投入した最新型で、性能の面では申し分ない。

一・○一**以上**＝あなたは、天才的なヒラメキを生む脳幹をもっている。カンの一周回路にインパルスが走れば、世の中を驚かせるような独創的な発想が湧いてくるにちがいない。真空管を見て古いとは思わずに、何かヒントをひらめかせて独創するタイプだ。

テストC

問題

つぎの全問に答えよ。

(1)つぎの計算式を解け。ただし、メモや書きこみなどは行なわず、計算式を見るだけ(つまり暗算)で解答を出せ。五問を解くために要した時間もはかれ。

① $3+2\times4+8\div2+5+17+6\times7+2+6\div2=x$

② $5-2\times3+5\times7-3+2\times11-36\div2+48\div3=x$

③ $3\times6-7\times9+8\times8-2\times5+8\div2+504\div2=x$

④ $12\times11-327\div3=x$

⑤ $(3\times5-56\div28)\times x=46-14\div2$

(2)つぎの数字群を一分間ほど見つめて記憶せよ。つぎに、問題をふせて、別の紙に記憶した数字群をかけ。

3125310

5986742

1540134

(3)つぎの数字群を二分間ほど見つめて記憶せよ。次のページには、正しい数字群を含んだ一五個の数字群があるので、その中から正しいものを五つ発見せよ。解答は、㋑①、㋺②という方式で書け。

351 012
659 743
109 086
887 110
136 402

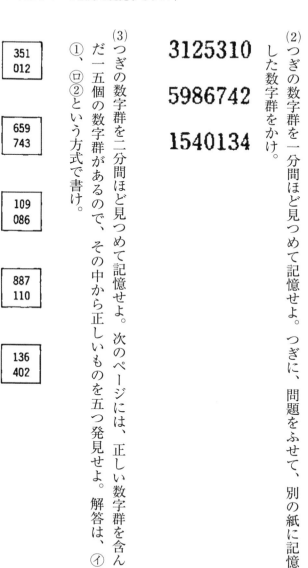

	㋑	㋺	㋩
①	659 743	402 136	012 351
②	351 743	659 402	788 110
③	351 012	012 659	136 402
④	068 109	743 659	887 110
⑤	631 420	109 086	109 402

(4) つぎのような展開図によって作られたサイコロがある。最初に(イ)の方向へ二回、つぎに(ロ)の方向へ一回、つぎに(ハ)の方向へ二回ころがすと、上に出るのは、つぎのうちどれか。(五分)

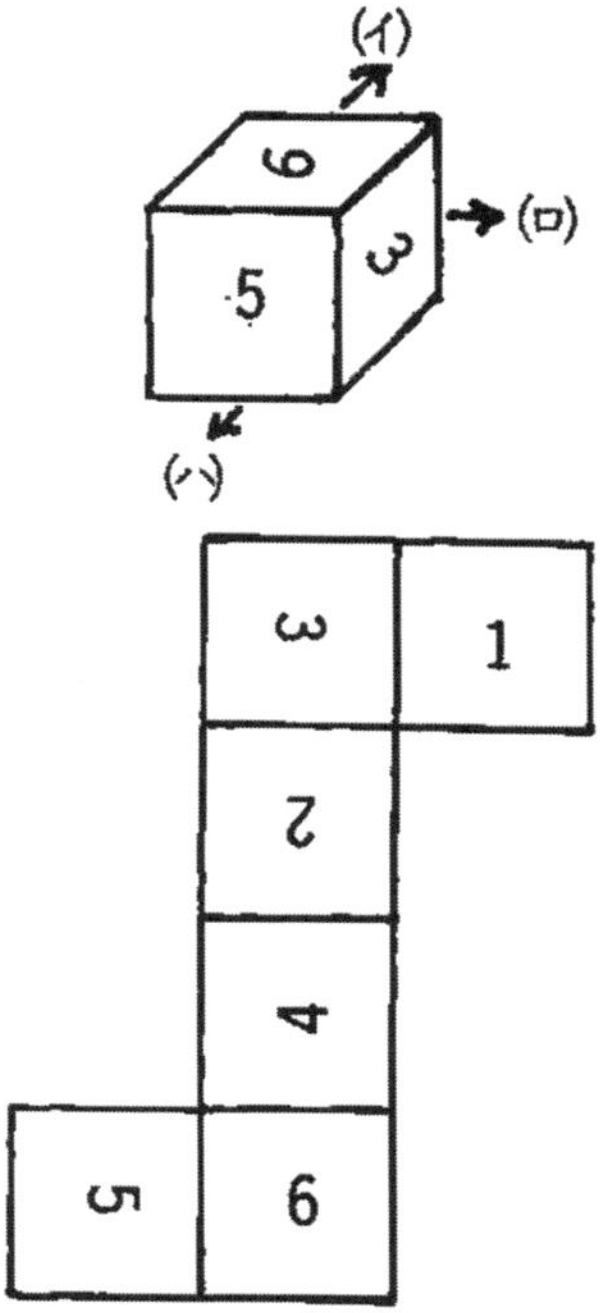

ⓐ 2　ⓑ 5　ⓒ 1

ⓓ 3　ⓔ 4　ⓕ 3

ⓖ 5　ⓗ 2　ⓘ 4

(5)つぎのサイコロを解体したとき、その展開図はどうなるか。空白部分に正しい数字を書き入れよ。（三分）

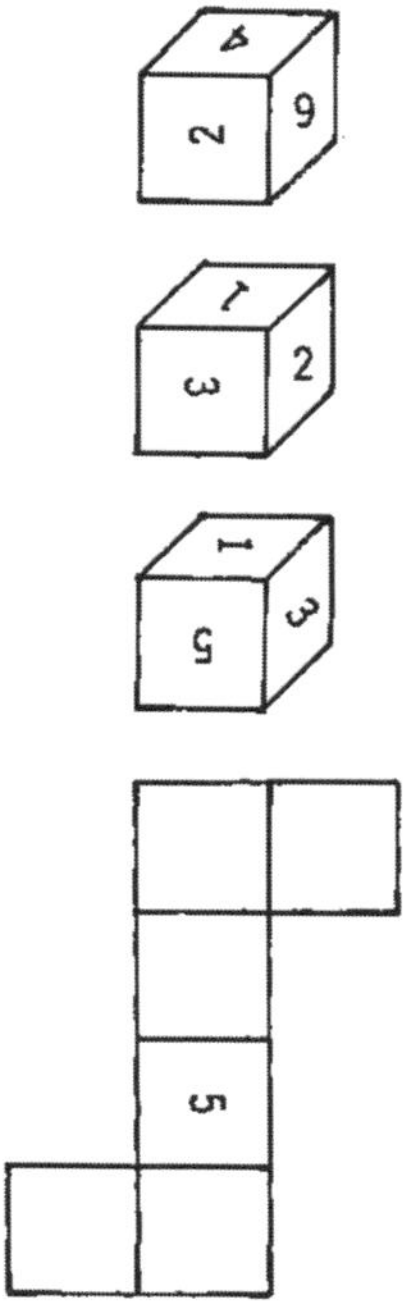

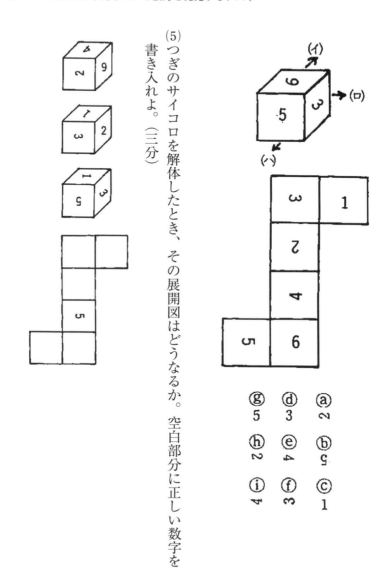

(6)つぎの□の中に、もっとも適切な漢字を一字入れよ。(四分)

□塊の世代

□植えの季節

□家資格を取る

□塊の世代

□植えの季節

□家資格を取る

解答

(1)

① $x=84$

② $x=51$

③ $x=265$

④ $x=23$

⑤ $x=3$

各三点　計一五点

この問題は、数の記憶を頭に残しながら計算していかなければならないので、海馬と左脳がうまく連携プレーをしてくれないと、時間はかかるし、ミスもしやすい。本問では計算に要した時間も、減点方式で得点化する。六分以上かかった場合は、得点から五点ほど減点する。正解ゼロの場合には、六分以上でもマイナス点とはせず、ゼロ点とする。

⑵各数字群とも、正しく記憶されていた場合には、それぞれについて五点。計一五点。

各五点、計二五点

⑶　㋑③、㋑①、㋺⑤、㋩④、㋩③

⑵と⑶は同種類の問題だが、の方が記憶しやすかったのではなかろうか。七個の数字やモノは記憶に残りやすい、という事実がある。東京や大阪の電話番号が七個の数字の組み合わせからなっているのも、記憶しやすいというのが、ひとつの理由である。〝七〟と記憶の関係については、後章で詳しく述べる。

⑷　ⓓ　㈠の方向には、5、2の順で上に出る。㈡の方向には、4が上に出る。㈢の方向には、5、3の順で上に出る。

二〇点

この問題では、サイコロの展開図をしっかり頭に記憶し、二次元の中に三次元の記憶を持続していかなければならないので、かなりしっかりした記憶力が必要とされる。海馬の機能力を調べるには最適の問題である。

⑸数字の向きと、隣りあわせた数字との関連性をよく記憶すれば、容易に解ける。

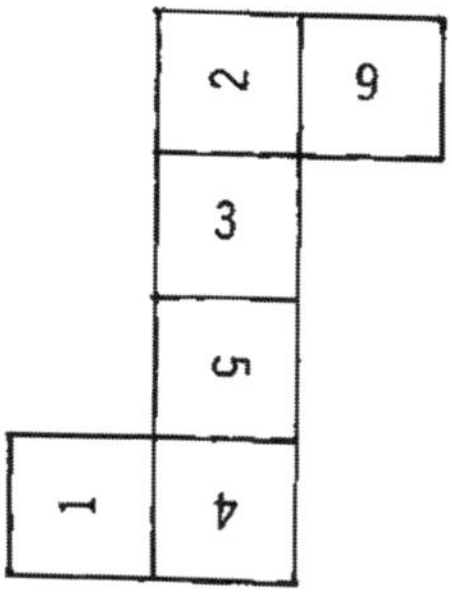

一〇点

(6)正解は、寸　十　玉　である。

団塊の世代
田植えの季節
国家資格を取る

となるが、「もっとも適切」となると、「□の中」に入れる漢字を引き出し完成させるべきだ。

記憶の中では、団、田、国、と言った漢字が海馬の記憶庫からすぐに引き出されるだろう。しかし柔軟な神経線維で編まれた脳のネットワークを持つ人は、□の中、という言葉に注目するだろう。すなわち、□を記号や四角形ではなく漢字の一部と解する。すると、寸、十、玉というデータを引き出すことによって、本問の正解とする。

脳力の、論理・非論理・記憶・情　報処理などが一周回路で一体となり、カン脳力を

ビビッドに刺激したとき本問は解ける。　一五点

採点

テストCは、記憶力の程度を調べることを目的としている。つまり、海馬の機能力がチェックされる。カンのひらめきが期待されるのは、一〇〇点満点のうち六〇点以上である。三〇点以下なら、記憶力のトレーニングを集中的に行なう必要がある。ちなみに参考点としてだが、五九点から五一点までは優秀、五〇点から四〇点は普通、三九点から三一点はやや劣る、という記憶力の評価点。

テストD

問題

つぎの全問に答えよ。（七〇分）

(1)ヨコをたしても、タテをたしても、対角線をたしても、その和がすべて一五になるマジック・スクエアがある。3以外のすべての空白部分に適当な数字を入れよ。

	3	

(2)問題Ⓐと Ⓑのうち、東京の方はⒷを、東京以外の方はⒶを選択せよ。

Ⓐ切手が9枚、封筒が4通ある。どの封筒にも切手が奇数枚入るように工夫をしたい。どのような方法があるか。

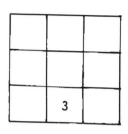

(B)つぎの数列は、ある一定の規則に従って、ならべられている。㋑と㋺に入る適当な数字を示せ。その理由も述べよ。

1・3・㋑・6・8・㋺・12

(3)下の図のように、紙の帯をひとひねりして端をノリづけした環がある。この中央部にハサミを入れて一周すれば、どうなるか。結論だけを述べよ。

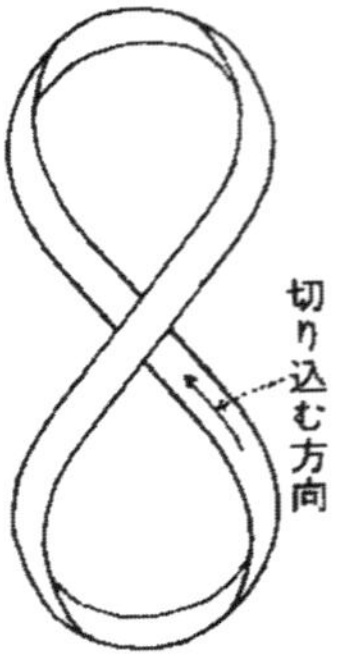

(4)つぎの図は一本のヒモである。この両端を反対の方向に引っぱると結び目ができるのはどれか。

A

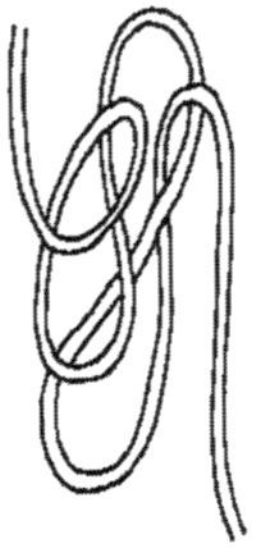

C

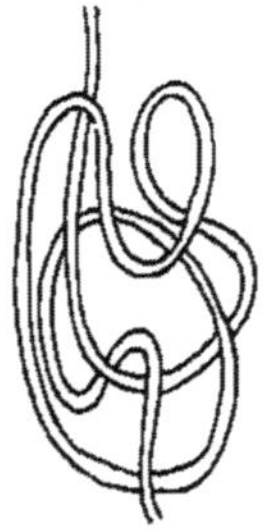

E

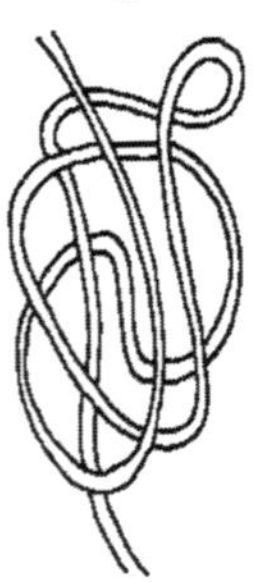

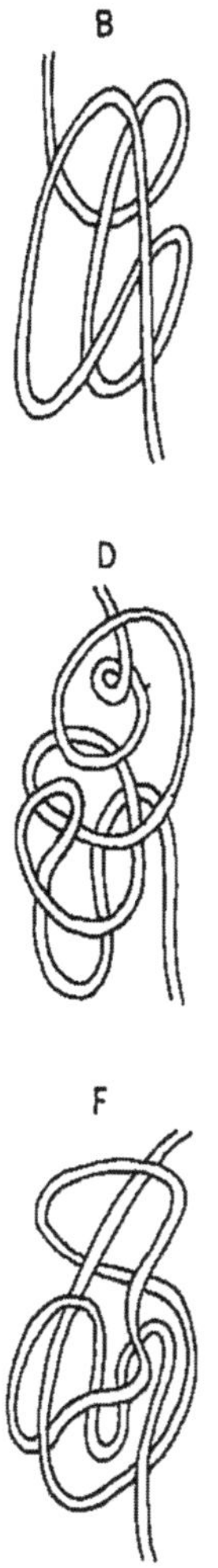

(5)ここに、同じ長さの六本の棒がある。このうち三本で正三角形をつくった。さらに残り三本を使って、同じ面積の正三角形をあと三個つくりたい。どうすればよいか。マッチ棒などで実験してみよ。

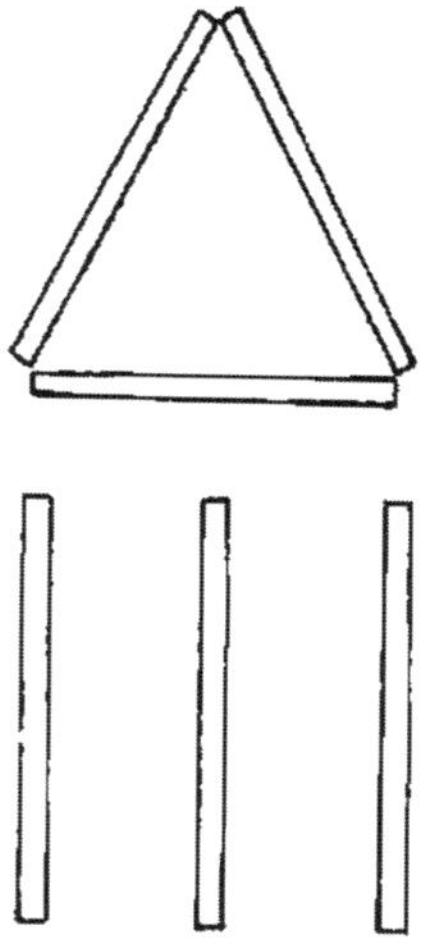

(6)つぎのようなカケ算の計算式がある。記号で数字が隠してあるが、同じ記号のところには同じ数字が入る。それらの数字を考え、計算式を完成させよ。正解は一通りしかない。時間が一〇分以上かかったらやめる。

$$
\begin{array}{r}
A\ B\ C\ D \\
\times \qquad\quad E \\
\hline
D\ C\ B\ A
\end{array}
$$

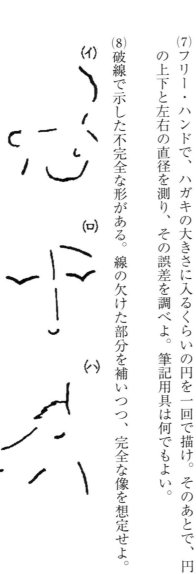

(7)フリー・ハンドで、ハガキの大きさに入るくらいの円を一回で描け。そのあとで、円の上下と左右の直径を測り、その誤差を調べよ。筆記用具は何でもよい。

(8)破線で示した不完全な形がある。線の欠けた部分を補いつつ、完全な像を想定せよ。

(イ)

(ロ)

(ハ)

(9)ここに一五個の図形がある。これらを二分間見つめて記憶せよ。つぎに、問題を伏せて、別の紙に記憶した図形を描いてみよ。図形の大小は問わない。

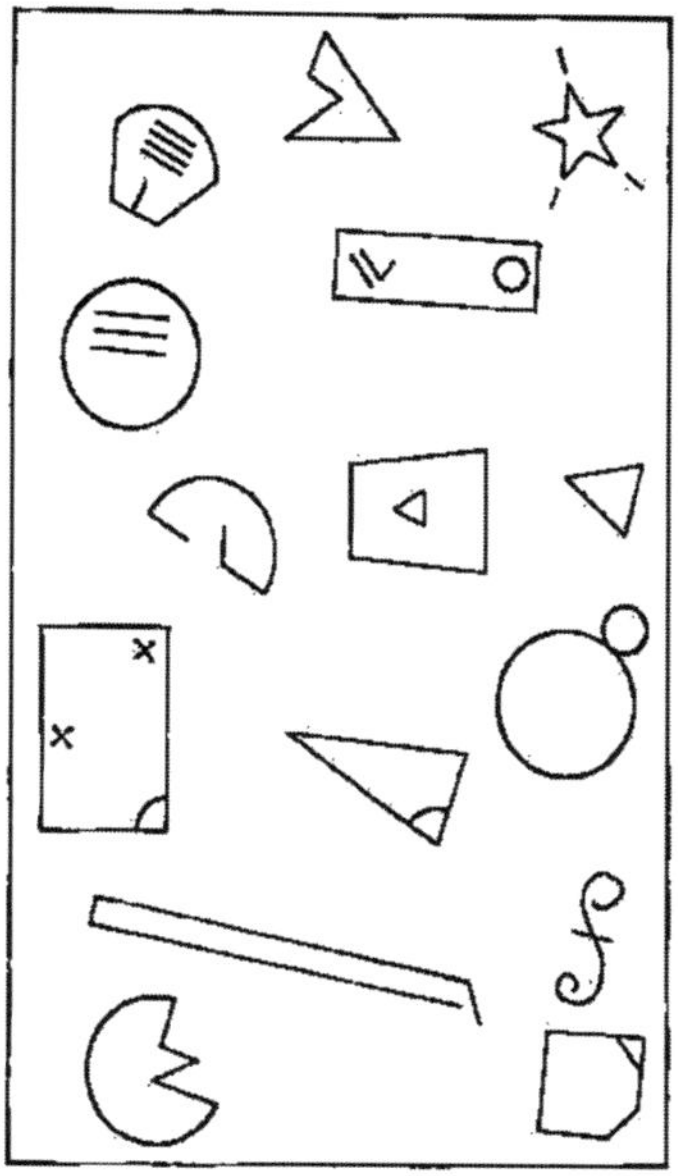

(10)松下氏、本田氏、盛田氏は、それぞれ二つの職業を持っている。その職業は、エンジニア、パイロット、歌手、画家、カメラマン、漁師の六つである。そして、つぎのことがわかっている。

(イ)歌手はエンジニアに歌のコツを教えた。
(ロ)歌手とカメラマン、松下氏の三人は、よくバーで一緒になる。
(ハ)画家はパイロットからお歳暮をもらった。

(ニ)エンジニアは画家と同級生である。
(ホ)本田氏は、カメラマンからカネを借りたことがある。
(ヘ)盛田氏は本田氏と画家を連れて、ゴルフへ出かけた。
以上から推理して、盛田氏の職業は何と何か。その二つを示せ。

(11)ひとつのサイコロに絵を描き、三つの角度から見た図がある。これらから判断して、つぎの質問に答えよ。

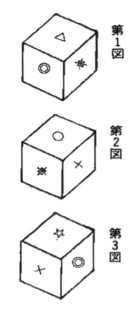

第1図

第2図

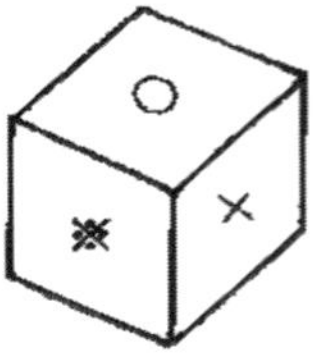

第3図

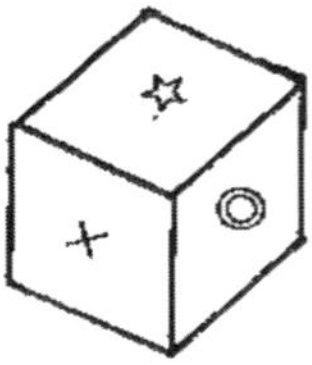

(イ)※印の反対側は何か。
(ロ)◎印の反対側は何か。
(ハ)×印の反対側は何か。
(ニ)第2図の底は何か。
(ホ)第3図の底は何か。

⑿ここに二つの時計がある。しかし、ひとつの時計だけ、長針も短針も逆方向に動くように作られている。針の動くスピードは、どちらの時計も同じである。いま、どちらの時計も三時をさしているとすれば、つぎに同時刻になるのは何時か。

⒀下の暗号を解読せよ。
下の図形の中に、ある言葉が隠されている。それを読みとれ。

			3			7	
	5		4				
2		6					
							1

⒁時計を見ずに、あなたの情況判断から、いま何時何分かをあててみよ。そして、正確な時間と比較して、その誤差を調べよ。

⒂つぎの二つの図形を組み合わせ、安定と規則性の条件をみたす、ひとつの図形をつくれ。二つの図形の縮小および拡大は自由だが、そのままのかたちを使用せよ。

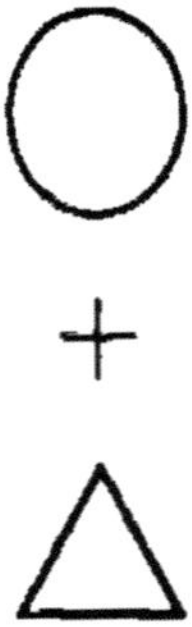

⒃図のように、マッチ棒でつくられたイヌのかたちがある。いま、イヌは東を向いている。そこで、マッチ棒を二本だけ動かし、イヌを西に向かせたいが、どうすればよいか。ただし、シッポの部分のマッチ棒は動かしてはならない。マッチ棒も、あまり見なくなったが、よく知られたクイズではある。

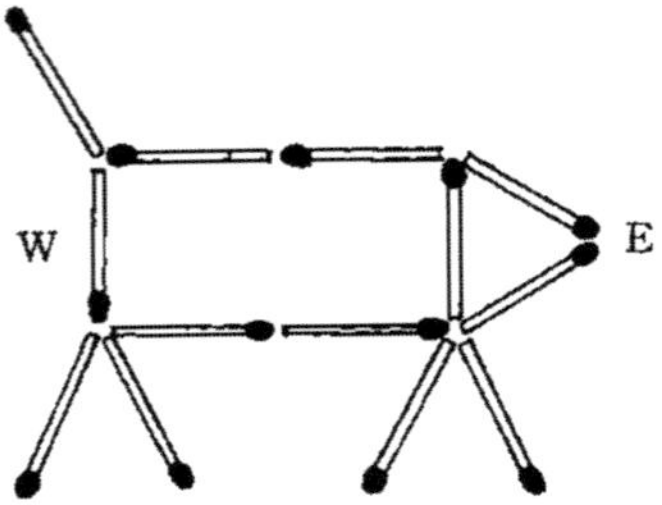

⒄図形群Aを組み立てると、からのうち、どの図形になるか。

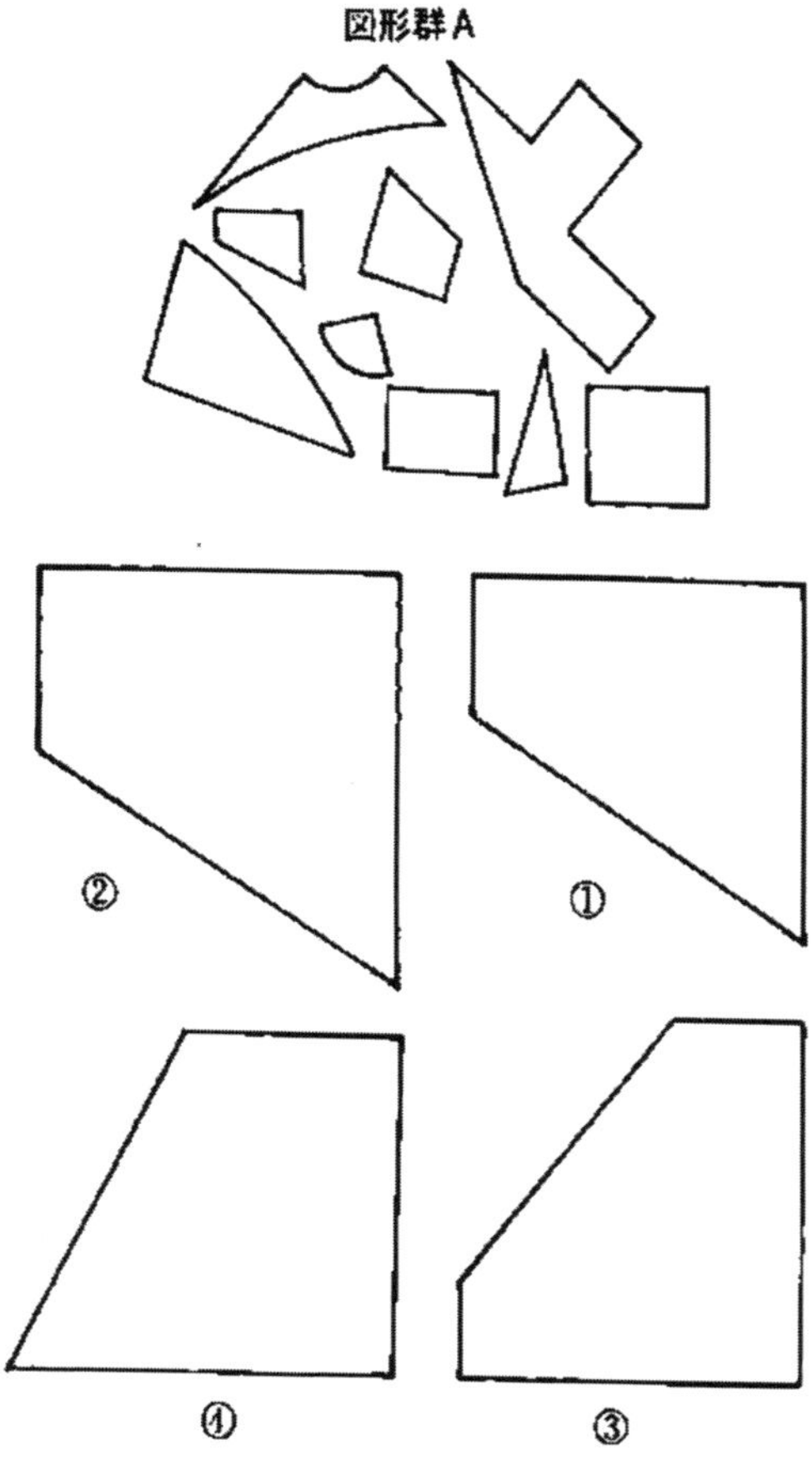

解答と解説

(1)　この問題は、理屈や数学式で解くよりは、一種の直感で解くものである。およそ五分くらいで、正解を出してほしい。考えすぎると、あんがい時間がかかってしまう。

一〇分や一五分もかかるようでは、頭がかたい。この問題は、小学生でもできる。思考の段階で、必要なデータと不必要なデータの取捨選択が早くできないと、いくらでも時間のかかる問題といえるだろう。

2	7	6
9	5	1
4	3	8

五点

(2) (A) 1通の封筒に切手を奇数枚の1枚を入れておく。すると残りの何も入っていない封筒は3通になる。切手は7枚になっている。つぎに、封筒2通に、それぞれ切手を奇数枚の3枚入れる。これで2通の封筒に奇数枚の切手が入った。そして空の封筒が1通と切手が2枚、そして切手1枚入った封筒が1通ある。そこで、空の封筒に切手を2枚と切手1枚が入った封筒を、その封筒に入れる。そうすると、奇数枚の3枚の切手が、その封筒に入っている。ゆえに、4通の封筒には奇数枚の切手が入り、条件を満たしている。実際に、切手を9枚、封筒を4枚、用意して実験してみれば、よくわかる。視点を変えて、カン脳力で解く問題である。

１通の封筒に１枚の切手を入れて、切手を２枚入れた１通の封筒の中に、その封筒を入れる、というカンが動けば、論理・非論理・情報処理ともカン脳力の一周回路で共同作業を行ったことになる。

(B)　㋑４　㋺10

東京地方のアナログテレビのチャンネル順である。もし、あなたが〝数列〟という言葉にこだわり、計算をはじめたら、おそらく永遠にこの問題は解けないだろう。〝数列〟と言えば、すぐに数学の公式を思い出す。これが固定観念なのであって、それに固執することが誤りであれば、大変な損失である。カンのひらめきは、ときに発想の転換から湧いてくるものだ。別次元のことを考えて、それが優れた発想を生む媒体になる例は多い。

五点

(3)　二倍の周囲を持つひとつの環ができる。

これは、メビウスの環といわれるものだ。たぶん二つの環にでもなる、と思っていると、そうはいかない。しかし、二回ほど紙の帯をひねって端をノリづけし、同様の方法でハサミを入れると、こんどは環の周囲は同じだが、クサリ状につながった二つの環ができる。頭もひねりようで、思いがけないアイディアが生まれる、というわけだ。

はじめてこの仕組みを知った人は、ある種の驚きがあることだろう。独創的才能とは驚く脳力である。たとえば〝なんだ、二倍の環になっただけではないか〟と思う人と、〝ほう、ずいぶん不思議な原理があるもんだ〟と思う人では、驚きの程度が違う。

何かに驚く脳力を持っている人ほど、知りたいという欲求が強いし、一般的にはあたりまえなことにでも、そこにこまかい変異を発見する才能がある。その変異をクローズアップさせたとき、一般的な概念をくつがえすような独創的な発想につながることがある。その発想は、また多くの人を驚かせることになる。

クリエイティブなカンのひらめく人は、まず自分が驚き、そして他人を驚かせる才能のある人、と言うことができるだろう。メビウスの環はよく知られているので、正解を知っている場合にも得点できるが、実際に実験してみると、驚きがあるだろう。なぜ、そうなるのかも、考えていきたい。

(4) F　この正解を導くにあたり、あなたの脳の中では、右脳—海馬—脳幹の共同作業があった。まず、右脳が図形の認識を行ない、その図形のデータを脳幹に送った。脳幹はそれを分析し、海馬から〝正解〟を得るために必要なデータをいくつか引き出し、図形のデータと照合を行ない、Fを正解とする情報処理を行なったのである。　五点

(5) 残りの三本を使って、正三角錐をつくればよい。　五点

この問題を二次元の世界で考えていたら、絶対に解けない。平面図から立体図を想定すればよいわけである。条件はひとつしか与えられていない。残り三本をどう使うか、ということだけだ。条件さえ整っていれば、あとはどのように発想を広げてもかまわない。そこで、じゃまになってくるのが固定観念である。二次元の世界という〝常識〟の中で、いくら考えてみても、望ましい解答は得られない。このようなときに必要とされるのが、思考の飛躍であり、別の概念の中に思考を切り替えていかなければならない。思考に行きづまったときには、一度その思考法から脱却してみると、良い結果を生むことがある。

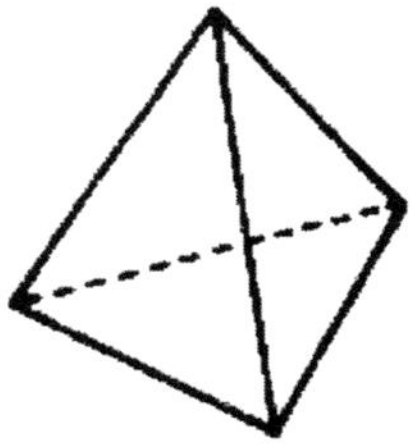

(6)　五点

この問題も、直感で解くべきだろう。これを東工大の学生にやらせたところ、二〇分もかかってしまった。数式をつくり、〝論理正しく〟正解を出した。数学的に処理すれば、そのくらいの時間はかかるだろう。しかし、この問題は、数式を使わなくても、およその見当をつけて解けるのも事実だ。直感的に、ほんの一分以内で正解を出せることもあるのだ。この問題を直感的に解くことができた人は、数的処理の感覚が冴えているので、脳幹の情報処理能力が、とくに合理性の面で優れている、と考えられる。

$$\begin{array}{r} 2\ 1\ 7\ 8 \\ \times\quad\quad\ \ 4 \\ \hline 8\ 7\ 1\ 2 \end{array}$$

(7) 誤差が三ミリ以内を、この問題での正解とする。　　五点

ひと筆で円を正確に描ける人は、左脳と右脳のバランスが優れている。左脳は円のかたちをつくり、右脳はそのかたちを調整している。とくに、右脳の調整工作が大切で、右脳の機能が劣っていれば、何度やってもタマゴ型の円ができてしまう。数学の教師や看板屋は円を書くのがうまいが、これは「パターン化による記憶」(前出)なのであって、左右のバランスと直接的には関係ない。毎日の訓練の中で、自然と身に付く技術の記憶なのである。ところで歌謡曲を聴きながら円を描くと、必ず円のかたちが不正確になってくる。これは、歌謡曲にインパルスを攪乱させる作用があるからだ。

(8)　(イ)はメガネをかけた男の顔、(ロ)はカサ、(ハ)はウマの頭部

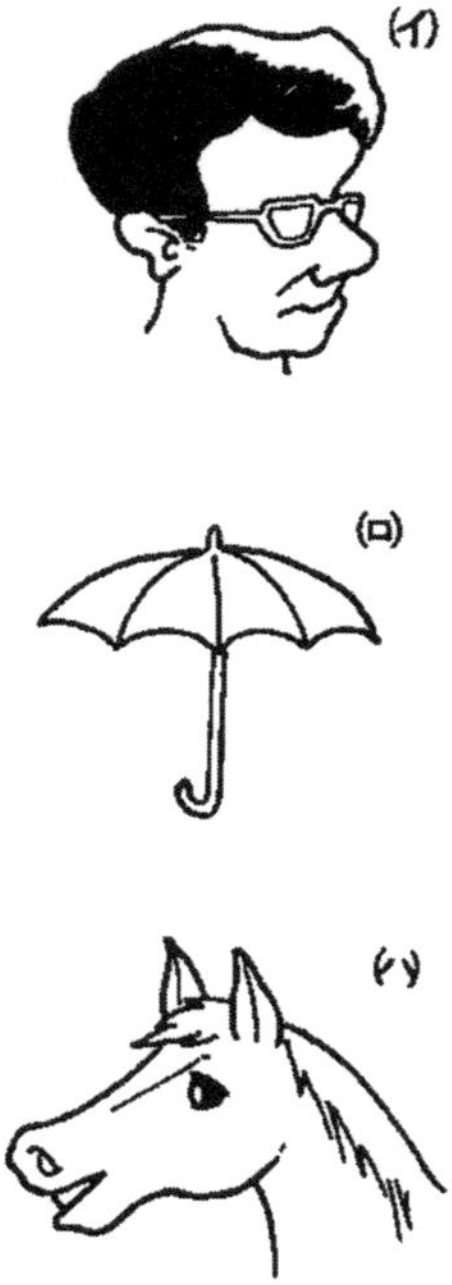

五点

これもなんでもない問題だが、脳の中にある時間の巻き戻しには、良い刺激になる。

一問正解一点、二問正解二点、三問正解五点

(9)　照合して、図形が合致したものだけを、一図形一点として得点化する。かたちの大小は問わないが、線のかたちには留意してチェックせよ。

一五点満点

(10)　エンジニアとカメラマン。

左図のような表をつくり、ひとつひとつ消去していけば、自然と答えがでてくる。その他、松下氏の職業は漁師と画家、本田氏の職業は歌手とパイロット、ということになる。まず、図から判断して、松下氏の職業は、エンジニア・パイロット・画家・

漁師のいずれか二つだろう。本田氏と盛田氏は画家である可能性はない。したがって、松下氏の職業のひとつは画家に決定。図からは、パイロットと画家、およびエンジニアと画家の組み合わせはありえない、と考えられるので、残りの三つからエンジ

図 I

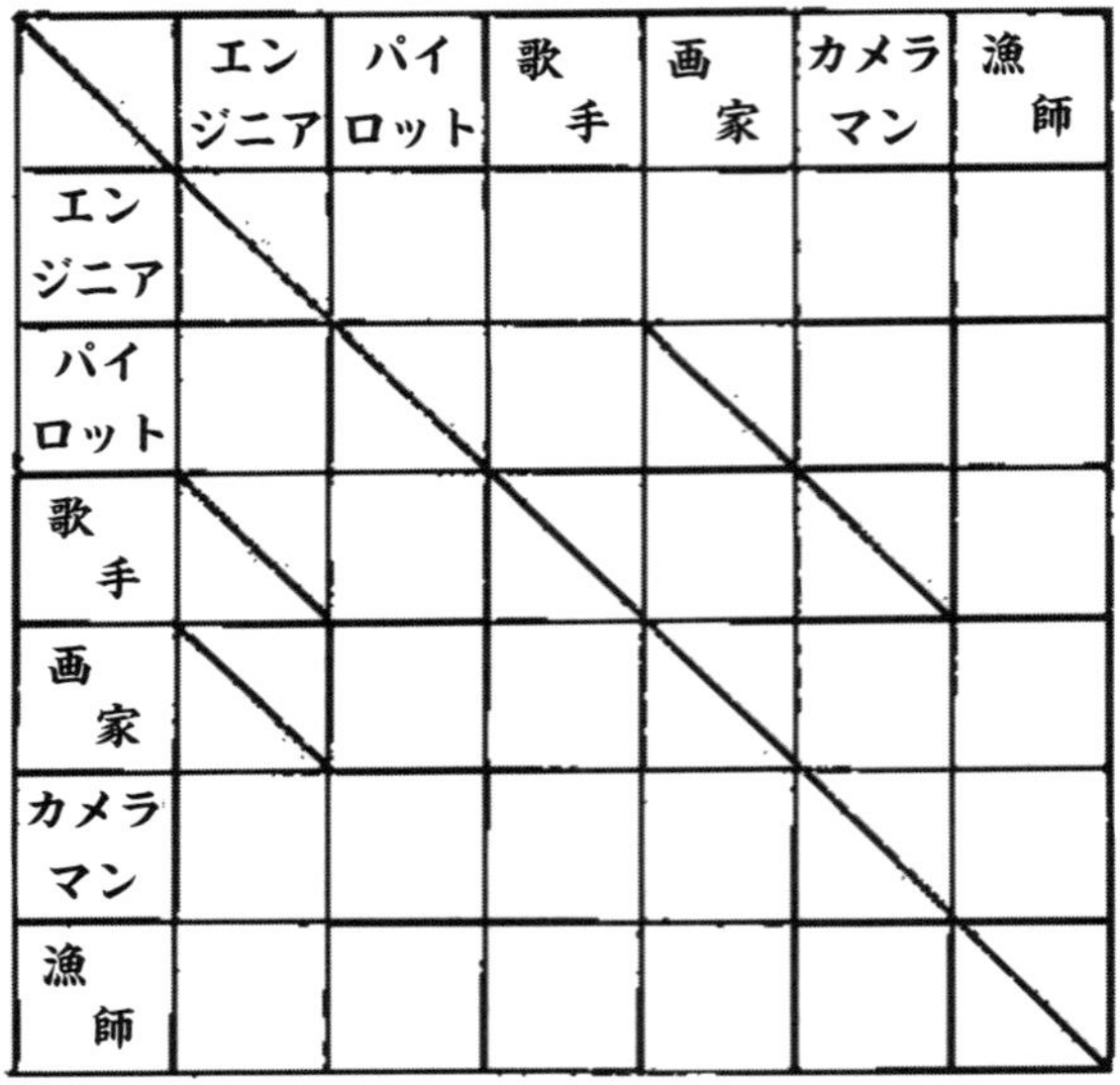
エンジニア
パイロット
歌手
画家
カメラマン
漁師
エンジニア
パイロット
歌手
画家
カメラマン
漁師

図 II

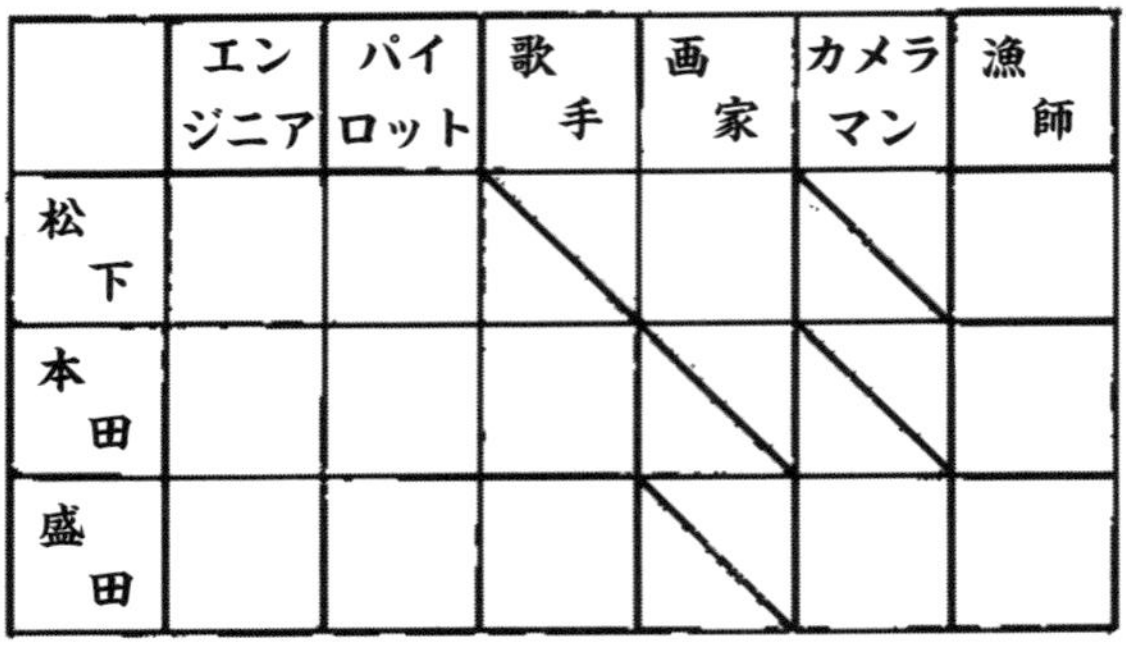
エンジニア
パイロット
歌手
画家
カメラマン
漁師
松下
本田
盛田

ニアとパイロットを消去できる。これによって、松下氏のもうひとつの職業は漁師であることが判明した。同様な方法で、本田氏と盛田氏の職業も、自然に導き出される。

一〇点

⑾　(イ)☆印、(ロ)○印、(ハ)△印、(ニ)◎印、(ホ)※印。

図から判断して、それぞれの隣関係を推理すれば、おのずと正解がでてくる。二次元の図形の中に三次元の図形を発見する知的作業は、主に左脳が担当していた。

各一点計五点

⑿　九時　何もむずかしいことではない。あたりまえのことを、あたりまえに考えればよいのに、やたらと理屈をつける人もいるが、脳力をムダに浪費するだけだ。六時間後、どちらの時計も同時刻になる。

五点

⒀　「カンノヒラメキ」と読める。

左図のように、アからンまでの文字を入れ、番号順に読んでいくと、「カンノヒラメキ」となる。

ロ	ユ	マ	ノ[3]	テ	ス	キ[7]	ア
ワ	ヨ	ミ	ハ	ト	セ	ク	イ
ヲ	ラ[5]	ム	ヒ[4]	ナ	ソ	ケ	ウ
ン[2]	リ	メ[6]	フ	ニ	タ	コ	エ
	ル	モ	ヘ	ヌ	チ	サ	オ
	レ	ヤ	ホ	ネ	ツ	シ	カ[1]

五点

⒁　人間の身体や感情、知性は一定のリズムや周期に作用されている。これをバイオリズムと言う。身体は二三日、感情は二八日、知性は三三日の周期を繰り返し、これらの周期は、前半が良く、後半が悪い。とくに、前半と後半が切り替わる日に、危険度が高くなるとされる。生理学的には、一日二四時間の中にも、身体と感情と知性の周期があり（この考え方を、サーカディアンリズムという）、私たちは無意識のうちにも、その周期に作用されて毎日を送っている。時計なしでも、ピタリと時間をあてる人は、脳に記憶されている周期を読みあてている、と言えるだろう。こういう人は脳のネットワークに流れるインパルスも多いので、直感力の冴えるタイプである。あとは、情報の質を高めていけば、クリエイティブなカンがひらめくことだろう。本問で

は、一〇分以内の誤差を正解とする。

五点

⒂　安定と規則性の条件をみたし、二つの図形をひとつにまとめるなら、左図のものが最適である。それぞれ違った性質をもつデータを、ある条件のもとに組み立てる作業は、脳幹がつかさどる。この問題は、カンのひらめくシステムを簡略化してあらわしたものである。問題文で描かれた二つの図形は、海馬から引き出されたデータを意味し、正解図は脳幹で情報処理されたカンのひらめきを意味している。

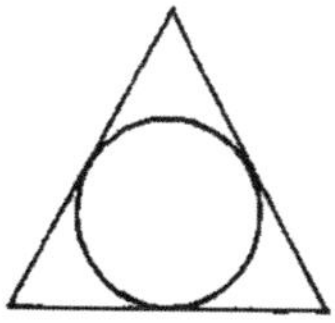

⒃　頭の部分が西を向くように、ふり向かせれば、二本を動かすだけでよい。

五点

この問題も、発想の転換が必要である。こうすれば、イヌは確かに西を向くことができ、問題の条件を崩すこともない。本間のように、数少ない条件の中で、あれこれと無限の可能性を開拓していくことは、拡散的思考と集中的思考につながっていく。こうした思考を繰り返すことは、脳幹の情報処理能力を高め、頭の回転を早くする。この問題など、一見ばかげたように思われるが、特定の順序や規則に従う理由はない。それらに従おうとしている頭の堅さこそ、問題

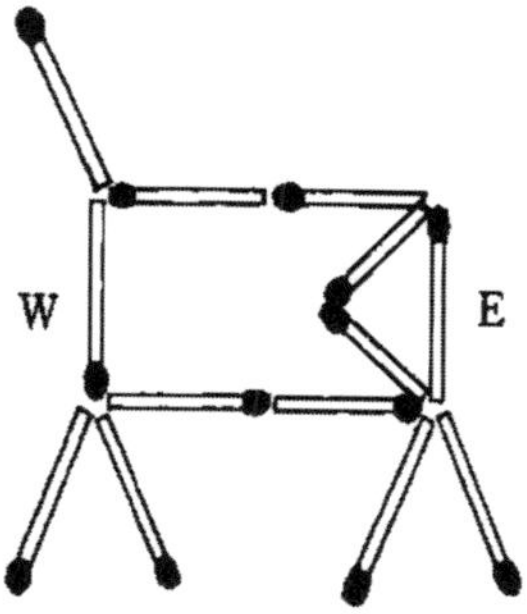

点の解明を妨げているのだ。

五点

⒄　本問は、海馬と脳幹の連携プレーが、うまく行なわれているかどうかをテストするものである。上のパーツから下の図を描き出すには、大きなパーツの欠けた部分に注目して小さなパーツを当てはめてみよう。問題用紙を切るとることはできないが、二つくらいの大きなパーツを補う小さなパーツがきちんと入れば、この問題の正解と見てよい。そういう連携が頭の中で行われることが大事で、各パーツが完全な形になるまで頭を動かしていると時間が過ぎ去ってしまう。そこの見極めを立てることも頭脳活動には必要である。完璧主義は頭脳活動に負荷を与えてしまう。

五点

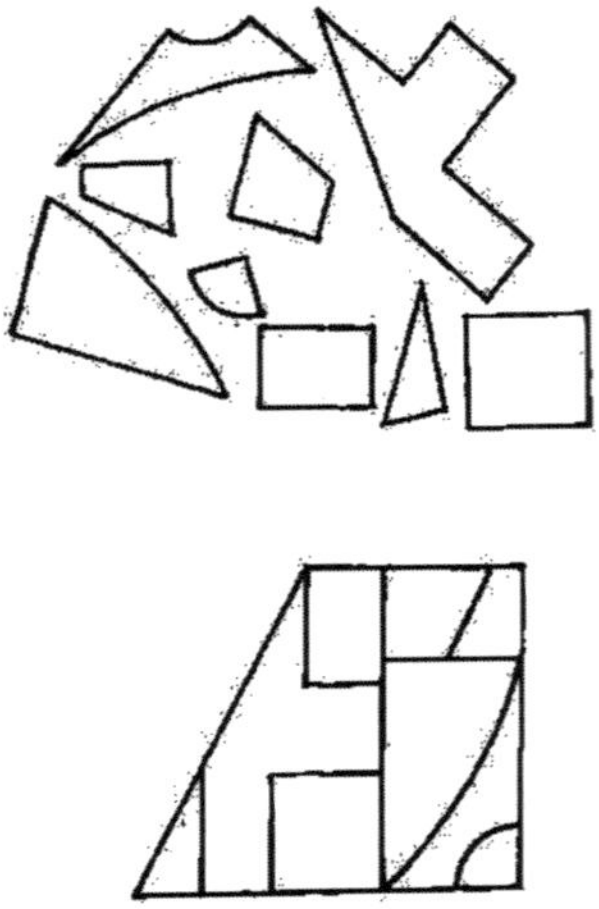

採点

テストＤは、あなたの総合的な脳力を調査するものである。つまり、大脳─海馬─脳幹の連携プレーが行なわれる可能性をはかろうとするもので、三つの脳の機関を個々に比較するものではない。大脳─海馬─脳幹の機能性を平均化してみることを目的にしたのが、テストＤなのである。テストＡ、Ｂ、Ｃは三つの脳の機関を比較し、そのバランス度をチェックすることを目的とした。のちほど、テストのまとめにおいて、テストＡ、Ｂ、ＣとテストＤの比較が行なわれ、あなたに不足している脳力がチェックされる。

〇～三〇点＝総合的な脳力は平均を下まわるが、不足している脳力の充実につとめれば、各脳力は連鎖反応的に稼働しはじめ、脳力の全開も可能となるだろう。

三一～五〇点＝総合的な脳力は、まずまずの基準にある。クリエイティブなカンをひらめかすには、もう一歩パワー不足のところがあるが、集中力をもってすれば、脳の機能力をさらに引き上げることが可能。

五一～七五点＝総合的な脳力は、かなり優秀である。脳力全開のためのトレーニングを積極的に行ない、新鮮で豊富な知識や経験を海馬にストックさせていけば、すばらしいカン人間になれる。

七六〜一〇〇点＝あなたの総合的脳力はマルチ型である。テストDでは、〝鈍なこともやってみる脳力〟もためされているから、あなたは、まさにカン人間のタイプである。ムダと思えることもあえてやってみる、という脳幹の情報処理の柔軟さは、ヒラメキの原点になる。

テストのまとめ

最後に、テストA、B、C、Dで得られた得点結果をもとに、あなたに不足している脳力の部分をチェックしてみよう。カンがひらめくには、知識や経験が豊富であればあるほど好ましいが、これには個人差があり、テストというかたちで得点化するわけにはいかないので、海馬の機能力すなわち記憶力をテストCで調査した。

テストAでは直感力を生み出す大脳の機能力を調べ、テストBでは脳幹の機能力を調べ、そしてテストDでは脳の総合的な機能力をチェックした。

脳力分布図の作成

テストAの得点を、脳力分布図に記せ。テストBで得られたfの値は一〇〇倍し、得点化する。それを脳力分布図に記せ。テストCの得点を、脳力分布図に記せ。つぎに、それら三つの得点を直線で結ぶ。

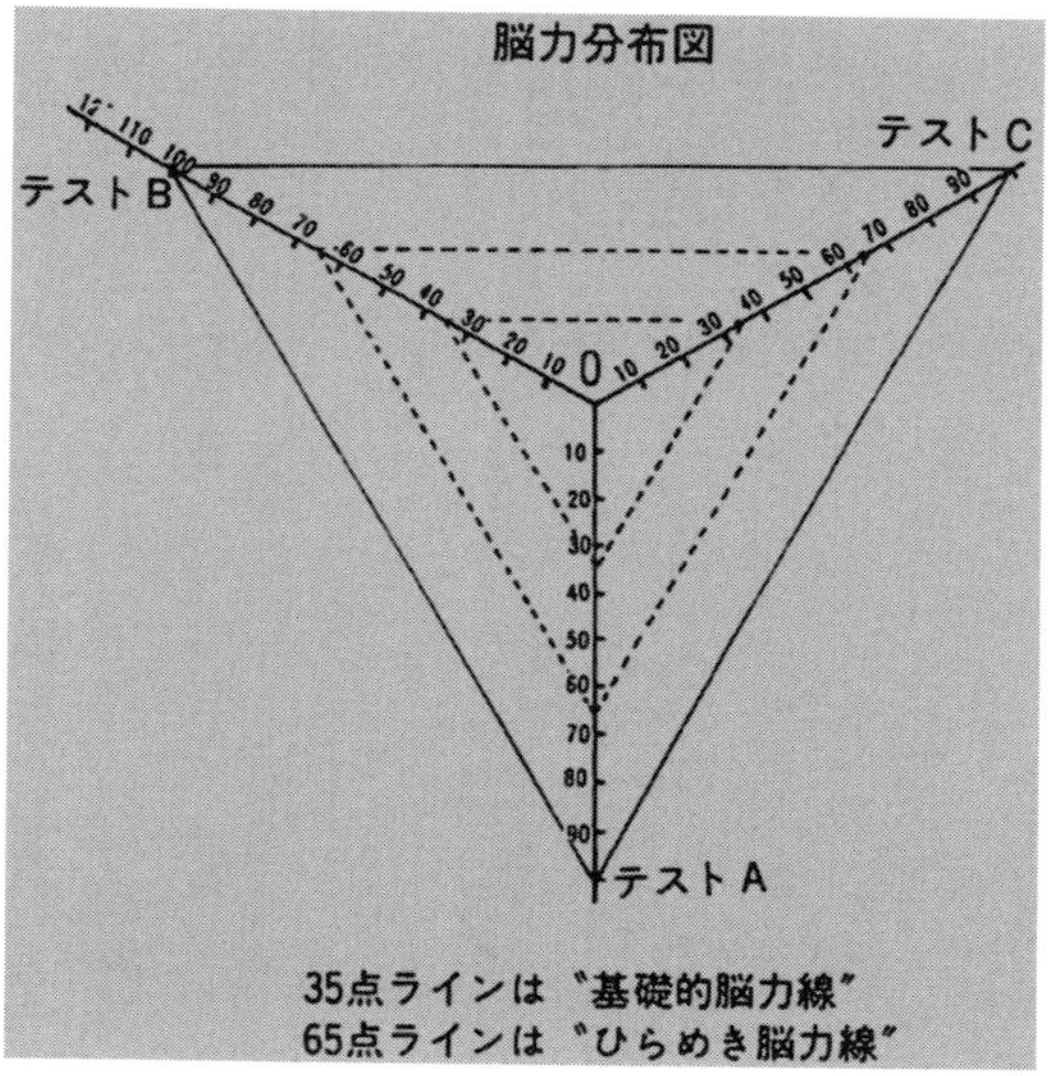

一方、テストDの得点を、テストA、B、Cの得点表に記し、それらをつなぎあわせて正三角形をつくれ。テストDの得点は、あなたの総合的な脳力をあらわしているから、その正三角形より内側に入っている部分が、あなたに不足している脳力である。Dの得点はA、B、Cの平均値ではない。したがって、ABCの三角形がDの正三角形の中にすべて入ってしまうこともあるし、すべて外に出る場合もある。すべて中に入ってしまった場合には、各脳力は全体的に不足してい

るが、連動すれば〝脳力以上の脳力〟を出す脳と言えるだろう。しかし、A、B、C、Dの得点が三五点以下の場合には、基礎的なパワーが不足しているので、とにかく、脳力全体を鍛えることに専念しなければならない。ABCの三角形がDの正三角形の外に出る場合には、各脳力は個々に優れているが、連携プレーをこばみやすい脳と言えるだろう。ただし、Dの得点が六五点以上なら、この場合でもカンのひらめきは充分に期待できる。脳力分布図における、三五点ラインは〝基礎的脳力線〟六五点ラインは〝ひらめき脳力線〟というようにあらわすことにする。ABCの三角形とDの正三角形が、〝基礎的脳力線〟以上でほぼ一致したら、脳はムダのない働きをしており、とくに脳幹による脳全体の統括が優れている、と考えられる。

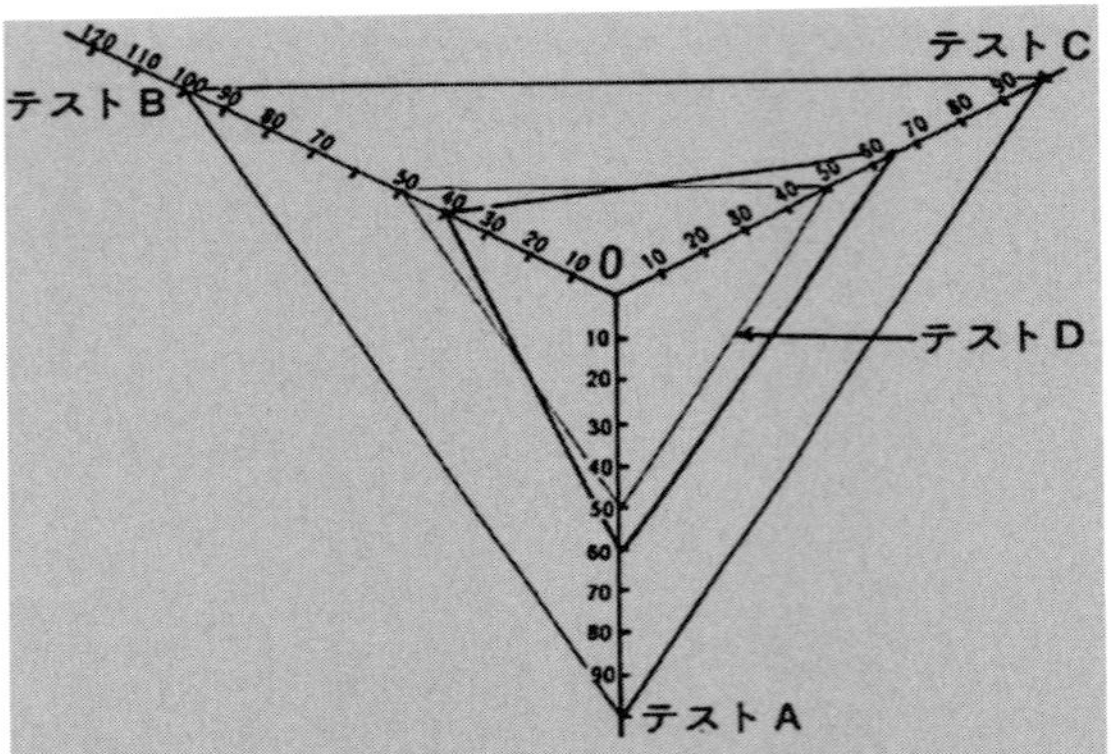

(例)
テストA　60点
テストB　40点
テストC　65点
テストD　50点

この例では、テストBの低さがめだつ。テストBは頭の柔軟性をチェックするものだから、上図により、全体の脳力の中でも、とくに頭の柔軟性が欠けていることがわかる。

左上の図では、頭の回転は早いが、直感力が弱く、記憶力もやや不足ぎみ、ということを知らせている。つまり、脳幹の働きはよいが、大脳の機能は左脳か右脳に傾いており、海馬も実力を発揮していない、ということになる。この図表に行き着いた人は、タバコの吸いすぎによるビタミンC不足の可能性があるかもしれない。

脳力分布図を開いてみると、基礎脳力線をベースに、あなたのカン脳力がどのあたりにあるのか、参考にしていただきたい。たとえ、ひらめき脳力線から外れるような結果が出ても、このテストですべてが計算されるわけではない。

カン脳力を鍛え、いっそうのカン脳力人間になるチャンスはいくらでもある。チャレンジをすれば、必ず結果は出る。その結果を見て、次なるチャレンジの気合いを育てる。すなわち今ある古い結果を更新して、つぎの結果を出していくことが大事なのである。その過程で失敗も多々あるだろう。

しかし、チャレンジする目的を持ち続け、なぜそうなったのかを逆転発想も取り入れ、多様な見方をしていけば、カンのひらめきも、必ずあなたをより良い結果に導いてくれる。

カン脳力人間になるために、左図を参考にして、あなたに必要な脳力、すぐれている脳力、標準的な脳力などを自分で知っておくことが大事である。自分脳の脳力をセルフチェックして、日ごろからカン脳力を鍛えるためのトレーニングに励むことだ。

カン脳力を鍛えることは、自己啓発を促すことでもある。他人が気づかないことに、自分は気づいていく。それは人生に大きくかかわっていくことになる。人生を価値あるものとしていくか、どうかは、まさにカン脳力の鍛え方次第なのである。

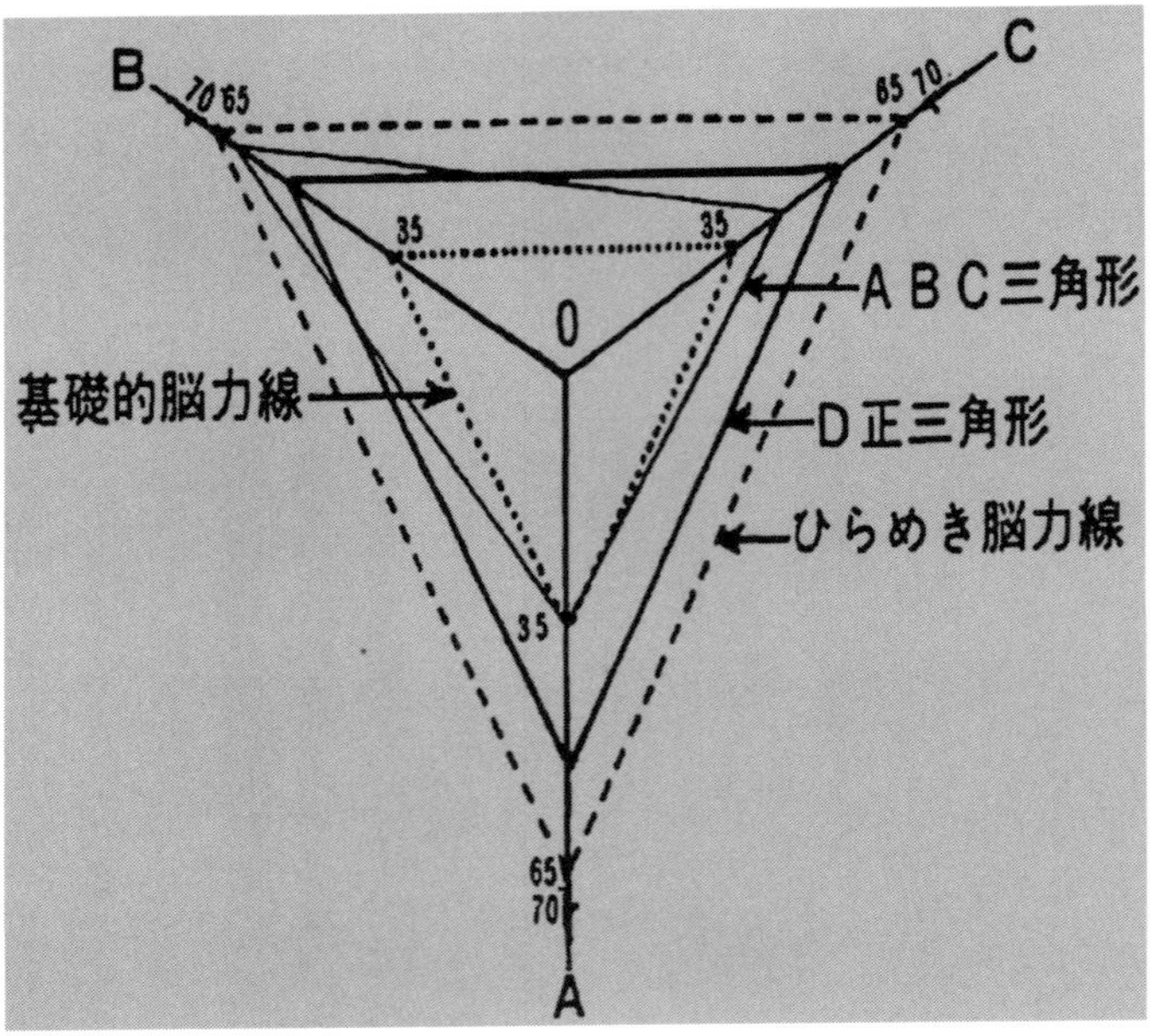

脳細胞は毎日失われて一つも増えないが、頭脳に残された脳細胞を有効に使い、鍛えていくことが大切である。今からでも、脳力の質は向上させ、思うように人生も変えていける。セルフチェック式カン脳力の鍛え方の極意は、自分を知ることから始まる。

決して巷の能力開発（脳力開発）には安易な気持ちで近づかないことだ。たとえ、みんなが良しとしても、あなたには必要でない脳力開発に手を出すべきではない。

先ほどにも述べたが、体の健康に良いとされるトレーニングや食事法でも、脳力開発にはマイナスになるものもある。脳細胞は体の細胞とは異なるからだ。

脳力バランスシートの図で、バランスの取れていない脳力の部分を知り、自分にオーダーメイドな「脳力開発」のレシピを用意して、十把一からげの能力開発から離れていくことが求められるのである。

ところで、古代ギリシャから五感とは視覚、聴覚、触覚、味覚、嗅覚に分類して今に伝えられてきた。しかし人間の脳は、さらに時間感覚、距離感覚、群れ感覚、平衡感覚、立体感覚、比較感覚、皮膚感覚などを備えている。あとの七感は、人間が生物として組織を動かしていくときに必要とされてきた感覚である。これら七感が退化しつつある。

アカデミックに社会が進化して便利で合理的になりすぎて、何か動物的な知的触覚のような七感が鈍ってきた。便利になると不便を嫌うようになる。それが脳のネットワークに組み込まれる。つまり足で考え、鼻で訴えるような脳力が縮んできたのだ。何かを探るにも、非論理的なことや無駄を避ける。論理と非論理のバランスが取れなくなる。先読みができにくい鈍感人間が増えた。そのぶん、危機管理が苦手になったのだ。七感の「カンデミック」を社会全体で見直す時期にある。

たとえば縦割りはよくない、といいながら、消え去るどころかピンピンしている。群れ感覚とか平衡感覚、皮膚感覚が鈍っているからだ。その結果、理屈っぽく勝ち組みとか負け組みとかを言い出した。これは日本のビジネス社会に対する負のサインである。ものごとは縦にだけ解決策があるのではない。立体的に解決していこうとする知的パワーが社会にあってこそ、知恵を絞れるものである。

今こそ七感を鍛え直し、全体の中での自分の位置付けを確認できる、危機対応型の社会を作るべきだろう。カン脳力を取り戻し、自己管理ができる人間を増やさないとならない。もはや過去のデータとか経験があてにならなくなった。だからこそカン脳力という高度な知的パワーをひらめかす人たちが注目されるのだ。

終章　カンの脳力を高める個別トレーニング法

大脳編
ベートーベンを聴くと勇気が湧いてくる
モーツァルトを聴きながら読書をしたり、考えごとすれば、左脳人間も右脳人間も、バランスのとれた脳に鍛えられる
窓をあけると大脳も開く
海馬編
インターバル記憶法で、どんなことでも覚えられる
七個に分けると記憶しやすくなる
脳幹編
MAC法で、望むカンのひらめきを引き出せる
脳は鍛え方しだいで加齢に関係なく冴えわたる

これまで、第一章から第七章まで、カンのメカニズムとその鍛え方について、総論を述べた。

終章である本章では、不足ぎみの脳力をパワー・アップするための個別トレーニングを、大脳編、海馬編、脳幹編に分けて、それぞれにいくつかの具体的な方法を紹介する。

大脳編

ベートーベンを聴くと勇気が湧いてくる

クラシック音楽が大脳の機能を高めるということについては、すでに何度も説明したが、作曲者別の効能というのもある。その点を考えてみよう。

ベートーベンの曲の特徴は、不協和音をふんだんに使って組み立てられている、ということだ。一般に、不協和音は聴く者を不快な気分にさせるが、気持ちが落ち込んでいるときに聴くベートーベンの曲は、心理的な共通項をつくり、落ち込んだ気持ちを奮い立たせてくれる。合理主義の西欧社会で育成されてきたクラシック音楽は、そのほとんどが美しい和音の協調を意識しているが、そういったなかで、不協和音を基調に作曲されているベートーベンの曲は異質な存在である。気分のよいときに聴くモーツァルトは、よりいっそうこころよい気分にしてくれるが、落ち込んだときに聴くモーツァルトは、さらに自分をみじめにしてしまう。脳が不協和の状態にあるとき、和音は脳の中で同調してくれないのである。

ベートーベンの一生はつらく貧しかったので、彼の海馬には人生の不協和のデータ因子がしっかりとストックされていた。耳が聞こえないので、大脳の聴覚領は音の刺激を反射して脳幹に送り込むことができない。そこでベートーベンの脳幹は、人生で得られた不協和のデータ因子を海馬から引き出して五線符の上にならべ、それに〝音なき音階〟を組み入れて作曲をしていった、と考えられる。したがって、第九はベートーベンの大脳がつくったのではなく、脳幹によって作曲されたと言えるだろう。しかし、それを聴く者は大脳が刺激されて、勇気が湧いてくるのである。

気分がめいったときに聴くベートーベンの曲で、とくに推薦できるのが、交響曲第三番『英雄（エロイカ）』と『第九』の三楽章までだ。第九は、耳の聞こえなくなったベートーベンが最後に作曲したシンフォニーだと伝えられている。これが演奏されたとき、ベートーベンは鳴りやまぬ拍手が聞こえなかったので、演奏者のひとりが、ベートーベンが来ていたコートの袖を引っ張って知らせた。

外界からの音を感知しない頭脳がつくりあげた音楽が、なぜこうも聴く人の心を打つのか。このような疑問をいだく人は多いことだろう。ちなみにベートーベンは二六歳のころから耳の病気になり、三〇歳から没した五六歳までは外界の音を聞くことができなかった。しかし、耳が聞こえなくなっても彼のカン脳力にはすべての楽器の音が整えられて出番を待っていた。その記憶と独創により、多くの名曲が誕生したのである。そういう脳の機能を持つベートーベンは天才脳を備えていた。

モーツァルトを聴きながら読書をしたり、考えごとをすれば、左脳人間も右脳人間も、バランスのとれた脳に鍛えられる

ベートーベンとは対照的に、モーツァルトの曲は洗練された和音で構成されている。モーツァルトは天才の誇れが高く、多くの交響曲やソナタを作曲しているが、なかでも室内楽は傑作中の傑作で、右脳の機能回復のために用意されているようなものだ。とくに『弦楽五重奏曲』などは推せん曲である。左脳人間であることを自覚している人は、ぜひとも、モーツァルトの室内楽を聴き、右脳の非論理的感性を高めてほしい。

読書や考えごとをしているときには、大脳の機能は左に傾いている。つまり、大脳を流れる血液が左脳に集中するため、血液中のナトリウムイオンは左脳でさかんにインパルスを発生させ、右脳はインパルスが不足してくる。ほとんど毎日を読書や考えごとで過ごす人は、左脳で発生するインパルスの量が多くなるから、神経線維のシナプスづく

りも左脳を中心にして行なわれ、右脳の神経線維の回路が不充分になってしまう。その〝症状〟がすすむと、理屈と知識と絞切り型思考をなによりも尊重する左脳人間が生まれてくるわけだ。カンのひらめきを求める左脳人間にとって、右脳を鍛えることは重要である。そのためには、モーツァルトを聴き、右脳にも充分な血液が流れるようにしたい。読書や考えごとなど、左脳活動を行なっているときにモーツァルトを聴けば、大脳全体の機能がバランスよく高められていくだろう。大脳トレーニング法として、ぜひ実行してほしい。モーツァルト以外にも、ビバルディの『四季』や、ドビッシーの『牧神の午後への前奏曲』などは、読書と両立しやすいクラシック音楽である。

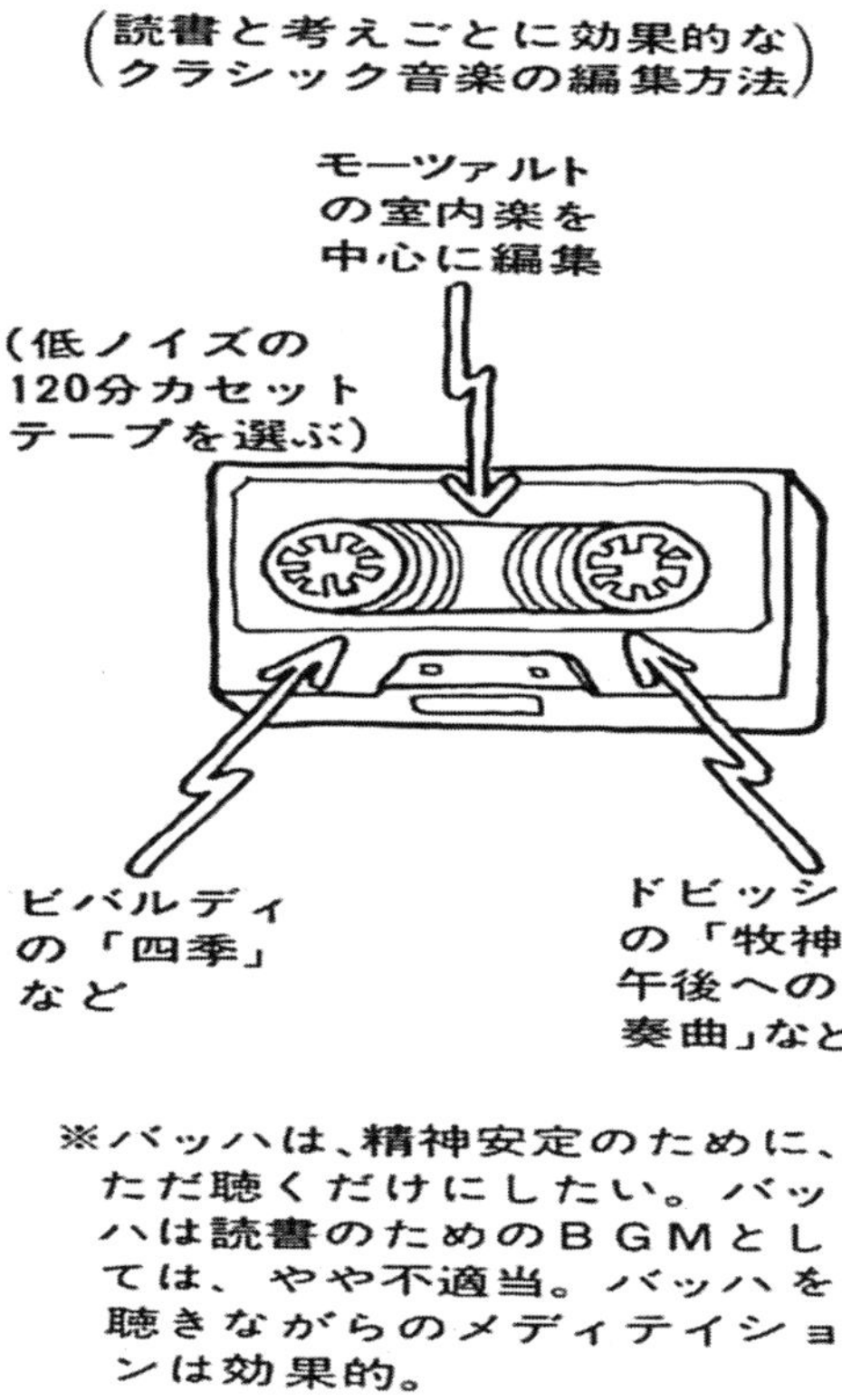
（読書と考えごとに効果的なクラシック音楽の編集方法）
モーツァルトの室内楽を中心に編集
（低ノイズの120分カセットテープを選ぶ）
ビバルディの「四季」など
ドビッシーの「牧神の午後への前奏曲」など
※バッハは、精神安定のために、ただ聴くだけにしたい。バッハは読書のためのＢＧＭとしては、やや不適当。バッハを聴きながらのメディテイションは効果的。

方法論として、モーツァルト、ビバルディ、ドビッシーなどを二時間程度のテープやCDに収録し、編集してみよう。これなら長い時間思考に集中できるし、カンのひらめきが湧く可能性もある。

部屋の大きさは、六〜七帖くらいの広さが適当である。狭すぎる部屋と広すぎる部屋は、思考と感性の発展を妨げる。無意識のうちにも、大脳の視覚領は部屋の広さを感じとっており、部屋が広すぎたり狭すぎたりすると、視覚領はそれに注意を向けるので、精神の集中を防害しやすくなる。この大脳トレーニング法は、昼よりも夜に行なうと効果的である。

照明にも工夫をこらしたい。LED照明の時代になりつつあるが、あえて白熱光の電球を天井からつるし、机と自分だけの範囲を照らすようにする。螢光灯の光も大脳に作業感覚を呼び起こすので、クリエイティブな思考と感性のためにはマイナスになる。最近はエコブームで白熱電球はあまり見なくなったが、白熱光は火を燃やして得られる光の雰囲気がする。動物的なカンを呼び起こすとともに、考えるための光なのだ。

白熱光の明るさは一〇〇ワットか八〇ワットがよいだろう。電球には必ずカサをつけ、光の分散をさける。ただし、これは光が集中しすぎて眼球をつかれさせる原因になるので、弱い光を天井に反射させた間接照明を設けるべきだ。

イスはふかふかの重役椅子は避け、やや堅めのものがよい。イスの高さは重要である。両膝が底面に対し、水平になるくらいの高さがよい。必ず、足のウラ全体が余裕をもって床につくイスを選びたい。足は、はだしの方が大脳にこころよい刺激を送る。

※　右の絵では私の個人的な趣味でカセットテープになっているが、ＣＤプレイヤーとかスマートフォンなどでも構わない。

窓をあけると大脳も開く

クーラーや暖房機が発達したためか、最近、窓をあけることが少なくなった。あたりまえのことだが、窓をあけると部屋に空気が入ってくる。空気には酸素があり、私たちの脳は酸素を呼吸して活動している。私たちは快適さを求めるあまり、脳を不健康にしているのではないか。酸素が脳にとって重要な存在であることは、すでに説明したとおりである。しめきった部屋にタバコの煙が充満している状態では、絶対に脳力は全開しない。〝窓をあけよ、さらば脳力は開かれん〟というわけだ。私は、よく仕事でいろいろ出版社に行くが、編集マンのタバコ好きにはあきれてしまう。私はタバコを吸わないだけに、よけいそれが目につく鼻につくのかもしれないが、しめきった部屋でモクモクと煙をふかしている。企画力の要求される編集マンだけに、タバコをやめて窓をあけた方がよいのではないか、と老婆心ながら思うのである。

海馬編

インターバル記憶法で、どんなことでも覚えられる

記憶力を強くすることとは、海馬の機能を高めることである。そのために、私たちの生活慣習から記憶力を悪くする条件を排除することが、まず必要である。その第一は、脳に有害な物質を体内に摂取しないことだ。先に述べたように、ニコチンによるビタミンCの大量破壊、糖分のとりすぎによる脳の疲労は、絶対に避けなければならない。第二は、イライラしないことだ。ストレスが脳の働きに悪影響を及ぼすことについては、すでに説明した。さらに身体の疲労やカゼなども、ニューロンや神経線維の活動を衰えさせ、脳の中のデータ通信を阻害する。このため、記憶力や理解力は、頭脳および身体の健康時よりも低下する。

ところで、どんなに優秀な頭脳でも、長時間の労働に耐えさせると、その機能が弱くなってくる。脳も細胞の集まりであるということでは筋肉と同じであり、歩きすぎたら足の筋肉が疲れてくるように、頭を使いすぎると脳も疲れてくる。

自分の意志でものを覚える、という高度の知的活動を行なうときには、脳の労働量も多いから、適当な休息を入れながら記憶する方が効率がよい。記憶しなければならない

対象については、〝必ずこれを覚えよう〟という意志を持つことが大切だ。短時間でも、それを集中的に行なう。そして、適度に休みを入れながら、記憶の反復を行なう。このような記憶法を「インターバル記憶法」と名づけることにしよう。

まずは、記憶しようとする意志が必要である。そのための例を挙げてみよう。

私は、かつて出版社の編集部で雑誌の取材と執筆とを担当していたことがある。このとき、テープレコーダーなどの録音機を持ってはいかなかった。有名作家に取材したこともあるが、話を聞くだけで、メモも取らずに覚えた。記憶の道具は自分脳だけである。一時間、二時間に及ぶこともある。心配になった作家さんが「メモをとらなくても大丈夫ですか」と聞くので、「大丈夫です」と答えていた。取材を終えて編集部に戻り、頭の中のテープを巻き戻す。執筆を開始する。

意識的に作られたストーリーがあるから、細部の記憶は筋書きの中にサッと入りこむ。ストーリーにはいくつかの節目がある。節目ごとに記憶のデータを当てはめていく。そうすると、記憶のデータが、ストーリーの中で整合性をもって息を吹き返すのである。まるで空白の遺伝子に吸い込まれていくように。それから全体を遂行して、文章を整える。これで完成である。取材のときにはストーリーを描きつつ問いかける。自分の関心事だから、現場で派生した記憶のデータを付け加えていくと、取材内容の全体がまとまり、具体的な形があらわれてくる。記憶することとは、意識的に脳を動かすことで可能になる。このとき、頭の中にストーリーがよみがえるのだ。それに従って細部の記憶をデータとして引き出す。ストーリーに付着した記憶のデータは、再度、描いたストーリーとともに節目ごとに引き出されやすくなる。

記憶には、記憶しようという意思が必要である。よく脳のテストとして、「昨日の夕飯は何を食べましたか」というのがある。夕食のメニューを覚える必要性が、どれだけあるか、となれば、それほどでもなしである。何を食べたかを記憶する意思が傾注されなければ、昨日に何を食べたかを問う必要もないし、覚えておく理由もない。こういう質問はナンセンスだ。巷の能力開発はこういうテーマで行われるから、どうにも始末に負えないのだ。

また、記憶のトレーニング法として、人の名前を覚えよう。今日、出会った人の名前を、ストーリーを描きながら覚える。それを、必要に応じて、覚えていく。これは記憶力を高めるための、よい手段である。名前のうち、姓名の姓だけでよい。いつ、どこで、（たとえば）高杉という人と、どういう話をした。このようなストーリーを作り上げて、名前を覚える。七日後、その名前を思い出すようにする。記憶に不安があれば、メモをして、七日後に確認してみる、というのでもよい。学校の先生などは、毎年、生徒が移り変わっていく。しかし、何十年が過ぎても、（たとえば）高杉君だね、と思い出してくれる先生は多いものだ。

そういう先生に記憶する方法を聞くと、顔や表情、言葉などに特徴を見つけ、それらと名前とを結び付けて覚えていくそうだ。特徴を捉えて個々に簡単なストーリーを描き、名前を憶えていくようだ。まず意志力が前提にあって、ストーリーが描かれ、記憶する脳力が高められていく。記憶の意志力を高めていくために、人の名前を覚える、というトレーニングをおこなってほしい。記憶力は頭のよさのバロメーターとして判断されることが多い。いろいろな応用が利く脳力だからである。

記憶するということは、RNAに記憶されるデータの痕跡を残し、脳のネットワークに新たな回路をつくることである。人間の脳は意識したことをすべてRNAにストックする。これについては、すでに詳しく述べた。問題は、ストックされたデータを記憶として再現させなければならない、ということである。大脳では、「ドミナンス（優位）の法則」というものが支配しており、たとえば、大脳のA点とB点で起きた興奮は、一般に強い興奮の方へ弱い興奮が引きつけられる、という現象がある。A点の興奮が強ければ、B点の興奮はA点に吸収されていくわけだ。

そこでBが過去に得られた必要な記憶だとしよう。そこに偽物のAという情報が脳内に入ったとしよう。Aという刺激が強くてBよりも正しい記憶に思える時に、人間の脳はBという記憶から離れてAに引きつけられていく傾向がある。Aは脳にとって魅力的なポイントなのだ。BとAとが近い関係にあれば、強いAはBを引き寄せることが可能になる。こうして記憶は書き替えられていく。そしてBはたとえ必要な情報としての価値があってもAによってかき消されてしまう。洗脳の論理に近いといえる。Bはいつしか掻き消えて、思い出せない過去の無価値な情報になってしまう。本当に自分にとって価値ある記憶とかはドミナンスの法則に毒されないようにするよう注意する。日頃からBを思い起こし、その必要性を理由づける工夫がなされていくとき、偽物の強い興奮に引き寄せられない脳の環境を鍛えておくべきである。Bという記憶も興奮点であるから、強い興奮点のほうに引き寄せられて消滅しないよう、海馬から引き出して健在であることを確認しておくべきだ。Bを海馬に残しておきたいのであれば、海馬のネットワークからBと共通項をつくれる情報を接合して、ネットワークの中に回路を構築するのが良い。Bと共通項を作れるCがあれば、BはCであると接合する。よく記憶の達人という人がいる。円周率を限りなく覚えているとか、こういう人は、数字の情報を別の情報に接合させせて覚えているのだ。BはCであるとうすると、たとえAが脳内で暴れて勢いを誇示しても、BはCであるとすると、Bは記憶に残り、Aに引きずられて消滅することが少なくなる。しかし、頑固一徹にBを記憶に残すことがカン脳力に不具合を生じさせる事態にもなりかねないのだから、Bも時代の流れの中で必要としない記憶であることが認識されると、そのときは考え直せばよい。

ドミナンスの法則は、たとえば腕にブレスレットを付けているとする。しかし、付けているのを忘れて、というか意識しなくなってしまうような状態を言うのだが、原因は腕に巻いているブレスレットにある。ブレスレットの締め付けが、締め付けられているという興奮を分散してしまうために、脳は腕に巻きつけられた異物の締め付けを意識しなくなる。強い興奮の方へ弱い興奮が引きつけられるから、先に述べたAとBとは興奮が滑らかに平坦な意識に変化して、やがて興奮が分散されて脳は強い興奮を覚えなくなるのだ。思考や感情といった脳力についても同様の現象が仮現されるのだ。興奮とか強い意識は、やがて興奮点は平坦に分散されていき、興奮の高ぶりも鎮まり収まってくるのは、ドミナンスの法則が脳内に支配しているからだ。

もし、あなたが五六七五五三という数字を覚えようとする。この場合、大脳はまず五・・五五・という数字から受ける刺激に興奮し、つぎに・六七・・三という数字に興奮する。記憶は前者を中心に行なわれ、後者が吸収されるかたちで完成されていく。しかし、繰り返して覚えようとする段階でA点とB点は接合され、ひとつの興奮点をつくっていく。本来は二つの回路を持つものがひとつの回路となり、〝太い回路〟をつくる。したがって、記憶は再現されやすくなる。

単純な例を示したが、意志力を持って行なわれる記憶は、すべて、ある興奮点を中心に連鎖反応を引き起こしながらパターン化されていく。

インターバル記憶法の基本的な考え方は、脳の生理状態を考慮しながら、覚えようとする対象の刺激を繰り返して脳に送り、記憶の引き出されやすい太い回路をつくることにある。先にも述べたが、方法論として、まず、最初に覚えようとする意志を持つことである。これにより、ナトリウムイオンがニューロンの中に入りはじめ、脳全体が活発になってくるので、記憶の準備段階ができあがる。

つぎに、記憶の学習を繰り返すわけだが、その回数については、四回から七回までが適当とされている。覚えようとする対象を一回、二回、三回と繰り返す段階では、記憶量もわずかだが、四回以上になると急激に増えはじめ、八回以上になると再び記憶の能率が低下してくる、との報告もある。私も、自分の経験から、それを適当だと思う。記憶の学習に費す時間だが、これは脳の疲れ方に個人差があるし、覚えようとする対象の量にもよるので、いちがいには決められない。

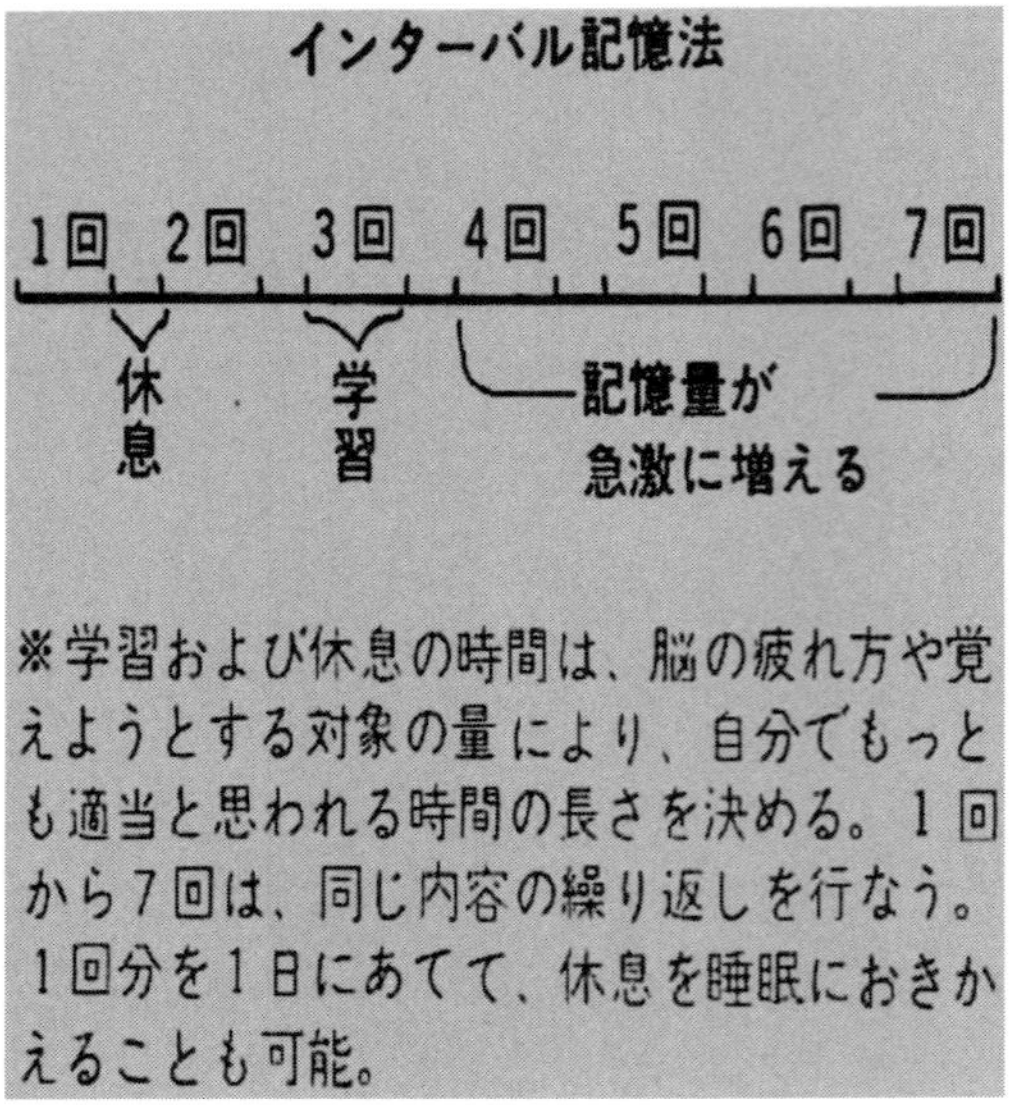
インターバル記憶法
1回 2回 3回 4回 5回 6回 7回
休息
学習
記憶量が急激に増える
※学習および休息の時間は、脳の疲れ方や覚えようとする対象の量により、自分でもっとも適当と思われる時間の長さを決める。1回から7回は、同じ内容の繰り返しを行なう。1回分を1日にあてて、休息を睡眠におきかえることも可能。

人間の脳は七つ区切りが得意のようである。八つめからは別な次元に入る。それなら、八つめは、一つめとして、あと六つを加えて、七つ区切りにするのが、記憶のためにもよい。

インターバル記憶法の実戦例を示そう。たとえば、法律の条文を一〇〇条ほど暗記しようとする。一〇〇条を読みつづけて頭がそれほど疲れなければ、それを一回分とする。五〇条で疲れるようなら、それを一回分とする。読むときは〝必ず覚える〟という意志力を持ち、精神を集中させる。

一回分が終わったら、休息する。その時間も個人差があるので、頭の疲れがとれたと思うときに、つぎの回をはじめる。ただ注意したいことは、先にすすまずに同じことを繰り返す、ということである。五〇条で疲れる人は、五一条から先にすすむのではなく、一条から五〇条を再び読んでいく。このような方法を四回から七回つづけて行なっていけば、かなりの量を記憶できるはずである。条文など、単純に記憶していくことは面倒である。しかし覚える必要があるなら、覚えやすいインターバル記憶法でデータ因子を詰めていくのが、記憶するにはよい。

七個に分けると記憶しやすくなる

私たちの生活をとりまく環境には、意外にも〝七〟にかかわる言葉が多い。秋の七草、世界の七不思議、七つ道具、七福神、虹の七色、北斗七星、七転八起、七賢人、ラッキーセブン（七）など、数えたらきりがない。また、一週間は七日で構成されており、地球をとりまく海洋を七洋と言う。七つ分けは世界共通なのだ。あらためて、こうした事実を考えてみると、人間の脳は七個をひとつの区切りにするのが好きなようだ。東京や大阪などの大都会で使用されている電話番号が七ケタからなっていたのも、忘れにくい、というのがひとつの理由である。それが八ケタになると、覚えにくくなった。

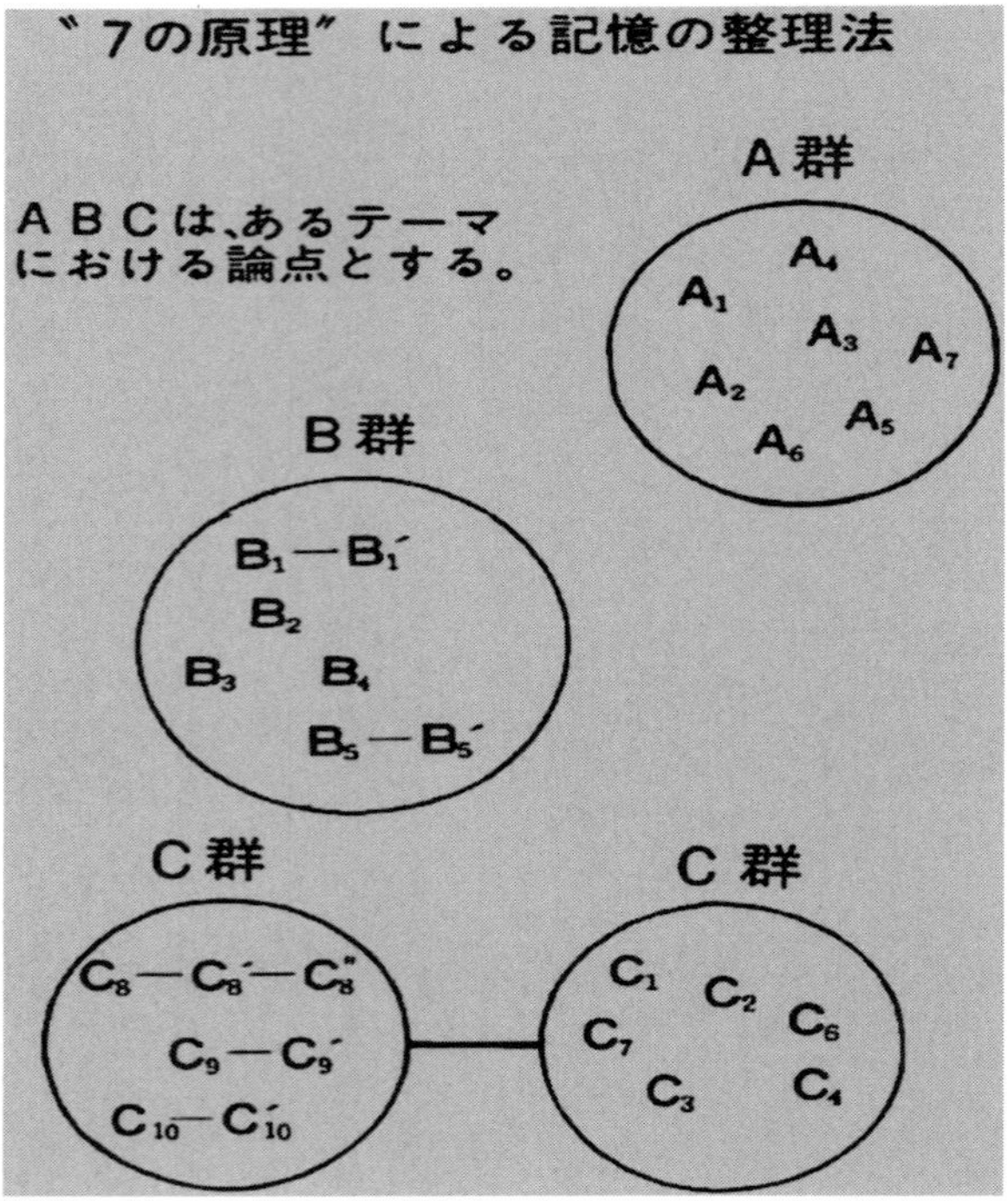

日本人の氏名でも、七音からなっているものは、あまり忘れない。そこで、「七の原理」を利用し、覚えようとする対象を七個ずつに分けて記憶するのが効果的である。たとえば、あるテーマについて多くの論点が引き出された場合、関連性のある論点を七個ずつの群にして記憶するのがよい。もし、七個分が不足したら、それらから派生して考えられる論点をメモして、七個の論点をつくりあげる。このようにして、いくつかの群ができあがれば、あとは各群ごとに覚えていけばよい。インターバル記憶法にも、脳が記憶しやすい七の原理を取り入れていくべきだろう。

もうひとつの例だが、イロハ歌というのがある。これも最初は七区切りで書かれていた。下は読みである。「とがなくてしす」「咎なくて死す」という、情報を伝えようとしたとの暗号説もあるが、七つ分けが記憶しやすいからだろう。

以呂波耳本へ止　い ろ は に ほ へ と
千利奴流乎和加　ち り ぬ る を わ か
除多連曽津祢那　よ た れ そ つ ね な
良牟有為能於久　ら む う ゐ の お く
耶万計不己衣天　や ま け ふ こ え て
阿佐伎職女美之　あ さ き ゆ め み し
恵比毛勢須　ゑ ひ も せ す

それが、ひらがな表記で次のようになり、歌謡の読み方に変化すると、実に奥深い内容を表現するようになった。日本人の頭脳を誇るような底力を、そこに想う。

「いろはにほへと　ちりぬるを　わかよたれそ　つれならむ　うゐのおくやま　けふこえて　あさきゆめみし　ゑひもせす」

『色は匂へど　散りぬるを　我が世誰ぞ常ならむ　有為の奥山　今日越えて　浅き夢見じ　酔ひもせず』

日本語の原点となるイロハ歌の四十七文字は、カン脳力のＤＮＡがこぞって力をあわせ、脳の一周回路がスパークした、奥深い記号の組み合わせのようである。カンにかかわる三つの脳力分野がバランスを取り、瞬時に編み出した作品と言えるだろう。

脳幹編

MAC法で、望むカンのひらめきを引き出せる

ひらめきの最終的な決定を行なうのは脳幹である。前述のSEN法は、脳幹を外側からの刺激によって鍛える手段として、ぜひ実行していただきたいのが、脳幹を内側から鍛えるトレーニング法である。その基本的な考え方は、前頭葉を鍛えることにより、脳幹の機能をパワー・アップすることである。ここで紹介するMAC法が、それである。

前頭葉は大脳の一部だが、脳幹の行なうシステムづくりに関係している（第1章のカンの働くメカニズムの図を参照）。脳幹は思考と精神の座だが、その脳幹の機能をコントロールしているのが前頭葉なのだ。もし、前頭葉の機関が破壊されたら、思考と精神に重大な悪影響を与え、精神が集中できなくなり、将来への計画や思考の整理ができなくなるばかりか、人格そのものが変わってしまう。

つまり、脳幹が前頭葉のコントロールを離れると、脳幹はシステムの存在を無視する

ようになり、データ因子の組み立てがバランスを崩すのである。前頭葉は人間に特徴的な脳の部分であり、この機能が弱まると、人間らしさをあらわす思考と精神の座がぐらついてしまうし、独創力や先見力といった高度な知的パワーも期待できなくなる。すなわち、脳幹が機能のバランスを崩さないようにするためには、前頭葉を鍛えていくことが必要なのだ。「脳幹を内側から鍛える」という意味は、脳が脳を鍛えていくことなのである。

前頭葉のトレーニング法を紹介する前に、ある事件を紹介しなければならない。その事件は、一八四八年九月一三日に発生した。場所は、アメリカのバーモント州キャベンディッシュという小さな町の一角である。フィネアス・P・ゲージは、その日も鉄道工事の監督をしていたが、工事を防害している大きな岩を爆破することにした。

そこで、フィネアスはドリルで岩に深い穴をあけ、鉄の棒で火薬を押しこみ、奥の方をトントンとたたいていた。すると突然、火薬が爆発し、鉄の棒はフィネアスの左眼上を貫いて後頭部から飛び出し、さらに五〇メートルも空中を飛んで地上に落ちた。鉄の棒は長さ一メートル、重さ六キロであった。しかし、フィネアス・P・ゲージは生きていた。彼は前頭葉部分に重傷を負ったが、手当のかいがあって、三ヵ月後にはまた町に出られるようになった。

彼の感覚、言語、記憶など、全てが正常だったが、以前の有能で思いやりのあるフィネアスは存在しなかった。かわりに、気まぐれで、将来の計画を考えだしてもすぐに放棄してしまうフィネアスが誕生したのである。思考と精神は変わったものの、彼はその後も元気に生きつづけた、と伝えられている。

この事件の教えるところは、前頭葉の機能が弱くなったり働かなくなると、同時に脳幹の機能にも異常が出る、ということである。脳幹自体が傷つけられていなければ、海馬から記憶のデータを引き出し、大脳から感覚のデータを受信できる。しかし、前頭葉との回路が切断されると、脳幹はシステムの中でデータの組み立てができなくなるから、生産的な考え方や気持ちの集中が不可能になる。

フィネアス・P・ゲージには不幸な事件だったが、この事件によって、前頭葉と脳幹はおたがいに深い関係を持っていることがわかったのである。

前頭葉を鍛えるために効果的な方法は、瞑想（Meditation）と連想（Association）と集中（Concentration）を一体のトレーニングとして繰り返し、そのフローのなかで、思考や精神のコントロールを脳に条件づけていくことである。瞑想や連想、集中を、それぞれ分離して行なうと、あまり高い効果は期待できない。充分に機能する前頭葉は、外界の刺激に左右されずに脳幹との通信を密にし、脳幹のシステムづくりに参画する〝脳力〟を持っている。

そのような前頭葉に仕立てるには、前頭葉に緊張と弛緩の繰り返しを行なわせるのが、もっとも効率のよい方法である。つまり、緊張は精神集中で、弛緩は瞑想で前頭葉にそれらの状態をつくり出す。そして、連想によって脳幹との回路を調整する。とくに重要なのは、集中と瞑想の繰り返しであり、その間に連想を取り入れていく。やがて脳が脳を鍛えていく。

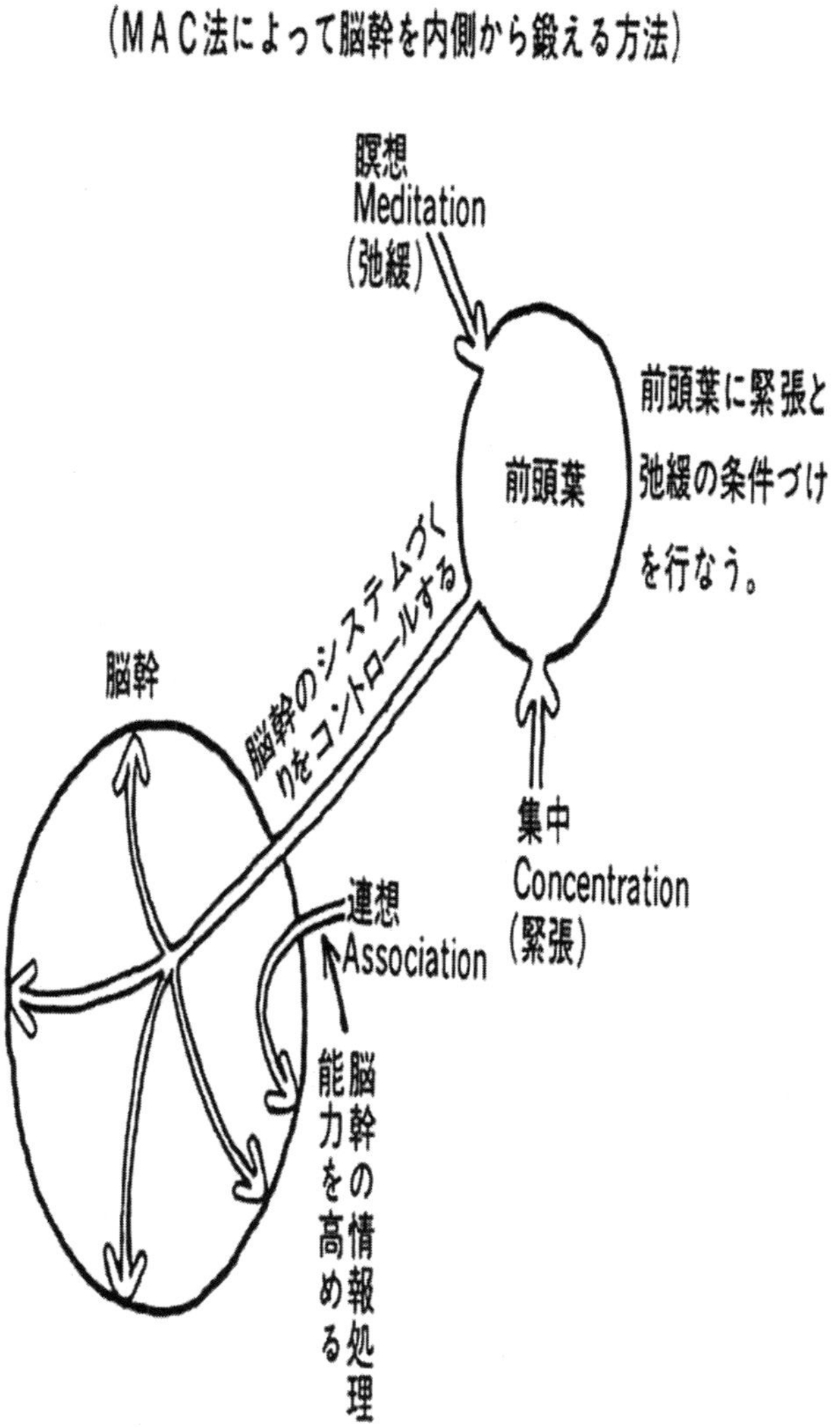
(MAC法によって脳幹を内側から鍛える方法)
瞑想
Meditation
(弛緩)
前頭葉
前頭葉に緊張と
弛緩の条件づけ
を行なう。
脳幹のシステムづく
りをコントロールする
脳幹
集中
Concentration
(緊張)
連想
Association
脳幹の情報処理
能力を高める

このトレーニング法を瞑想と連想と集中の英文の頭文字を取り合わせて、MAC法《マックほう》と名づけることにする。第七章で紹介した、脳幹を鍛えるSEN法《センぽう》とともに内外両面から脳幹を鍛えるようにしてほしい。

精神集中は、意識的に行なうのはなかなか困難である。したがって、まず興味あることからはじめる。その対象は何でもよいのだが、一例としてあげれば、パチンコや将棋などのゲームは集中力養成に適している。玉とクギだけに気持を集中させるのは、簡単なようでむずかしいものだ。最近ではパチスロなどのゲーム式の電動式のパチンコ台が大勢を占めているが、脳を鍛えるためなら、手動式の方が好ましい。

集中力養成のトレーニングと直接は関係ないが、プロ野球を見物に行って応援合戦をするのは、ストレス解消になり、気分転換にはもってこいである。精神集中は短時間でよいから毎日行ない、それを慣習化していくことが必要である。ストレスに囲われた脳には、気分転換という方法で、その囲いを外してあげよう。

瞑想は、精神集中とは逆に、意識の流れにまかせるのであり、「無我の境地に入る」というが、ひとつのことに意識をとめない。何事にもこだわらない境地に入る。瞑想に慣れないときには、いろいろな雑念がでてくるが、しだいに何も考えない状態がつくられ、脳波はβ波《ベーター》からα波《アルファ》に移っていく。瞑想法として、坐禅やヨガなどが有名だが、先にも述べたように、バッハやクラシック音楽を静かに聴く方法でも充分に効果がある。

これらのメディテイションは、最初の段階では目をとじてもよいが、慣れてくると目をあけたまま瞑想できるようになる。つまり、目をあけていても、自分の視野にあるものを感知しなくなる。ここまで〝無意識〟の状態がつくられるようになれば、瞑想法は成功した、と言えるだろう。

精神集中法も瞑想法も、これらを組み合わせることが大切である。そして、それを毎日の習慣として行なえば、前頭葉に緊張と弛緩が条件づけられ、とくに意識しなくてもひとつのことに注意を集中することができたり、自分の意志で精神をリラックスすることができるようになる。精神集中と瞑想は、それぞれ逆方向に立つトレーニング法だけに、それらを組み合わせると〝条件づけ〟が容易に行なわれる。ＭＡＣ法の狙いはそこにある。

条件づけが完了した前頭葉は脳幹のコントロールを強め、必要に応じて脳幹に緊張と弛緩のインパルスを送るようになる。こうして、脳幹のシステムづくりは強化されていく。

最後に、連想は脳幹の情報処理能力を高める訓練だから、ＭＡＣ法の一環として行なってほしい。連想は、非常に個人差の出る発想形態である。たとえば、白から海を連想する過程を考えてみよう。情報処理能力の劣っている人は、白↓雲↓雨↓水↓海というようなワンパターンの連想を行なうだろう。情報処理能力のやや優れている人は、白↓事件↓涙↓塩↓海となり、かなり優れている人は、白↓時間↓頂上↓新宿駅↓海というように、異質なものを同質なものに置きかえる発想力が強くなり、それが即座にひらめいてくる。

白は空白だから空白の時間となり、山の頂上に登るには時間がかかり、登山客を乗せた電車は新宿駅から出発し、同じく新宿駅からは電車で海の近くまで行くことができる。もとをただせば、情報処理能力の優れている人も、関連データを結びつけながら連想しているのだが、ランダムでありながらも脳幹はきちんとデータをシステムの中に組み込んでいる。ランダムなことをまともにできる脳幹ほど優れている、ということについては、〝ランダム公式〟のところで説明した通りである。

経験や常識にとらわれやすい固定観念を破るためにも、できるだけ異質なものを同質の関係に置きかえながら、連想トレーニングを行なっていただきたい。

脳幹を鍛えるには、ＳＥＮ法とＭＡＣ法で充分である。これらを生活の中に取り入れることは簡単だし、無理のない脳力トレーニングなので、慣習化してほしい。脳幹の機能は格段に向上して、脳のネットワークでの、情報処理とシステムづくりに、優れた効果を発揮するようになるだろう。一見非論理的に見えて、論理はすでに完成されている「気づく脳力」が、今の時代に求められている。

以上のように、本章では各別の脳力トレーニング法を紹介した。カンのひらめきは、脳全体の機能力が高められたときにスパークする。鍛えられたカン脳力から良質なカンがひらめく。

カン脳力のメカニズムをもう一度思い出してほしい。高度なカンがひらめくときには、左脳と右脳の電位が高められて、カンの一周回路にインパルスが流れ、左脳と右脳は一体となって直感力を生み出す。ただし、左脳と右脳の機能がアンバランスであれば、電位が高められても、等しく機能することはありえないので、直感力のパワーは生まれない。左脳と右脳のバランスが必要なのは、この理由からであった。そして三つの脳力分野を各自に合わせてバランスよく鍛える。まえがきと第1章で詳しく述べたが、第Ⅰ分野は、論理的思考と非論理的感性の均衡、第Ⅱ分野は、記憶にかかわる情報集積脳力、第Ⅲ分野は、固定観念にとらわれない情報処理脳力である。

直感力は一周回路を通じて海馬と脳幹の機能を刺激し、パワー・アップされた海馬と脳幹は大脳と連携プレーを行ない、脳幹は生産的で有益なデータ因子をプログラムして、強力な知的パワーをひらめかす。つまり、ひらめきを生む脳は機能のバランスが重要である。すなわち大脳―海馬―脳幹の連携プレーを可能にするには、不足している脳力を鍛えなければならないわけである。そして脳力は、脳細胞から広がっていく神経線維のネットワークを編んでいくとき、様々な個性ある性質を秘めていく。その編み方は、あなた自身による脳の鍛え方しだいなのである。

脳は鍛え方しだいで加齢に関係なく冴えわたる

人間の体は老化していく。加齢とともに筋肉の動きが退化し、皮膚もたるみ、骨や関節もギクシャクするようになる。だから脳も老化する、と決めつけるのは間違いなのだ。そういう先入観は捨て去るべきである。自分の脳力を否定してはいけない。自分脳はポジティブに鍛えよ、である。

体の細胞と脳の細胞とは、性質を異にすることは、これまでも繰り返し述べた。脳力を鍛えることとは、脳細胞が枝葉を張り続けてきた神経線維のネットワークを、さらに緻密に広げていくことだ。日々のトレーニングにより、脳力は常に若さを保ち続ける。加齢とともに、頭脳も老化して悪くなるのではない。若くても、脳力が次第に退化していく人もいる。脳の中のネットワークがシナプスを作り大きな回路網を展開していくことにより、脳力は鍛えられ稼働していく。それには年齢の問題はないのだ。体力を鍛えていくには限界があるけれども、脳力は鍛えられていくことに限界はない。

生まれ持ってきたワンセットの脳細胞は減少していくだけで増殖しないのは確かだが、人生の過程で様々な体験や学習をして張り巡らされた脳の中のネットワークは、年齢に関係なくシナプスを結び広がっていく。体力があるときには、新しい発見を求めて歩き回るのが良い。足腰が老化により思うようにならなくなれば、前述のＳＥＮ法で脳を活性化させよう。ただし若い時からもSEN法で、脳を鍛えていくことは必要である。一般に私たちは、体の細胞と脳の細胞とを同次元で捉えようとするから、体力の衰えとともに、脳力も衰えると思い込み、脳力を鍛えていくことに無関心になりやすい。そこを注意して、脳力開発に取り組むと、脳力は、年齢や体力に関係なく、活性化されてくる。

脳力で負けるということは、人に先を越させるということになる。そうならないためにも、脳力の練磨を意識して、あきらめずに続けることである。

この前まで二〇代であったのに、気が付けば、いつのまにか四〇代、五〇代。年齢が進むにつれて気になるのが物忘れである。漢字が思い出せない、人の名前を忘れた、などなど。パソコンで文章を書く機会が多い時代にあって、漢字のミスは多くなりやすい。機械に頼りすぎて、漢字を記憶する脳力のトレーニングをしないからだ。そういった例は、漢字だけではないだろう。物忘れは加齢のせいだと、あきらめてしまうのは、いかがなものだろうか。

夏目漱石はよく誤字脱字や当て字を平気で繰り返した名手である。編集者泣かせで、原稿を見れば誤字だらけ。そこで編集者はひらめいた。これは個性だ。できるかぎり誤字を残そう、と考えたのである。夏目漱石は文章の筋書きに没頭してしまうと、あとはどうでもよくなる脳力の持ち主であった。誤字脱字よりも、筋書きが、文章の命である。今の夏目漱石は誤字脱字、当て字が相当直されて、筋書きに沿って修正されているようだが、誤字の一字一句に拘るのは独創する脳力を縛るものである。私たちがする少々の誤字脱字は加齢とは関係はないのだ。それを気にする脳のほうが常識論に囚われすぎている。

人間のカンで物事の当否を決めることは、今なお多い。しかし危機管理と言いながら、けっこう手抜きの危機管理になっている。手抜きと言うよりは、カン脳力が鈍って役立たない。しかし一方で科学技術は進化し続ける。その技術を知る専門知識も必要だが、最後の決め手はカン脳力のひらめきである。科学技術のマニュアル通りに物事の当否が決定し、危機管理が行えるわけではない。たとえば、補修工事などでは、いまだに壁や金属をたたいた音や見た感じで、いろいろな不具合を見抜くことがある。しかし、その職人技も次第に劣化しているようにも思える。

航空機、高速列車、高速道路のトンネルなど、日本では、幕末のころには考えもしなかった便利な交通網が日本列島に広がっている。しかしマニュアル通りにやっていれば安全で便利でいられる、と思うのは非常に危険である。劣化し続けるのは、そういったライフラインではなく、先を読みこせない人間のカン脳力なのである。だから劣化し続けているカン脳力を鍛え直さなければならない。

マニュアルは過去の経験に基づくデータを集積して、分析した指針の記録である。危機に対する管理が必要としながら、危機の予測ができない手抜きの危機管理なのである。それが現在の危機管理なのだ。これからの日本では、現在の危機管理よりも一歩先にある危機予測である。

マニュアルは参考程度の対策と考えほうがよい。たとえ点検でそれに合致していても、科学技術がつくり上げた物体は思いもよらぬ危機を、突然引き起こす。マニュアルの先にある危機を予測し気づかせるのは、人間のカン脳力なのである。合理的で便利であることが安全なのではない。そういう安全神話は捨て去らなければならない。日本ではこれまで度重なる地震で多くの人命を失ってきた。千年に一度の大地震といえども、やはり起きてしまってからでは遅いのである。科学技術が混沌としている。オシログラフの波形を見て微妙な変化に気づいて、予測を立てるのが今の科学技術である。それでは遅いのである。既に危険の波形に取り囲まれているからだ。甚大な危機から逃げようがない。

南海トラフ巨大地震がいつか起こる、といわれている。しかし、そのいつかは分からないでいる。それが科学技術による危機管理の限界なのだ。iPS細胞が作れる時代である。昔なら考えようもしなかった時代が幕開けして現実になっている。科学技術にも、過去の経験とか常識、教科書、マニュアル指南書を取り払い、いまこそ、たとえ非常識と言われようともカン脳力のエネルギーを注入し、南海トラフ大地震が起きる、そのいつかをとらえていく。Xデーの日時を特定して確かな裏付けも取る。そういった脳力の姿勢が日本を救い、多くの人命を守り抜くのである。

科学技術の効果は一種、だましである。いつ、どこで、どのように欺かれるか、わからない。そのくらいの覚悟で科学技術の進化がもたらす可能性のある危機に立ち向かい、利用すべきなのだ。

たかが一五〇年ほど前には、日本人はカンを頼りに生きていた。日本国内は、いわば内戦状態にあった。志士たちは自分の命を大切にした。危険を事前に察知し、その場から逃げる。勝海舟などは、四里先、約一六キロメートル先に迫った刺客の様子や動きを見抜いていた、という。勝海舟は、たびたび命を狙われたが、生涯、一度も剣を抜くことなく、当時としては大往生とでもいうべき、七六歳の人生を全うしたのも、勝のカン脳力が危機予測に優れた効果を現わしたからだ。

勝は幕府の役人ではあったが、オランダ語、数学にも造詣がある学者タイプの一面もあったが、禅を日常生活に取り入れたり、倒幕勢力とかかわったり、勝海舟らが考え付いた、もやし栽培のできるハイテク船・咸臨丸でアメリカに渡ったりするなど、雑学の勉強や体験が豊富であった。また坂本龍馬の人格や脳力を一瞬にして見抜き、弟子入りをさせてしまうなど、人を見る洞察力が優れていた。その坂本龍馬も幕末の志士として、また事業家として活動し、総合商社とでもいうべき亀山社中を幕末の世に打ち上げて、日本型の会社組織の基を築いた。勝も坂本も、幕末のカン脳力人間の代表格とも言える。先読みに優れたカン脳力を備えていた、ということである。

脳力のポテンシャルを最大限に発揮する。混沌とした現代だからこそ、私たちは、よりいっそうカン脳力を鍛え、また鍛え直さなければならないのである。今吹いている風を感じて、次に来る風を予測する。カン脳力は、それを可能にする。「私は何だろう？」、「自分はこれで良いのだろうか。」と、大人になっても自分がよく分からない人は少なからずいる。脳内のＧＰＳが人生の方向を指し示してくれない。周囲からは、いいトシ越えて、などと皮肉られる。人生設計もあやふやで、自分が何かもよく分からない。それを混沌とした時代の所為《せい》にしてはならない。でも今さらこれでは困る、と焦る気持ちは心の中にある。今こそ、カン脳力を鍛えることで、常に一歩先を読んで人生を進んでいく必要があるのだ。脳内のＧＰＳはニューロンで編んだネットワークにある。編まれ方が立体的であるほど、人生を豊かにする。平面的に編まれたネットワークの層を重ねあわせても、立体的な思考力は期待できない。常識にこだわる脳は平面で編まれたネットワークで物事を判断している。

これまでも何度か述べたが、脳細胞は樹状突起という先端を伸ばしつつ、他の脳細胞の樹状突起とシナプスを結び、脳内で神経線維を編みあわせてネットワークを広げ、情報伝達網を形成するのだが、平面的か立体的かで、人生は変わっていく。私はいったい何だろう、と思い悩む人は、平面的なネットワークを脳内に広げている。今こそ、常識や過去、経験に頼るのは捨て、脳内にある個別回路を一周回路に結び合わせる脳力トレーニングをすべきである。ｉＰＳ細胞を脳に移植しても、いきなり秀才や天才にはなれないのだ。その理屈はすでに述べた。

パスカルは、「人間は考える葦だ」と言った。自分の頭脳で考える必要性を説いた言葉だ。自分の意志力でカン脳力を鍛えていく。自分の環境に必要とされているカン脳力のレベルやクオリティは人それぞれによって異なる。しかし、それでよいのだ。自分で鍛えたカン脳力に基準はない。カン脳力を鍛えていない人との脳力の差が歴然と表れるのだ。混沌とした時代に必要とされているのは、カン脳力を自分で鍛えていくことだ。自分脳で気づいていくと、考えていく脳力が触手を広げていく。

そのためには、前例や過去の知識とかマニュアルにこだわってはならない。常識を鵜呑みにせずに、いったん否定してみることが大事なのだ。自分脳に編み続けたネットワークを立体的に張り巡らせる。本書の最初に書かれた一周回路の構築である。個別回路でとどまるのではなく、それらを連携させるための一周回路網がカン脳力をひらめかすことは既に繰り返し述べたところだ。

あえて鈍なことにチャレンジする。非常識を取り入れてみる。そういった自分なりの考え方が、脳内に点在する個別回路を結び合わせ、一周回路をスパークさせる媒体になるのだ。今吹いている風の性質を詠んで、これから吹いてくる風を予測する脳の持ち主は、人間はなぜ独創できるのか、その根幹を知っている。そういうカン脳力人間は、自分とは何だろう、他人のいう成功例や常識を持ち出してみても自分脳に引用してみても、自分が分からないなどと、けっして迷いはしない。

ひと昔前の経営者や人事担当者は、応募に来た学生を採用するにあたり、直感的な印象を尊重していた。学歴とかペーパーテストではなく、ディベートなり尋問に近い口頭試問を投げて、資質を判断して「よし、明日から来るように。」と言える人は多少なりといた。学生側にも一生をかけた採用試験である。採用者側にカン脳力が働く余地があったのだ。今は学生側もリクルートスーツに身を固めて、だれも同じになる。これでは、若者の脳力が均一に見えてくる。リクルート制服なのだ。制服通りの人間になるとは、昔からの格言だ。

今では適性検査などで数値を弾き出して、現在の能力を読み解こうとする。これから伸びていく脳力を能力に置き換えていくことが不得手だから、数値を信用しようとする。門戸を叩いた学生がクリエイティブな仕事をしてくれるかは、将来を見越した眼力がいる。現在の能力よりも、これからの脳力を若者たちの頭脳から読み解いていくべきだ。

クリエイティブに独創できる自分に変えて成果を挙げていくには、自分で考えていこうとする意志力を脳力の中に備えていくことが必要である。よし、やってみせるぞ、といった覇気力とか心の元気力を脳力の点火元素として用意する。そのためには、頼り根性というか、何かに依拠しようとする心構えを生活習慣から取り除いておく。そうすれば次第に自分で考えていく脳力の習慣が身に付く。この本を読んで単に、カン脳力を鍛えるには、こういう考えもあるのだな、と本を閉じてはならない。今こそ本を開き直して、脳力開発に取り組むべきなのだ。

頭もよい、学歴も人柄もよい。ところがクリエイティブな仕事ができない。毎日のルーティーンをこなすだけで、たいして仕事の戦力にもならない。仕事に一生懸命なのは理解できるが、残念だが使いものにならない。頑張っていても学業の成果がいまひとつだ。そう言われてしまう人は多いのだ。

カン脳力を鍛え直して、独創力を武器に出来る人間となろう。本書は独創力のレシピを著した本である。自分だけの脳内設計図を、このレシピ本を参考にして自分の脳に描こう。混沌とした現代だからこそ、カン脳力を鍛えよ。すべてのビジネスマン、すべての学生は、今こそカン脳力を武器とせよ。

参考文献

『頭脳の鍛え方』高杉俊一郎　ぱるす出版
『頭の健康パズル８８＋α』高杉俊一郎　アガリ総合研究所
『幕末維新１２５のエピソード』高杉俊一郎　アガリ総合研究所
『カン脳力を鋭くする法』高杉俊一郎　こう書房
『カン脳力を武器とせよ』高杉俊一郎　講談社
『頭と心の健康法』高杉俊一郎　日本実業出版社
「『カン脳力』を鋭くする法」高杉俊一郎　こう書房
『ビタミンＣ』Ｌ・ポーリング　共立出版
『驚異のイオン化カルシウム健康法』田村富章　徳間書店
『週刊現代』講談社に掲載された、高杉俊一郎の記事
『ＭＯＲＥ』集英社に掲載された、高杉俊一郎の記事

あとがき

本書は1982年に　ぱるす出版から発売された作品「頭脳の鍛え方」を加筆修正したものである。

本書は「週刊現代」講談社に高杉俊一郎が寄稿し、週刊人気1位になった記事をベースにしている。

原稿は1980年に書かれていたものを書き直し、2015年には草稿を書き2017年には現代の脳力事情を書き加えて、著者の考え方を開いたものである。

それゆえに、まだ書けそうな思考のうねりはあるが、未完成交響曲のように、いったんは譜面から離れてみよう。しかし本稿に関してペンを置いたわけではない。脱稿したのではなく、思考のうねりは波形を描きながら明日も未完成な部分を補おうとするだろう。

高杉俊一郎

連絡先―アガリ総合研究所　内　高杉俊一郎事務所
〒166-0003
東京都杉並区高円寺南3-35-7
会社電話　03-6383-2237

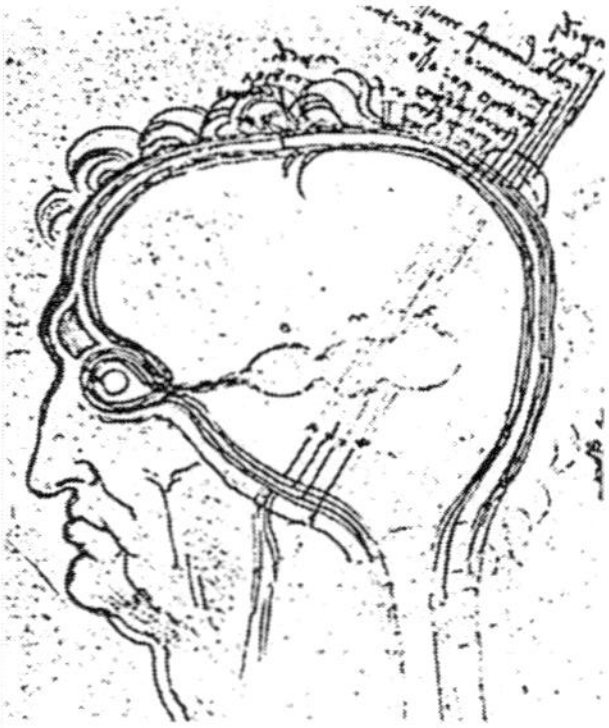

368+45820163-pomdokusou552+ryoke*mns2qqwreshipinkhonzzzqq]vbxx-26

ans 0.0314025778326490167790109835433680leonardodiserpierodavinci

著者略歴

高杉《たかすぎ》　俊一郎《しゅんいちろう》

山口県出身。地元山口高校を経て早稲田大学の学生時代より出版社の設立を目指す。大学卒業後、東京の出版社を経て、出版社の（有）アガリ総合研究所を設立し代表取締役。

カン脳力における脳力開発法を手がけて注目される。R・デカルトやW・ペンフィールド、ジェームズ・ワトソンに傾倒しつつも、人間の思考や精神活動をつかさどる脳の機能に独自のメスを入れる。趣味の油絵は現展をはじめ入選多数。社章は、東京都美術館で展示された入選作品の部分である。

『週刊現代』『MORE』『婦人画報』『ビッグ・トゥモロウ』『歴史街道』などの雑誌で健筆をふるう。

著書 「頭の健康パズル88＋α」アガリ総合研究所、「龍馬の洗濯」同、「幕末維新88のエピソード」同、「カン脳力を武器とせよ」講談社、「『カン脳力』を鋭くする法」こう書房、「ひらめき頭脳・儲け発想の企画術」産能大学出版部、「自己改造」同、「脳を鍛える」経済界、など多数。

講演会も積極的にこなしている。

宇部興産幹部会基調講演、NTTドコモ、建設安全大会基調講演、堺市PTA、新潟県上越市教職員研修会、阿武町俳句の会などで講演多数。

独創力のレシピ

シエスタブックス　第十五巻

発　行　２０１７年３月25日　初版第１刷発行

著　者　高杉 俊一郎

編集人　荻原 脩平

発行者　上里 剛士

発行所　有限会社アガリ総合研究所

〒１６６－０００３

東京都杉並区高円寺南３－35－７

電話　０３－６３８３－２２３７

ＦＡＸ　０３－６３８３－２２３３

定価はカバーに表示してあります。

ISBN 978-4-901151-24-5　C0030　￥2500E

印刷所　株式会社シナノパブリッシングプレス

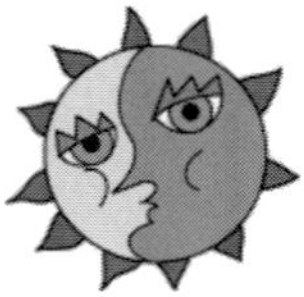